运动损伤的预防、治疗与恢复

【美】罗伯特·S.高特林（Robert S. Gotlin）编著

高旦潇 译

U0264908

人民邮电出版社

北京

图书在版编目（CIP）数据

运动损伤的预防、治疗与恢复 /（美）罗伯特·S.高特林（Robert S. Gotlin）编著；高旦潇译. — 北京：人民邮电出版社，2017.9
ISBN 978-7-115-45068-5

Ⅰ. ①运… Ⅱ. ①罗… ②高… Ⅲ. ①运动性疾病－损伤－防治②运动性疾病－损伤－康复 Ⅳ. ①R873

中国版本图书馆CIP数据核字(2017)第109416号

版权声明

免责声明

本书内容旨在为大众提供有用的信息。所有材料（包括文本、图形和图像）仅供参考，不能替代医疗诊断、建议、治疗或来自专业人士的意见。所有读者在需要医疗或其他专业协助时，均应向专业的医疗保健机构或医生进行咨询。作者和出版商都已尽可能确保本书技术上的准确性以及合理性，并特别声明，不会承担由于使用本出版物中的材料而遭受的任何损伤所直接或间接产生的与个人或团体相关的一切责任、损失或风险。

内 容 提 要

在体育锻炼的过程中，人们不可避免地会受到运动损伤的困扰。本书由 25 位著名医生和治疗师共同执笔，结合近百幅骨骼及肌肉彩色解剖图，对身体各部位运动损伤中的 130 种运动损伤的常见形成原因、识别方法、治疗方法、重返体育运动的条件和注意事项等方面进行了讲解，为教练员、专业运动员和运动爱好者提供了较为全面的运动损伤预防、治疗与恢复指导。与此同时，本文介绍了如何制定科学体能训练计划、正确搭配营养饮食，并对运动损伤的主要类型、治疗原则、主要治疗技术和评估方法进行了阐释，旨在帮助读者有效预防损伤和在损伤发生后安全地重返体育运动。

◆ 编　　著　[美] 罗伯特·S.高特林（Robert S. Gotlin）
　　译　　　　高旦潇
　　责任编辑　李　璇
　　执行编辑　刘　蕊
　　责任印制　周昇亮
◆ 人民邮电出版社出版发行　　北京市丰台区成寿寺路 11 号
　　邮编　100164　　电子邮件　315@ptpress.com.cn
　　网址　http://www.ptpress.com.cn
　　北京虎彩文化传播有限公司印刷
◆ 开本：700×1000　1/16
　　印张：19　　　　　　　　　　　2017 年 9 月第 1 版
　　字数：340 千字　　　　　　　　2024 年 12 月北京第 33 次印刷
　　著作权合同登记号　图字：01-2015-8554 号

定价：128.00 元
读者服务热线：(010) 81055296　印装质量热线：(010) 81055316
反盗版热线：(010) 81055315
广告经营许可证：京东市监广登字 20170147 号

译者序

随着现代社会的进步以及体育运动的发展，人们开始追求更高的生活质量，越来越多的人参与到体育运动之中。运动损伤不再只发生在运动员身上；相反，受到运动损伤困扰的普通人越来越多（尤其是年轻白领）。我国各类运动损伤的发生率已经接近发达国家的发生率，这与我国人民生活水平的提高有关系。研究数据显示，在美国约有 3000 万儿童和青少年参加各种各样的有组织运动，每年因运动损伤就诊的人数超过 300 万，即每天约有 8000 名儿童因运动相关损伤而就诊于急诊室。

运动损伤学是运动医学的组成部分，主要任务是防治运动损伤，研究损伤的发生原因、病理机制、恢复时间、伤后治疗方法以及训练安排。运动过程中会发生各种损伤，损伤发生的部位与参加的运动项目和专项技术特点有关，不同项目的运动员发生在同一部位的损伤的类型也不尽相同。本书对发生在不同身体部位的运动损伤进行了分类介绍，内容覆盖全身各个主要运动关节的运动损伤。对于损伤的产生原因、预防方法和治疗方法有非常详细的说明。作者精心挑选了最常见的运动损伤，并通过通俗易懂的语言将相关知识传递给每一位读者。

本书共包含 16 个章节，前面 3 个章节介绍了身体训练、损伤预防的总体方案，还讲述了损伤的评估方法。第 4 章至第 15 章针对全身各主要运动关节的130 种常见运动损伤，以解剖彩图结合文字说明的形式进行了详细讲解。科学细致的损伤分类，体现了本书的强大功能。

无论你是正在参加体育运动还是准备参加体育运动，无论你是业余运动爱好者还是专业运动员，都能从本书中获得有关运动损伤的预防、治疗和恢复的科学、系统、详细的知识，安全地参与各项体育运动。

2017 年 6 月 5 日

目 录

前　言

　　人们参与体育运动和身体活动的热情空前高涨。虽然参与体育活动可以增加我们的寿命和幸福这一点已经得到印证，但是保持身体健康和积极运动也面临一些不良后果。幸运的是，大多数的消极后果（即运动中的损伤）大都是小挫折，而不是运动生涯终结的惨剧。本书以之为线索，从头到脚详细介绍最常见的运动损伤，它们是职业运动员和周末体育运动爱好者都会经历到的。

　　运动损伤治疗方法有很多，但是这本书并不完全包括。我们的目标不是提供纷繁复杂的选择，而是要创建一本简单但全面的、容易使用的手册，而且内容来自最好的医生和一线运动医学专业人员。

　　结果非常喜人。我们已经把这本关于识别、评估和治疗运动损伤的"手册"交给出版社。它让你在受伤之后可以尽快地、安全地返回到体育活动中，甚至避免无法上场比赛。事实上，你自己就能够治疗很多运动损伤。优秀的传统常识可以治疗许多体育运动损伤，而且其他治疗方法也极为简单，对此你一定会感到惊讶。但是，最重要的是，你将懂得什么情况下应该寻求专业的医疗护理。

　　在本书中，运动损伤是按照身体部位的顺序排列的，所以只需翻页就能轻而易举地找到它们。本书附有彩色插图，关于识别和治疗损伤的描述也简洁明了，这对治疗运动损伤很有帮助，同时关于损伤的解释又是详尽的，让你能够了解损伤发生的来龙去脉，在某些情况下有助于预防同样的损伤再次发生。本书的撰稿人都是精心挑选出来的，每位都拥有多个领域的体育运动专业知识和长期的体育损伤处理经验。他们思路清晰，描述明了，让本书非常容易阅读。从他们身上学到的专业知识会让你活跃于足球场、网球场、滑雪场和其他运动场所中。总之，本书让你能够追求体育运动乐趣，并因此而享受到健康。

致　谢

在此，我衷心感谢人体运动出版社"所有家庭成员"的热心和在编写这本书的过程中提供的专业帮助。他们的建设性批评、创造性建议，最重要的是对本书的倾情奉献，尤为值得赞美和感激。

每项事业的成功都少不了"得力助手"的支持。格兰特·库珀所做的已远远超越了得力助手。他不仅为本书贡献了生动且条理清晰的一章，而且在本书出版的前前后后一直提供无私的帮助。没有他不懈努力地收集信息、获取数据和确保书稿的如期完成，这本书将很难与大家见面。

我要感谢所有撰稿人让我们在书中分享他们的专业知识，以及花费大量时间和精力来让本书既做到全面深刻，又做到简明易懂。

最后，我要感谢我的家人，你们是我的骄傲和快乐。谢谢你们给我时间来完成这部作品。你们总是站在我的身边，每时每刻都为我提供支持和关心。

损伤识别

伤害	疼痛的类型						疼痛的位置		肿胀	皮肤的颜色			活动时的症状			页码
	急性发作	逐渐发作	钝痛	阵痛	持续疼痛	负重时疼痛	皮肤表面	皮肤下面		红色	白色	蓝色	肌肉或关节无力	活动范围受限	无法负重	
第 4 章　脑震荡和头部损伤																
脑震荡	√		√	√			√	√	*	√						56
硬膜下和硬膜外血肿	√		√		*			√					*	*		62
颅骨骨折	√		√	√			√	√	√	√			*	*		63
鼻骨和下颌骨骨折	√		√	√			√	√	√	√						64
耳损伤	√	√	√	√				√	*	√						65
眼部损伤	√			√	√			√								66
第 5 章　颈部和颈椎损伤																
颈部扭伤	√				√		*	√						*		68
神经性麻痛	√			√	√			√					√	*		69
颈椎关节炎		√	√		*		*	√					*	*		71
颈椎间盘损伤		√			*		*	√					*	*		72
椎管狭窄症	√	√			*		*	√					*	*		73
颈椎骨折	√			√	√		*	√	*				*	*		75
第 6 章　肩部损伤																
锁骨骨折	√			√	√		*	√	*	√			*	√		79
肩关节脱位	√	*	√	√				√						√		80
复发性肩关节脱位	√		√	√				√						*		82

* = 可能有或没有症状

（续）

伤害	疼痛的类型						疼痛的位置			皮肤的颜色			活动时的症状			页码
	急性发作	逐渐发作	钝痛	阵痛	持续疼痛	负重时疼痛	皮肤表面	皮肤下面	肿胀	红色	白色	蓝色	肌肉或关节无力	活动范围受限	无法负重	
肩关节半脱位	*	*	*		*		*	√						*		83
盂唇损伤	*	*	√		*			√						*		86
肩锁关节损伤	√		*		*		*	√	*					*		87
肩袖撕裂		√	√		*								√	√		89
肩关节夹挤症候群		√			*			√					*	*		90
肱二头肌肌腱断裂	√			*	√		*	√					*	*		92
肱二头肌肌腱炎		√	√		*		*	√						*		94
肩胛上神经损伤		√	*	√				√						*		96
深静脉血栓形成	*	*	√	√	√				√	*		*		*	*	97
第 7 章 手臂和肘部损伤																
网球肘		√		*	*		*	√	*					*		101
高尔夫球肘		√	√	√	*			√						*		104
桡管综合征		√			*		√							*		106
骨间后神经综合征		√	√		*		√	√								107
旋前肌综合征	*	√			*		√						√			108
尺侧副韧带撕裂	√			√	*			√					√			110

（续）

伤害	疼痛的类型						疼痛的位置		皮肤的颜色				活动时的症状			页码
	急性发作	逐渐发作	钝痛	阵痛	持续疼痛	负重时疼痛	皮肤表面	皮肤下面	肿胀	红色	白色	蓝色	肌肉或关节无力	活动范围受限	无法负重	
小联盟肘	*	*	√		*			√					√	*		111
剥脱性骨软骨炎		√	√					√								113
肘管综合征		√	*	*	*			√					*			115
肱骨应力性骨折	√		√	√	√			√								117
肘关节脱位	√		√	√				√	*	√		*	*	√		118
鹰嘴滑囊炎	√		√	√			√	√	√	√				*		119
第8章 手和腕关节损伤																
腕关节骨折	√			√	√			√	√				√	√		123
腕关节扭伤	√				√			√	*				√			124
腕管综合征		√	*	*	*		√						*			126
腕肌腱炎		√			√			√	*							128
手骨折	√		*	*	*			√	√				√	√		130
拇指扭伤	√	√						√	*							131
手指扭伤	√		*	*	*			√	*					*		132
手指或拇指脱位	√			√	√			√					*	√		133
手指或拇指骨折	√			√	√			√					*	√		134
锤状指	*	*	√		*			√						√		135

x

伤害	疼痛的类型						疼痛的位置		肿胀	皮肤的颜色			活动时的症状			页码
	急性发作	逐渐发作	钝痛	阵痛	持续疼痛	负重时疼痛	皮肤表面	皮肤下面		红色	白色	蓝色	肌肉或关节无力	活动范围受限	无法负重	
第 9 章 胸部和腹部损伤																
血胸	√						√	√								139
心震荡	√						√					*				140
肋骨骨折	√			*	*	*	√	√	*	*		*				142
胸骨骨折	√			√	√			√	*							143
肋软骨炎	*	*	√	√				√								144
腹部损伤	√		√	*	*		√	√								146
睾丸损伤	√		√	√	√	*		√	*							147
膀胱、肾或输尿管损伤	*	*	√	*	*	*										148
第 10 章 下腰背损伤																
腰椎和胸椎部位挫伤	√	√	*		*			√	*	*		*				151
腰椎扭伤或拉伤	√		*	√	*	*		√								152
椎间盘突出	√			√	√	*		√					*	*	*	153
纤维环撕裂	*	*	*		*	*		√							*	155
横突骨折	√		√	*	*	*		√	*	*		*		*		156
压缩性骨折	*	*	*	*	*	√		√						*	*	157
腰椎爆裂性骨折	√			√	√	√		√					*	*	*	158

伤害	疼痛的类型						疼痛的位置		皮肤的颜色				活动时的症状			页码
	急性发作	逐渐发作	钝痛	阵痛	持续疼痛	负重时疼痛	皮肤表面	皮肤下面	肿胀	红色	白色	蓝色	肌肉或关节无力	活动范围受限	无法负重	
腰椎峡部裂和滑脱		√	√		*	*		√						*		160
骶髂关节功能障碍		√	*		*	*		√								161
椎间关节疼痛		√	√		*	*		√						√	*	163
腰椎间盘退行性疾病		√	*		*	*		√						*		164
第 11 章 髋关节损伤																
内收肌肌腱炎		√	*			*		√					*			167
骨关节炎		√	√		*	*	√	√						*		168
髋关节滑囊炎	*	*	*	*	*	*		√	√	*						169
髂腰肌肌腱炎	*	*			√	*		√								171
内收肌拉伤	√		*	*	*	*		√								172
髋关节盂唇撕裂	*	*	*		*	√		√						*		173
内收肌管综合征	*	*	*	*	*	*		√								175
骨盆应力性骨折	*	*	*		*	√		√						*	*	176
骨盆撕脱性骨折	√		*	*	*	√		√	*					*	*	177

伤害	疼痛的类型						疼痛的位置		皮肤的颜色				活动时的症状			页码
	急性发作	逐渐发作	钝痛	阵痛	持续疼痛	负重时疼痛	皮肤表面	皮肤下面	肿胀	红色	白色	蓝色	肌肉或关节无力	活动范围受限	无法负重	
髋关节弹响综合征		√		*	*			√								178
髋嵴挫伤	√			√	√			√	*	*		*				179
耻骨骨炎和运动疝	*	*	*	*	*	*		√	*						*	181
尾骨骨折	√		√	√	√			√	*	*						184
体育疝			√	√	*	*		√							*	185
骶髂关节损伤	*	*	*		*	*		√						*	*	187
盆腔神经损伤	*	*		*				√					*			189
第 12 章 大腿和腘绳肌损伤																
腘绳肌腱撕脱	√			√	√	√		√	*				√	√	√	193
腘绳肌腱拉伤	√		*			√		√	*				√	*		194
骨盆应力性骨折	√		*	*	*			√							√	198
股四头肌挫伤	√		√	√	*			√	*	*		*	*	*		199
股四头肌拉伤	√		√	*	√			√	*				*	*		201
骨化性肌炎		√	√		*	*		√								202
筋膜室综合征	√			√		√	√	√	√				*			203
第 13 章 膝关节损伤																
髌股关节疼痛		√	*	*	*	√		√	*				*			207

（续）

伤害	疼痛的类型						疼痛的位置			皮肤的颜色			活动时的症状			页码
	急性发作	逐渐发作	钝痛	阵痛	持续疼痛	负重时疼痛	皮肤表面	皮肤下面	肿胀	红色	白色	蓝色	肌肉或关节无力	活动范围受限	无法负重	
髂胫束综合征		√			*	*		√								208
半月板撕裂	*	*	√			√		√						*	*	209
内侧副韧带撕裂	√				*	*		√	*							211
前十字韧带撕裂	√					√		√	√	√				√		213
后十字韧带撕裂	√					*		√	*					*		215
外侧副韧带撕裂	√				*	*		√	√							216
髌骨肌腱炎	*	*	*		*	√		√	*							218
髌骨骨折	√			√	√	√		√	√				√	√	√	219
髌股关节不稳定	*	*				√								*		220
胫骨结节骨骺炎综合征	√		√	√	√	√		√	*						*	221
剥脱性软骨炎		√	√		*	*		√							*	222
第 14 章 小腿和踝关节损伤																
胫骨骨膜炎	*	*	√	√	√	√		√								225
小腿筋膜室综合征	√			√		√	√	√	√				*			226
小腿应力性骨折	*	*	√	√	√				*						√	227

伤害	疼痛的类型						疼痛的位置		肿胀	皮肤的颜色			活动时的症状			页码
	急性发作	逐渐发作	钝痛	阵痛	持续疼痛	负重时疼痛	皮肤表面	皮肤下面		红色	白色	蓝色	肌肉或关节无力	活动范围受限	无法负重	
小腿拉伤或撕裂	√		*	*	*	√		√	√				√	*	*	228
跟腱断裂	√			√	√	√		√	√				√	√	√	229
跟腱炎	*	*	*		*	√		√	*					*	*	230
踝关节扭伤	√			*	*	√		√	√					√	*	231
踝关节骨折	√							√	√				√	√	√	232
胫骨后肌腱炎	*	*	*		*	√		√	*							233
踝关节骨刺	√	√			*	√		√	*							234
第15章 脚和脚趾损伤																
足底筋膜炎		√		√	√	√		√							*	238
足底石伤		√	√	√		√		√	*						*	240
疼痛的附生性舟状骨		√	√			*		√								241
舟状骨应力性骨折	*	*	√	√	√	√		√							*	242
跖跗关节扭伤		√				√		√						√	*	243
应力性骨折	√		√	√	√	√			*					√	*	244
第五跖骨骨折	√			√	√	√		√	√					√	*	245
踇强直		√	*	√	√	√		√	*					√		246

伤害	疼痛的类型						疼痛的位置		皮肤的颜色				活动时的症状			页码
	急性发作	逐渐发作	钝痛	阵痛	持续疼痛	负重时疼痛	皮肤表面	皮肤下面	肿胀	红色	白色	蓝色	肌肉或关节无力	活动范围受限	无法负重	
草皮趾	√		√	√	√	√		√							*	247
蹈趾囊肿		√	√	√		√		√								248
籽骨损伤	*	*	√		*	√		√	*						*	249
网球趾		√		√		*	√									250
弗莱堡坏死		√	√	*				√								251
前足神经瘤		√		√	*			√								252
鸡眼		√	√			√	√									253
真菌感染		√					√									254
跗管综合征		√	√		*	√		√								255
鞋带压力综合征	√		*	*		√	√	√							*	256
蓝趾综合征		√		√	*		√					√				257
足跟瘀斑			.									√				258

第 1 章

体能训练和保养

埃文·M.蔡特，理疗专家

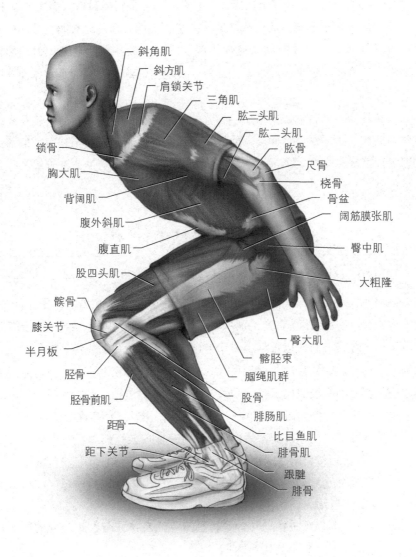

斜角肌
斜方肌
肩锁关节
三角肌
肱三头肌
肱二头肌
肱骨
锁骨
尺骨
胸大肌
桡骨
背阔肌
骨盆
腹外斜肌
阔筋膜张肌
腹直肌
臀中肌
股四头肌
大粗隆
髌骨
膝关节
半月板
臀大肌
胫骨
髂胫束
胫骨前肌
腘绳肌群
距骨
股骨
距下关节
腓肠肌
比目鱼肌
腓骨肌
跟腱
腓骨

适当的体能训练和预防损伤之间存在密切关系。体能训练让身体为体育运动和日常活动做好准备。运动员的体能训练效率越高、适应得越好，发生运动损伤的概率就越小。因此，运动计划必须平衡身体的体能水平和预防受伤这两个目标。运动员必须有目的地参与和实施体育运动计划，也必须理解体能训练的基本组成部分。

不幸的是，很多人采取不切实际和计划不周的运动方法。他们热衷于通过训练把身体推到极限，以实现特定的结果，比如减肥或者提高运动速度。但是以这种方式训练时，他们忽视了体育活动的长期后果，最终导致体育损伤的发生。

要想达到一种理想体能训练结果，在能够实现目标的同时防止损伤的发生，运动员必须学会让身体获得功能性体能。功能性训练包括平衡能力、柔韧性、稳定性、加速和减速训练。从本质上看，功能性训练，练习的是动作而非孤立的肌肉。

本章解释功能性训练的概念，并介绍它所包含的组成。此外，本章还探讨了这些部分在预防损伤上的作用，并就使用这里提供的信息为创建有效的热身运动和训练计划提供指导。了解人类活动的复杂性对参与适当的体能训练和损伤预防至关重要。

了解功能性训练

加里·格雷是一位享有盛誉的物理理疗师和训练师，根据他的定义，功能是"肌肉、神经和关节相互配合，同时控制减速、加速和稳定外部和内部力量"。简单来说，功能是所有活动的结果。日常生活的功能性动作包括跑步、骑自行车、投掷、行走、抱孩子、绑鞋带、起床以及从坐姿切换到站姿。因此，功能性训练的受益者并不局限于运动员。功能性动作以某种形式发生在工作、家庭和体育环境中。若要执行这些任务，则需要肌肉、神经和关节发生一系列连锁反应。如果因为缺乏柔韧性或缺乏力量而导致连锁反应中断，那么就可能影响运动表现或者造成损伤。

帮助身体适应功能性动作的训练必须满足以下四个标准：

1. 它们必须包括所有三个平面（矢状面、冠状面和水平面）的动作；
2. 它们必须恰当地训练人体的神经和肌肉，以形成肌肉记忆和帮助实现动作的"自动化"；
3. 它们必须训练身体对外力进行反应，让身体充分利用外界的影响，比如重力、地面反作用力和动能；

4. 它们必须训练生物学运动能力（柔韧性、力量、爆发力、耐力、敏捷性或协调能力）。

一看这四个标准就知道功能性训练超出了健身运动范围，它通过大多数人（运动员和非运动员）每天都做的活动来让身体受益。

动作发生在多个平面上

为了帮助预防运动损伤和让身体有效地发挥功能，体能训练必须发生在矢状面、冠状面和水平面上（见图 1.1）。同时发生在所有三个平面上的典型运动是三维弓箭步，也称为弓箭步矩阵，其中包括前弓箭步、侧弓箭步和涉及旋转动作的弓箭步。

标准的前弓箭步的动作发生在矢状面上。要求一条腿向前迈出一大步，然后直接下蹲，直到另一个膝盖几乎接触地面才停止并恢复到起始位置。做侧弓箭步时，运动员身体站直，向一侧迈出一条腿，在保持另一条腿放松的同时弯曲迈出那条腿的膝关节。三维弓箭步侧重于水平面上的动作，运动员在做前弓箭步的同时通过扭转背部加入旋转动作。日常生活中的许多动作都需要通过以不同的速度执行多个平面的动作来控制姿势。例如，母亲抱着婴儿就需要控制姿势，让孩子安全地躺在她的怀里。

向前和向后移动的动作，比如跑步，都发生在矢状面上。从一侧到另一侧的动作，比如侧向行走或拖步移动，都发生在冠状面上。旋转动作，比如投掷或击棒球的扭转动作，发生在水平面上。

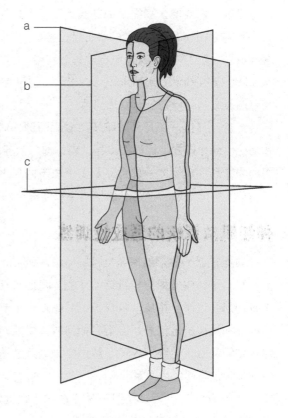

图 1.1　发生在（a）矢状面，（b）冠状面，和（c）水平面上的适应性动作，它们有助于提升运动表现和预防受伤。

经许可改编自 E. Harman, 2000, The biomechanics of resistance exercise. In *Essentials of strength training and conditioning*, 2nd ed., edited by T.R. Baechle and R.W. Earle (Champaign, IL: Human Kinetics), 34.

不幸的是，大多数体能训练计划和训练设备主要侧重于矢状面上的动作（向前和向后的动作）。

例如，在固定的训练设备上俯卧屈膝。运动员趴在器械上，将脚跟伸入拉垫下方并抬起腿弯曲膝关节，然后向下将腿收回到初始位置，重复这一过程。该练习的目标是大腿后群肌肉，尽管是在训练设备上进行，但是该训练还是有用、有效的。这样的训练设备可以补充加强腘绳肌的锻炼。然而，仅使用屈膝设备进行训练不是功能性训练，因为向上抬和向下放腿让目标肌肉和关节仅在矢状面上活动。这意味俯卧屈膝对提高特定体育运动的总体运动表现影响很小。例如，俯卧屈膝可能对想要增大腘绳肌的健美运动员有好处，但是因为该训练仅局限于腘绳肌，所以并不能提升运动员的敏捷性、速度、身体控制能力、意识和总体运动表现。同样，研究表明在离心减速肌肉收缩过程中，大多数损伤发生在水平面上（National Academy of Sports Medicine，2003）。例子包括单手上篮后落地造成的前十字韧带撕裂或弯腰捡物品时背部弯曲。

无论是打篮球还是修整院子，多平面动作对避免受伤起到关键作用。所有基本功能性动作模式，比如推、拉、蹲、爬、双腿跳、单腿跳、投掷、跑步、转身、搬动物体和举起物体，都是涉及多个关节的多平面动作。以这种方式训练身体和基本动作模式对预防损伤、损伤康复和促进运动员的发展至关重要。

神经肌肉系统的适应性训练

功能性训练要求训练中枢神经系统。例如，一个人弯腰从地上捡起物品时，他并不知道身体是如何执行该动作的。弯曲和转动脊柱、臀部、膝盖和脚踝并不是有计划的动作。相反，中枢神经系统在这个过程中起到不可或缺的作用。身体的神经向肌肉发送信息，告诉它们何时、如何、以什么样的速度移动。为了弄清这是如何发生的，我们应该了解中枢神经系统的运动神经机制，以及它们与功能性训练和预防损伤的关系。

大脑通过创建运动程序来学习动作。据理疗师格雷·库克的定义，运动程序是大脑存储有关运动信息的方式。所以，人类在学会如何投篮或骑自行车之后，大脑就会创建一个运动程序，让运动员能够重复该动作，而不需要再次学习（Cook，2003）。这是中枢神经系统能够高效运行的原因。要想改善身体创建运动程序的方式并帮助神经肌肉系统发挥最大潜能，就需要通过重复的功能性动作训练神经网络。

通过重复的功能性动作训练中枢神经系统，能够提高身体肌肉的本体感受器的反馈。本体感受器是位于关节、肌肉和肌腱的感受器。它们处理身体的物理状态，不断地将肌张力和某些动作协调性通报给中枢神经系统。

同样的，身体对触摸和动作的感受称为本体感受，这意味着"对自我的感觉"。通过本体感受，身体在潜意识层面与自身进行交流。例如，在执行特定动作时，人们不用考虑保持特定的姿势或者如何摆放身体的各个部位。本体感受器管理身体和肢体空间关系，将有意识的思想释放出来关注其他事情。

两个最重要的本体感受器是肌梭和高尔基腱器（GTO; 见图1.2）。肌梭存在于肌肉中，它们通过监测所负责的肌肉的强度、长度和张力让肌肉保持待命状态，从而使肌肉可以通过收缩或放松来完成正确的动作。此外，这些传感器还启动肌肉收缩程序，以减少肌肉的伸展。肌梭使肌肉得到激活。同时，GTO在肌腱内对张力做出响应，将信号发送到脊柱请求改变张力，从而抑制肌肉的激活，保护肌肉免受已感知的损伤。当张力超出某一阈值时，将触发抑制肌肉收缩的反应，使肌肉得到放松。

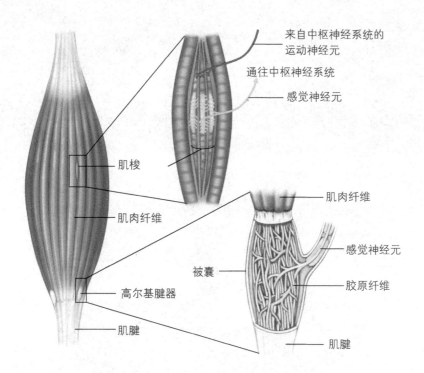

图1.2 肌梭和高尔基腱器官监测肌张力，并分别启动收缩和舒张。

图片来自 Fig. 13.3, p. 388 from HUMAN PHYSIOLOGY, 2nd ed. by Dee Unglaub Silverthorn. Copyright © 2001 by Prentice-Hall, Inc. Reprinted by permission of Pearson Education, Inc.

总体而言，这些传感器本身对功能作出反应。

对本体感受器进行训练之后，运动员能够更快地作出反应，因为关节和肌肉会自动响应，以保护身体免受损伤和其他身体问题的困扰（Cook，2003）。例如，本体感受得到高级训练的运动员在冰上失足打滑之后能够顺利着陆，根本不用转动脚踝。根据 Athletes' Performance 的创始人和主席马克·费斯特根的研究，在每次训练中使瑞士球有助于训练本体感受器（Verstegen & Williams，2004；见图 1.3）。例如，在瑞士球上做仰卧起坐所使用的神经肌肉系统和常规的仰卧起坐不一样。不稳定的球表面迫使运动员保持平衡，这又要求肌肉随时待命，帮助运动员控制和稳定身体。瑞士球训练能够发展肩膀、臀部和核心部位的力量和稳定性，提升肌肉的激活和伸展性。因此，抗力球让身体和神经都得到增强。从根本上说，要提高中枢神经系统对动作的响应，就有必要实施体能训练计划，通过它来刺激和挑战肌肉、骨骼和神经系统。

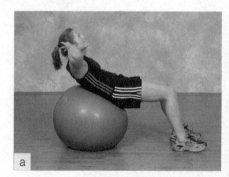 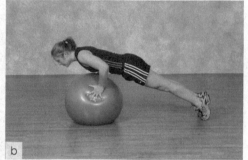

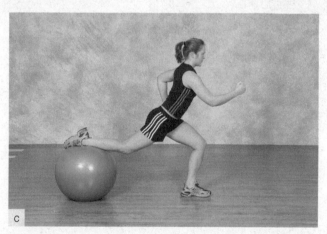

图 1.3　可以训练神经肌肉系统的瑞士球运动，比如（a）仰卧起坐，（b）俯卧撑和（c）分腿深蹲。

通过瑞士球和单腿练习增加对本体感受器的刺激有助于提高平衡能力、协调能力、柔韧性、稳定性和力量。

针对外力体能训练

本体感受是身体的肌肉、骨骼和中枢神经系统协同工作，有意识和无意识地执行日常任务的过程。这一协调工作进程在肌肉对外力的反应中得到进一步体现，比如重力、地面反作用力和动能。训练神经肌肉系统以使用这些外部力量获得机械优势的最佳途径之一是训练肌肉的拉长－缩短周期。

人类的身体依赖于外力开始、执行和加强动作。在动作过程中发生的特定反射让身体功能作出适当反应。肌肉对环境做出反应并与之交互作用，从而让身体能够旋转、跑动、跳跃、弯曲和执行其他类型的动作。基本上，拉长－缩短周期是肌肉与外界接触的反应过程。首先，肌肉内旋。内旋是肌肉伸长、身体减速和肌肉所施加的力量减小的动作。一般来说，内旋与脚和踝关节有关，但是实际上在地面反作用力下内旋发生在整个身体中。其次，内旋导致外旋的发生。外旋是内旋的相反动作；在外旋动作中，肌肉缩短、身体加速并产生更多的力量。内旋－外旋过程的一个好例子是拉伸橡皮筋。橡皮筋的拉伸是内旋动作，而橡皮筋恢复原来的形状是外旋动作。

内旋和外旋组成拉长－缩短周期。当两种类型的肌肉动作（离心和向心）伴随着肌肉功能的执行同时发生时，就是一个拉长－缩短周期。离心肌肉动作是指肌肉的伸长。如果外力对肌肉的影响大于内部张力，肌肉在离心收缩中伸长。这会让肌肉运动慢下来，或者让骨骼运动减速。肌肉的离心伸长（在快速向心收缩之前）在骨骼肌肉中产生最大力量和爆发力，因为化学、机械和神经因素影响到收缩肌肉的力量和硬度（Radcliffe & Farentinos，1999）。然后，肌肉在向心动作（加速动作）中缩短。例如，走路过程中脚接触地面时，身体的肌肉包括但不是限于转髋肌群、股四头肌、小腿深层肌肉和腹部肌肉，都会经历拉长－缩短周期。这个拉长－缩短周期发生在最自然的动作中，包括跑步、行走和跳跃。

想一想上下楼梯时大腿股四头肌的工作过程。当膝关节伸直（伸展）上楼梯时，股四头肌向心收缩（缩短）。当膝关节弯曲下楼梯时，股四头肌离心收缩（伸长）并控制弯曲的速度。如果没有该动作，膝盖将会迅速弯曲，在体重的作用下有可能会被压垮。

拉长－缩短周期的一个重要因素是牵张反射。当人类负重或者对关节、肌肉和神经施加作用力时，它们就会潜意识地在每块相关的肌肉的中心引起拉长－缩短反射。其目的是监测肌肉的长度，防止过度拉伸。如果肌肉被过度拉伸，那么肌纤维就可能被拉伤。拉长－缩短反射发生在所有动作平面的每个正在发挥功能的关节上。这让人类能够减速、稳定和加速所有动作。在医生办公室的膝反射测试中很容易看到拉长－缩短反射。医生用反射锤敲击膝盖时小腿就会向前踢动。这种下意识的反应发生在所有功能性动作中。

训练拉长－缩短周期使其更加高效，从而改善肌肉和神经生理学机制。这种训练能够刺激神经肌肉系统发生变化，增强中枢神经系统动用肌肉群的能力，以及更快、更有力地响应肌肉长度的轻微、快速变化的能力（Radcliffe & Farentinos，1999）。以这种方式训练肌肉增加了动作的爆发力，因为它除了利用牵张反射之外，还利用肌肉和肌腱的弹性功能。此外，它还使得肌肉可以在尽可能短的时间发挥最大力量，而且运用了拉长－缩短周期（Potach & Chu，2000）。

可以通过几项训练来提高拉长－缩短周期，包括跳跃和稳定性训练，比如单腿深蹲、站姿绳索胸前推举、三向弓箭步和站姿肩上推举（见图1.4a和图1.4b）。和所有训练一样，拉长－缩短适应性训练取决于动作协调和速度变化。

还可以通过快速伸缩复合训练改善拉长－缩短周期（见图1.4c），其中通过肌肉和肌腱的弹性与牵张反射来增加动作的爆发力。

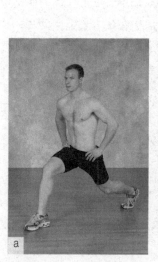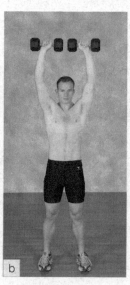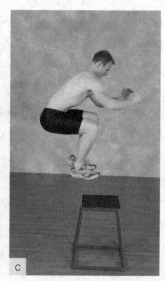

图1.4 通过一些训练来改善拉长－缩短周期，比如（a）弓箭步，（b）站姿肩上推举和（c）快速伸缩复合训练。

各种跳跃运动（包括高栏架跳跃和侧向跳跃）和做俯卧撑时悬空鼓掌都是快速伸缩复合训练的例子。在做这些训练时，运动员应该以向前伸展的姿势着陆（胳膊和腿弯曲，前脚掌着地）。快速伸缩复合训练效率很高，因为它运用到大部分运动单元（并非全部）和相关的纤维，增加了运动神经元的激发率（Bompa，1999）。这种体能训练方法支持更快的速度和更有力的方向变化（Radcliffe 和 Farentinos，1999）。如果使用得当，快速伸缩复合训练不仅能够实现更快的动作，还有助于预防受伤，因为它们是根据体育运动和训练对身体的要求来训练中枢神经系统的。

训练生物学运动能力

生物学运动能力包括柔韧性、爆发力、力量、耐力、敏捷性和协调能力。都铎·博马是世界著名的训练和健身专家，他将进行某项运动的能力称为基本的、自然的能力，而且是生物学运动能力的结果。生物学运动能力是相互依存的；力量、速度和耐力之间存在相互关系。在训练的最初几年，必须发展所有这些能力，为更高级的训练打下坚实的基础。此外，在制订训练计划时，不要忽略神经肌肉系统和软组织适应性的训练，否则将面临受伤风险或者导致运动能力发展不佳。考虑生物学运动能力，能够帮助确定训练的功能性如何，以及动作是否适用于日常任务。在创建体能训练计划时，要注意到功能性方面，这有助于健康地训练身体。

在制订任何运动计划之前，运动员应评估其生物学运动系统，以确定他们的长处和不足之处。物理治疗师加里·格雷的《功能性视频文摘》系列（2002）包含有优秀的评估计划。杰出的纠正和高级运动表现专家保罗·赫克建议先确定运动员的运动项目、训练和休闲环境需要哪些生物学运动能力，然后再开始设计训练计划（2002b）。使用训练器械来稳定身体可能阻碍生物学运动能力的发展（Chek，2000）。训练器械的功能不是提高敏捷性、平衡能力和协调能力，而是孤立某些肌肉，只允许它们执行简单的动作，从而阻碍动作模式的发展。通过功能性动作模式发展力量，比如第 10 页的图 1.5 所示的动作模式，可以产生适当的动作，而且持续时间更长、力量更大。这种耐力的增加为适应性和技能训练期间的运动学习提供更多机会。总体而言，生物学运动能力是创建长期的、有效的适应性训练计划的关键部分。

执行功能性训练

既然你已经了解功能性训练可以如何帮助预防损伤，我们就看看如何将刚才讨论的四个要素应用在训练计划中。除了适当的拉伸和呼吸技巧之外，预防损伤还要注意更多事情。最优的预防损伤计划要求改善人类肉眼看不见的身体部位。

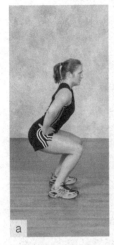 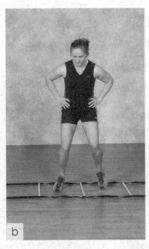 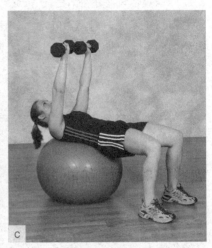

图 1.5　可以分别通过（a）自重下蹲，（b）绳梯练习和（c）瑞士球卧推训练耐力、速度和力量这三种生物学运动能力。

由于有大量的练习项目可供选择，所以创建一个体能训练计划的最大挑战是选择哪些练习以及按什么顺序执行它们。在选择练习项目并将它们加入到你的计划中之前，请确保你了解创建体能训练计划的各个方面。

首先，你需要创建一个动作准备计划，让神经系统、肌肉系统和关节复合体做好准备，以适应练习的各种要求。在此之后，你实际的练习在包含基本动作模式的动作适应性训练计划中进行。这些动作模式正如权威的运动专家莱尼·帕拉西诺在 2005 年接受埃文·蔡特的电话采访所说的那样。

- 推：在瑞士球上的哑铃卧推
- 拉：坐着或蹲着下拉绳索拉力器
- 举：哑铃肩上推举
- 深蹲：使用杠铃或哑铃
- 弓箭步：最好是在三个方向
- 上下台阶：最好是在三个方向
- 核心稳定性训练：在瑞士球上的仰卧起坐或站姿（三个方向）
- 综合练习：奥林匹克举重（例如高翻）
- 孤立练习：器械训练；传统的力量训练；肱二头肌弯举或伸膝训练器械

下面的计划让你了解如何通过一系列的动作和激活练习让身体为练习做好准备。

这里提供了一个基本模板，帮助锻炼者随着体能训练的进展监测基本要素。这里的例子为预防损伤的功能性训练计划提供基本指导原则。因为每种运动、每个运动员对体能训练的计划和进阶的需求不一样，所以这些例子可能需要修改以满足特定需求。

动作准备

不管是生理上还是心理上，训练或比赛的开始将为剩余的过程定下基调。通过"开启"运动的不同部分，我们可以期望水平更高的运动表现和充分吸收的训练效果。使用该动作准备计划作为运动员的热身运动，可以优化身体适应特定训练刺激的能力。除了提高运动表现和预防损伤之外，遵循动作准备顺序、流程的好处包括：

1. 根据体育训练的要求让肌肉骨骼和神经做好准备，有助于最大限度地提升运动表现和预防损伤；

2. 确保多方位发展身体的柔韧性、力量、速度、敏捷性和平衡能力；

3. 加快恢复和防止过度训练；

动作准备通常可以取代 5 ～ 15 分钟的传统有氧热身运动（例如慢跑）和随后的一系列静态拉伸运动。动作准备是一种"高科技"热身运动，在每次体能训练的开始时进行。需要 15 ～ 30 分钟。准备部分由四种训练组成：柔韧性训练、协调训练、快速伸缩复合训练和激活训练。

- **柔韧性训练**。这里的目标是让肌肉和结缔组织做好运动的准备。仅依靠传统的静态拉伸运动往往无法激活身体的运动潜能。选择正确的动态柔韧性训练来"唤醒"通过中枢神经系统调节动作的本体感受器。一些训练还可以让肌肉恢复到适当的力量储备。专业设计和执行的柔韧性系列练习有助于释放运动员的真正潜力，让他们在整个赛季保持健康。

- **协调训练**。这一阶段主要用于提高神经肌肉效率、动态稳定性和动作的协调能力。它让神经肌肉系统准备好去执行要做的工作。特别是单腿动作，为运动的整个动力链做好了准备。协调练习也是预防损伤的重要组成部分。协调阶段有助于运动系统响应比赛环境的要求。

- **快速伸缩复合训练**。必须通过快速伸缩复合训练开启和优化所有运动期间发生在肌肉、肌腱和筋膜中的拉长 – 缩短周期。合适的落地技术引导肌肉骨骼系统正确地加载整个动力链。有效地加载和卸载动力链才能产生强大的、受控的动作，不能恰当地执行这个周期将导致缺乏速度、敏捷性和反应性。

讲究技术、关注细节和重复恰当的次数对于发挥快速伸缩复合训练的最大益处至关重要。

- **激活训练**。这一阶段用于增强支配特定体育运动或活动的动作模式的传出神经。作为动作准备的最后一个阶段,激活阶段与体育运动表现的关系最密切。这个阶段将前三个阶段的受益应用到比赛中。激活阶段与其他阶段相比潜意识程度更高,它让中枢神经系统可以"调出"所有训练成果用于体育运动中。激活还"开启"了运动员的心智和灵魂,从而帮助他们以正确的态度和专注力执行任务。

制订动作准备计划

在制订动作准备计划时,最重要的因素是训练内容的选择和目标的设定。训练内容的选择以及知道何时和如何使用推举、下拉、深蹲或其他复杂动作可以预防损伤。所有的动作都必须围绕一个目标。其他影响训练结果的因素包括选择正确的动态变化要素,比如重复次数、组数、休息时间、强度和周期。每个动作的准备部分都需要深思熟虑的规划,以实现有效的总体计划。

- **制订柔韧性训练计划**。一个优秀的柔韧性计划涉及需要拉伸的肌肉群的选择和所采用的拉伸技术。大体上有三种类型的拉伸技术:静态、主动和动态。静态拉伸(见图1.6a)要求保持特定的姿势20～30秒。例如,参加田径运动前伸展小腿肌肉并保持该姿势。这种拉伸技术在体能训练结束后做效果最好,而且不建议在运动前做。静态拉伸抑制肌肉的兴奋和"关闭肌肉功能"。在活动前做静态拉伸会增加活动中的受伤风险。

主动拉伸涉及让特定的身体部位进入新的动作范围,并保持该姿势2～5秒。例如,躺在地面上,用一根带子套住脚底,向天花板方向抬高腿(见图1.6b)。仅在动作范围的末段使用带子,以方便身体部位进入新的动作范围并增加动作幅度,然后确保保持该姿势2～5秒。主动拉伸在体能训练计划之前或之后做都是有效的。

最后,动态拉伸涉及让身体部分进入新的动作范围但不保持该姿势。它会使身体的核心温度升高,与静态或主动拉伸相比,它对神经肌肉和本体感受系统的准备更充分。动态拉伸的例子包括弓箭步走(见图1.6c),仰卧举腿和跳跃运动。动态拉伸在体能训练之前做的效果是最好的。

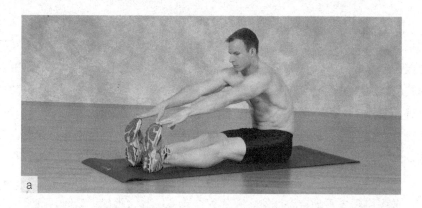

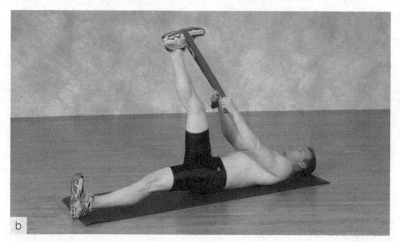

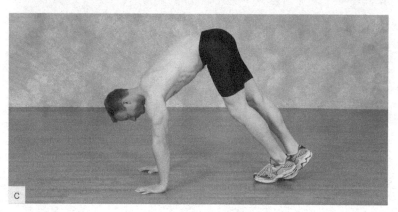

图1.6 （a）静态拉伸，（b）主动拉伸和（c）动态拉伸。

• **制订协调训练计划。**协调训练是体能训练计划中最容易被忽视的部分。协调训练的例子包括单腿平衡、单腿触地深蹲、平衡垫单腿站姿抛球平衡和单腿旋转髋关节。这种类型的训练挑战运动员在对抗外力的同时保持直立姿势的能力，或者挑战在失去平衡的情形下保持直立姿势的能力。

通常情况下，在抬起一条腿的时候试图通过另一条腿平衡身体是极其困难的。考虑这两种情况，一是在没有刮风、没有不利环境因素的平整地面上站立；二是在活动的表面上站立，比如平衡板或滑板车。是不是前一种情况要相对简单得多？

• **制订快速伸缩复合训练计划。**快速伸缩复合训练技术包括蹲跳、弓步跳、跳箱、单脚跳和多平面交替腿跳。在创建快速伸缩复合训练计划时，选择训练内容和周期非常重要。必须遵守循序渐进的原则，预防损伤和提升运动表现。首先从基本动作模式开始，比如落地技术和保持 3 ~ 5 秒的蹲跳。

• **制订激活训练计划。**这一阶段是体能训练中与体育运动最接近的阶段。它涉及对速度力学、跑步力学、加速减速力学和方向变化力学的理解。激活训练的例子包括速度训练和重复、绳梯速度训练和变向训练。

第 2 章

预防和治疗方法

埃莉斯・韦斯，医学博士；
托德・D.赫希，外科硕士；
格兰特・库珀，医学博士

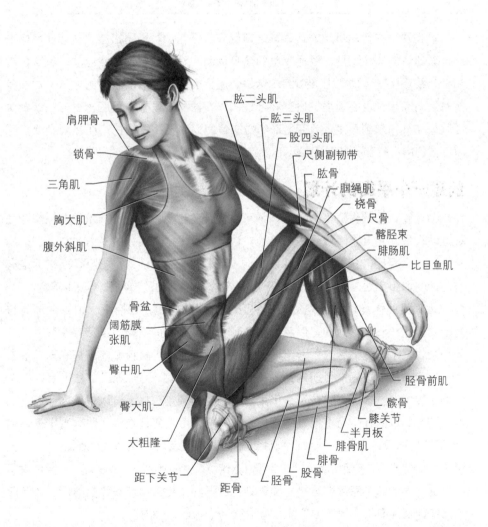

肩胛骨

锁骨

三角肌

胸大肌

腹外斜肌

骨盆

阔筋膜
张肌

臀中肌

臀大肌

大粗隆

距下关节

距骨

肱二头肌

肱三头肌

股四头肌

尺侧副韧带

肱骨

腘绳肌

桡骨

尺骨

髂胫束

腓肠肌

比目鱼肌

胫骨前肌

髌骨

膝关节

半月板

腓骨肌

腓骨

股骨

胫骨

运动损伤会降低运动员的健康水平，削弱运动员的竞争力，而且使他们易患慢性肌肉骨骼疾病。运动损伤的两个最好的预测指标是伤病史（比如曾经扭伤踝关节会增加未来的踝关节扭伤的可能性）和连续训练的天数（连续天数越多，损伤发生率就越高）。许多运动损伤，不管是急性损伤（突然发生或者由突然创伤引起）还是慢性损伤（持续时间长或反复出现）都是可以预防的。方法是在参与体育运动前经过适当的训练，以及在初次受伤之后采取适当的护理措施。本章介绍如何预防受伤、治疗急性损伤和管理慢性损伤的方法。

预防策略

损伤预防在运动员走上运动场之前就应该开始了。预防措施之一就是严格遵守全面的体能训练计划，包括完整的热身运动和放松运动、拉伸运动、有氧训练和针对特定体育运动的力量训练。这是创造平衡的、灵活的肌肉的方法。对许多体育运动而言，也必须提供适当和合适的体育器材或设备。最后，适当的饮食对预防体育损伤起到关键的作用；正确的饮食使运动员不易受伤，而且消炎饮食可以将损伤的影响和持续时间最小化。

创建一个平衡的计划

为体育运动提供适当的体能训练可以提升参与者的乐趣、技术发挥、安全性和运动表现。它可以降低受伤的风险，让运动员发挥其最大的潜力。与人们普遍持有的观念相反，获得适当的体能并不一定需要广泛的训练。相反，所需的是有针对性的训练计划，即计划应与运动员希望参与的活动的水平和类型相符合。

运动员的体能训练计划应该解决几个方面的问题，包括每次训练课要有适当的热身运动和放松运动，以及力量和耐力训练之间的平衡。虽然存在各种各样的理念，但是体能训练应该考虑两个重要的训练原则：负荷循序渐进和周期性安排。负荷循序渐进确保最初的计划在强度和训练量上是可以接受的，而且在整个计划过程中适当地调整这些可变因素，直到达到预定目标。可以根据循序渐进的原则调整训练的几个可变因素的强度，以降低过度使用损伤的风险。首字母缩略词 FITT 强调设计适应性训练计划的四个重要可变因素：频率（frequency）、强度（intensity）、时间（time）和类型（type）（Krivickas，1999）。坚持负荷循序渐进计划的两个重要部分是：随着训练的增加要相应地延长休息时间，以及随着体能的增强而相应地增加总体负荷（Schwellnus，2003）。

负荷循序渐进的一个重要搭档是周期性安排，也就是随着时间的推移而有计划地改变训练计划。研究表明，这种周期性安排对优化和安全地进行身体训练至关重要（Frontera，2003）。要安排周期性训练计划需要将一个赛季的总体训练时间（称为大周期）划分成更小的时间段（称为小周期），每个小周期都有一个特定的目标。

小周期目标的一个例子是构建坚实的基础或发展专项运动技能。周期性训练的最终目标是为比赛做好准备。在为小周期设置目标时，要在计划中加入休息时间，可以让运动员得到恢复并降低受伤风险。

热身运动和放松运动

在进行任何练习之前做热身运动可以增加血流量、预热肌肉、提升表现水平和防止身体发生迅速变化。如果运动员一开始就全速进行体育运动，就可能发生这种身体急剧变化的情况（Kraemer，2003）。对于任何体育运动或活动，热身运动都应该遵循第 1 章所描述的运动准备计划。至少，一次热身运动应该包括 5 ～ 10 分钟的慢跑来提高体温，其次是 10 ～ 15 分钟与体育运动有关的练习。

许多专家也提倡 10 ～ 15 分钟的拉伸运动，以减轻活动前肌肉僵硬。建议在热身运动中加入拉伸运动的专家认为，肌肉僵硬与肌肉损伤有直接关系，而且拉伸运动应该作为任何热身运动的一部分。如果将拉伸运动作为热身运动的一部分，它应该侧重于减少肌肉僵硬的动态拉伸（Mujika & Padilla，2001）。动态拉伸的一个例子是有控制地摆动腿和手臂或者扭动躯干 8 ～ 12 次（Kibler Chler，1994）。不要混淆动态拉伸与弹性拉伸，后者涉及强迫身体的某部分超出其自然活动范围。但是动态拉伸中没有这种动作。

在训练或比赛之后，放松运动有助于从肌肉中排出新陈代谢的废物产品（比如乳酸），减少潜在的肌肉酸痛，以及减少静脉血潴留在四肢引起的头晕或昏厥（Krivickas，1999）。放松运动应该包括 5 ～ 10 分钟的慢跑或步行，然后是 5 ～ 10 分钟的静态拉伸。静态拉伸有助于放松肌肉和提升它们的活动范围。一般来说，静态拉伸要对目标肌肉施加张力并持续 30 ～ 60 秒。因为静态拉伸能够缓慢舒展肌肉回到原位，因此与动态拉伸或弹性拉伸相比，它导致肌肉酸痛、结缔组织损伤的概率大大降低。请牢记静态拉伸作为放松运动是最好的；但是对活动前的热身准备而言，它远远不如动态拉伸。

柔韧性训练

所有的运动员都需要一定程度的柔韧性，而柔韧性是通过拉伸运动获得的。拉伸运动应该覆盖所有主要肌肉群，不管运动员所进行的体育运动在多大程度上用到它们。在一些教练的心目中，拉伸运动已经占有重要地位，因此许多教练提倡将它作为体育运动的固定流程。一些教练坚持要求运动员在任何训练或比赛之前和初步热身之后必须做拉伸运动。20世纪80年代和20世纪90年代初的许多研究支持这一观点。最近，其他研究表明，训练前的拉伸运动不仅不能防止损伤，实际上还可能会降低表现水平。这一理论的支持者认为，训练后的拉伸运动提供了更大的益处，而在训练前进行轻度的热身活动，比如慢跑，已经足以减少肌肉僵硬。

为什么旧研究与新研究的结果不一致？部分原因可能是今天的运动员遭受的许多损伤是拉伸运动不能够预防的环境因素引起的。例如，增加距离、阻力或强度太快，使用体育设备的方式不当，糟糕的用力方式所导致的损伤都是无法通过拉伸运动预防的。为了确定拉伸运动的确切好处和什么时候做拉伸运动能够获得最大好处，还需要做更多的调查研究。

尽管关于拉伸运动对防止运动受伤的有效性的争论一直存在，但是在训练后做拉伸运动是增加柔韧性的有效办法，这点是已经达成共识的。根据定义，柔韧性降低肌肉组织中的张力和阻力（Fleck & Kraemer，1997）。因为导致运动的肌肉（主动肌）的收缩力量只能和拮抗肌（作用力与主动肌相反的肌肉）的放松力量一样大，因此增加拮抗肌的柔韧性能够增加主动肌的力量、爆发力和速度，这点是有道理的。例如，负责弯曲某个关节的主动肌受到负责伸展同一块肌肉的拮抗肌的制约，因此改善伸肌的柔韧性能够提高屈肌的性能。此外，拉伸运动对维持关节的健康起到重要作用，因为它增加了关节组织的温度、血液供应和关节润滑液（Mujika & Padilla，2001）。

一些专家提倡将拉伸运动作为训练计划的固定部分，并与任何其他部分分离开来。要想在尽可能短的时间内获得最大的柔韧性，易化牵伸术（PNF）可能是最合适的。在PNF中，运动员做出拉伸姿势，并让搭档帮助他保持肢体的姿势。然后该运动员对抗搭档施加的阻力，收缩肌肉6～10秒。接着搭档进一步拉伸该运动员的肢体，让他再次收缩肌肉6～10秒。这样重复做拉伸运动3～4次。根据观察，PNF是有效的，因为主动肌在收缩之后的松弛程度增加了。然而，与其他方法相比，在拮抗肌收缩的过程中做拉伸运动会增加过度拉伸的风险（Frontera，2003）。过度拉伸导致的细微肌肉撕裂最终导致瘢痕的形成和肌肉弹性的降低。如果要做易化牵伸术，必须在可靠的、知道这项技术潜在危险的搭档帮助下进行。

耐力训练

　　一般情况下，有氧耐力训练应该每周进行 3 ~ 5 次，强度为最大心率的 60% ~ 85%（要想得到最大心率的近似值，可以用 220 减去运动员的年龄）。耐力训练的时长通常应该在 20 ~ 60 分钟。有几种不同的耐力训练方法。耐力训练一般分为长时间稳定训练和间歇训练。长距离训练适用于所有体育运动的准备阶段。其特征是时间长，强度低于比赛。持续时间通常是 30 分钟至 2 小时，强度低于最大心率的 80%。虽然这种类型的训练能够提升耐力，但是它通常不是针对特定体育运动的。此外，因为它的训练强度低于最大强度，过于依赖它可能会影响比赛时的速度（Fox，Bowers & Foss，1988; Gaesser & Wilson，1988）。

　　因此，人们普遍达成共识的做法是让长时间稳定训练和间歇训练交替进行，其中包括适当的休息。间歇训练要求先做 3 ~ 5 分钟的爆发性练习，然后恢复一段时间，接着回到高强度练习。间歇训练可以量身定做，以改善耐力或速度。要想提高耐力，应该在高强度训练后短暂休息。要想提升速度，应该在短暂的、极高强度的训练之间休息更长的时间。因为这种类型训练要求非常苛刻，所以训练时长要局限于 30 ~ 45 分钟。这种类型训练的一个额外好处是可以针对特定的体育运动。例如，在训练过程中，足球运动员可以时不时冲刺，同时带球沿着球场长距离跑动，并以射门完成训练。而网球运动员可以沿着网球场的底线侧步移动，然后沿着球场冲刺，并以模拟的正手击球完成训练。

力量训练

　　刚开始接触力量训练时，应该有人在一旁监督运动员，确保他们按照完整的固定流程进行，而且使用正确的技术。在力量训练期间很容易受伤。使用正确技术的重要性无论怎样强调也不过分。

　　大多数运动员应该在抗阻训练和耐力训练之间找到平衡点。很多运动损伤都是肌肉的力量不能满足运动的需求而导致的；例如，患有持久性髋关节损伤的跑步运动员随着时间的推移倾向于采用帮助他适应疼痛的跑步风格。在这种跑步风格中，该运动员偏向于更多地使用另一侧臀部，导致不能高效利用髂腰肌，而且跑步姿势不是直立的，而是有点弯曲的。这种跑步运动员可以受益于针对髂腰肌的力量训练计划。加强髂腰肌会帮助跑步运动员将跑步负荷均匀地分布在腿部肌肉上，使跑步更加高效并减轻疼痛。这种特定的训练可提高运动功能和控制能力。同样的情况，也出现在背部肌肉不够强壮的网球运动员身上。加强支撑背部的肌肉可以纠正薄弱环节，让产生挥动球拍所需力量的肌肉群之间实现最佳协调。

每次力量训练都应该以热身运动开始（p.17）。与一般体能训练一样，遵循负荷循序渐进的原则，随着运动员的力量水平的提高而增加训练重复次数。一般的规则是每周增加的训练负荷不超过 10%，每周训练 2 ~ 3 次，每次训练之间留出 1 天或 2 天时间恢复。在力量训练计划中，有几个可变因素是可以按周期安排的，它们包括训练顺序、频率、负荷、强度、速度和训练间歇休息时长。另外，力量训练计划还可以包括开链练习（例如坐姿利用脚的重量伸展膝盖），其中正在锻炼的肢体末端可以自由活动；或者闭链练习（例如蹲腿练习），其中正在锻炼的肢体末端要固定到地面或其他表面上。动力链锻炼可以交替使用自由重量和训练器械。

肌肉收缩分为三类：等张收缩、等长收缩和等速收缩。等张收缩缩短肌肉产生运动。大多数人认为这是最容易执行的收缩。肱二头肌弯举就是一个例子。

静态保持二头肌弯曲 90 度就是等长收缩的一个例子。在等长收缩中，没有活动范围动作。以特定的速度收缩肌肉，而且阻力根据肢体移动速度的变化而变化时，就发生等速收缩。等张收缩让肌肉在其活动范围内得到加强，但是它们倾向于不均匀运动，因此这些类型的收缩是最有可能导致肌肉酸痛的。等长收缩不会缩短肌肉，因此发展的是静态力量。它们不需要运动设备，而且执行起来相对较快和容易，但是只有训练角度的肌肉力量得到增强。在等长收缩中，流向肌肉的额外血流停止，血压上升，而且回流到心脏的静脉血减少。这意味着等长收缩锻炼导致的生理压力极为繁重，所以应该由预先具备医疗知识的人员谨慎执行。在等速收缩中，肌肉以恒定的速度收缩和变短，因此，需要特殊的设备来检测肌肉的速度。这种设备很贵，不过这是增加肌肉力量的最快方法。但是请记住，等速力量训练不会因为速度恒定而等同于功能性训练；在许多功能性运动中速度并非恒定的。

关节周围的肌肉之间的关系被称为肌肉平衡。还记得吗——肌肉的使用可以分为主动肌动作和拮抗肌动作。例如，在肱二头肌（主动肌）使肘部弯曲的同时肱三头肌（拮抗肌）使肘部伸展。肌肉还可以分为稳定肌和活动肌。在功能上，活动肌倾向于执行快速动作，而稳定肌在姿势的保持中发挥作用。如果倾向于收紧和缩短的活动肌的力量超过稳定肌，就会发生肌肉不平衡（Kraemer，2003）。

力量训练计划必须包含稳定肌的强化。例如，在肱二头肌弯举中，稳定肌是三角肌，必须通过其他针对三角肌的练习进行训练。在肩上推举训练中，腿是稳定肌。在下蹲训练中，躯干是稳定肌。运动员举起自由负重时，身体必须使动作稳定；如果运动员使用器械进行训练，那么由训练器械稳定身体。这是许多教练提倡使用自由负重代替器械的原因之一。

交叉训练

交叉训练——在不是自己专业的体育运动中进行训练——是减少受伤风险的流行做法，因为它让持续承受负荷的关节得到休息，可以促进肌肉平衡。但是，对为某一专项进行训练的运动员而言，选择交叉训练项目可能非常困难。例如对跑步运动员来说，没有什么可以替代跑步。但是，可以选择其他活动作为补充，在保持训练量的同时减少负荷过大的关节的压力。

交叉训练特别适合非赛季的保持性训练或休息期间的训练。耐力和力量的消失速度要快于获得它们的速度。因此，训练计划应该把完全不活动的时间限制到不要超过 2 ~ 3 周。选择一种交叉训练项目的运动员可以在获得有效休息的同时保持总体耐力。

定期评估

确保训练计划是动态的，并随着运动员能力的不断增加而变化（而非静态的，最终导致有效性的不足）。运动员应该每 2 ~ 3 个月进行一次身体素质评估。这种评估确定运动员的训练需求，并帮助他们在设计训练计划时根据本章前面讨论的负荷循序渐进概念做出选择。在这些评估期间要注意的事项包括训练要素（速度、耐力、力量）、负荷（距离、组数 / 重复次数）和强度（达到的最大心率、举起的重量）。可以通过标准化计时测验、耐力测试和最大力量评估来监测评估和进展。可以根据进展和期望的结果调整训练计划。例如，如果跑步运动员没有达到想要的比赛速度，可以花更多时间来进行强调速度的间歇训练。

使用正确的技术和体育设备

生物力学关于影响身体的内部和外部力量的研究，对有效、安全地参与任何活动至关重要。生物力学缺陷来自于静态解剖畸形或功能异常（Renstrom，1993）。虽然静态解剖畸形可以通过弥补设备比如矫形器来解决，但是畸形和矫正畸形所导致的功能变化必须通过训练来解决。功能异常通常更容易改变，因为它们往往是受伤、技术不当或者体育设备不当造成的。

在体育设备方面，应解决两个问题。首先是合适，不合适的体育设备会产生生物力学方面的负面影响。其次是保护，在训练和比赛期间穿戴或使用适当的防护设备可以显著降低受伤风险。

自行车运动说明了适合的设备对促进良好的生物力学方面的作用。自行车能够将骑踏重复运动和身体静态姿势带来的负面影响最小化。自行车运动员将手握在把手上时，他的手、肩和自行车的前轴应该位于同一直线上，而且车座和车把的距离应该适当，让运动员的肘关节稍微弯曲，手可以轻松放在把手车闸的橡皮罩上（Kibler, Ch & Ler, 1994）。这让车手可以自然地放置手腕。如果对齐不正确，腕关节在伸展姿势中承受负重，自行车运动员可能会损坏尺神经（从上臂延伸到小指的神经）。如果自行车的构造适合运动员，这种损伤是可以预防的。自行车的规格适合车手还意味着车座的位置是正确的。车座高度对骑蹬生物力学非常关键。如果车座太高，肌肉的工作必须超出了其最优长度张力范围；如果车座太低，膝关节弯曲增加了，同时会增加了膝关节的压力。

合适的运动鞋和袜子也有类似的生物力学效果。以我们的自行车运动为例，鞋子一定要舒适合脚、足够结实才能将力量从踏板转移到腿部。如果力量转移效率低下，那么下肢和腰椎的压力就会增加。一般情况下，鞋袜应该支撑脚部、吸收冲击并提供附着摩擦力。最适合运动员的鞋子就是那些匹配个人生物力学特征以及满足所参与的体育运动要求的鞋子。如果有必要的话，简单的足部矫形器就可以矫正畸形。

对于存在高受伤风险的体育运动或娱乐活动，专业健康人员通常建议使用防护装备。防护装备包括个人装备，比如护齿、头部防护装置和外部装备（例如美式橄榄球场球门柱周围的垫子）。这种装备必须用于特定目的，合适、舒适、不限制运动员的活动，供运动员在练习或比赛中穿戴或使用。磨损或损坏的防护装备应更换，而且防护装备的使用必须遵守体育运动规则。体形大小不一样的运动员不应该共用相同的防护装备，而且防护装备应该适合运动员的性别，能够覆盖最有可能接触到其他运动员或设备的身体部位。

头盔已证明能够有效地防止或减少体育运动中的严重脑损伤。体育运动专用头盔是针对特定体育运动设计的，可以解决该体育运动中的不同危险因素。每种体育运动的风险都不一样，因为到地面的距离、场地表面、比赛设备、运动项目和运动速度都不相同。无论如何，头盔应该结实、舒适和适合运动员。宽松的头盔可能会阻碍视线或者造成颈椎拉伸。虽然硬头盔能够降低颅脑损伤的风险，但是软头盔可以防止头皮和耳朵严重擦伤。在汽车、摩托车、自行车、拳击、马术、足球、冰球、曲棍球、轮滑、橄榄球、滑板、滑雪、垒球和摔跤运动中，教练强制要求或建议佩戴头盔（Renstrom，1993）。

其他防护装置包括护目镜和护齿。目前，持拍类运动、女子曲棍球、彩弹游戏和青少年棒球都有护目镜标准。护目镜认证理事会（PECC）协助消费者、体育机构和眼科护理专业人员选择合适的护目镜（Renstrom，1994）。PECC 协议确保设备已经经过测试和认证，能够保护眼睛免受损伤。口腔保护装置有助于保护口腔、牙齿、嘴唇、脸颊和舌头免受损伤。它们可以缓冲打击，有效避免运动中可能发生的脑震荡或颌骨骨折。在接触类和碰撞类体育运动中，所有运动员都要佩戴护齿。

与防护装置有关的一个担忧是开展体育运动的场地表面的安全。坚硬的表面比柔软的表面对肌肉骨骼系统产生更大的冲击力。此外，接触摩擦力对受伤风险起到关键作用。例如，在美式橄榄球中，干燥的球场增加前十字韧带损伤的风险，因为在快速运动和变化方向时大量接触摩擦力和所产生的作用力转移到膝关节（Orchard et al.，2001）。在比赛前浇水软化球场可以减少这种损伤风险。同样地，在球门柱周围放置垫子可以吸收冲击力和尽量减少外力作用，从而降低某些类型损伤的严重程度。

饮食营养

一旦在体育运动中受伤，运动员最先做的通常是寻求传统的治疗。在受伤之前和之后的训练和恢复中，饮食营养经常被忽视，这让许多运动营养学家感到很困惑。

毕竟，运动训练改变运动员的营养需求，这是不争的事实。训练期间的恰当饮食是获得最佳表现的关键。为了保持健康，大多数运动员的饮食结构应遵循 15% ~ 20% 的蛋白质，30% 的脂肪和 50% ~ 55% 碳水化合物的原则。这不是放之四海而皆准的建议，而是一个起点，可以根据体育活动的需求进行调节。运动营养学家根据运动员的具体需求来确定其饮食计划。

虽然运动员需要更多营养，但是如果他们受伤，还要在此基础上继续增加营养。在摄入足够卡路里的同时坚持消炎饮食，这样做不仅有助于防止受伤，还能加快从现有的损伤中恢复。虽然炎症在受伤之后的短时间内是身体自我保护的过程，但是一旦完成了它的任务，身体就能够逐渐康复，不再需要炎症的存在。

如果炎症得不到适当的控制，它仍然会潜伏在身体中。炎症通过自由基的生成能够独立维持下去，而自由基又是有氧活动本身产生的。运动员的训练越多，身体产生的自由基就会越多。这些自由基损伤肌肉细胞并触发进一步的炎症反应和脂质过氧化反应，它们被认为是在大强度训练后肌肉酸痛的原因。自由基也是血管损伤和许多疾病的罪魁祸首。

在对消炎症的过程中，要避免摄入酒精、咖啡因，也要避免抽烟。这些物质增加氧化速度和自由基的生成，引发炎症，使轻微损伤变得严重。饮酒和喝咖啡的运动员应该保持适度，而且应该避免吸烟和嚼烟。

碳水化合物

没有足够的碳水化合物就不能维持身体的肌肉。在运动的初始阶段，身体能量需求的40% ~ 50%是通过代谢碳水化合物获得的（Wilkinson，1997）。剩余的能量需求由脂肪提供。但是碳水化合物消耗一个单位氧气产生的能量比脂肪多。因为在持续比赛过程中氧气通常是一个限制因素，所以运动员优先使用需要消耗最少氧气的能量来源是合理的。

在消化的时候，身体将碳水化合物分解成葡萄糖，并将其以糖原的形式存储起来。在活动期间，糖原将还原为葡萄糖，并且用于产生能量。维持活动的能力直接取决于糖原的储备量。如果比赛持续时间在90分钟内，标准的肌糖原储备能够供应所需的能量。对于超过90分钟的比赛，在赛前三天多摄入碳水化合物可能是有益的。在此期间所吃食物中不超过70%的碳水化合物就能够补充所有可用的糖原储备，同时尽量减少与碳水化合物补充有关的水潴留。

并不是所有碳水化合物的结构都是一样的；简单碳水化合物不同于复合碳水化合物。简单碳水化合物，比如蜂蜜和糖果，运动员从糖中获得大部分热量。这些食物在运动员的饮食中应该少于10%（Okuyama，Ichikawa，Fujii & Ito，2005）。糖和蛋白质之间的化学反应产生致炎晚期糖基化最终产物（AGEs）。此外，吃这些食物引起的血糖激增促使胰腺分泌更多的胰岛素，这会生成更多炎症因子。此外，与普遍持有的观念相反，在比赛之前吃糖并不能提升运动表现。

需要水来将糖吸收而大量吸收葡萄糖可能会加速脱水。此外，糖会导致细胞胰岛素大量激增，从而导致血糖下降，这本身会给运动表现带来负面影响。在碳水化合物的摄入比例中，大部分应该是复合碳水化合物，包括水果、蔬菜和全谷类食物。复合碳水化合物的胰岛素反应没有简单碳水化合物那么明显，因此，血糖水平保持得更稳定。

蛋白质

在任何比赛或训练之后，身体通过蛋白质合成来修复肌肉。如果食用的蛋白质含量不足以辅助这种修复，可能导致肌肉损伤。一般来说，对于进行常规训练的运动员，建议每天每千克体重摄入1.0 ~ 1.5克蛋白质，而对于耐力运动员，则需要提高摄入量（Okuyama，Ichikawa，Fujii & Ito，2005）。大多数运动员通过正常的饮食都可以满足对蛋白质的需求，不需要额外补充。虽然很罕见，但是如果有必要，可以使用蛋白质补充剂（粉剂）。

必需脂肪酸

为了保证正常的身体功能，运动员必须摄入脂肪酸。欧米加-6和欧米加-3脂肪酸尤其是必不可少的。两者都参与炎症形成过程，但是方式不同。花生四烯酸是一种欧米加-6脂肪酸，它参与炎症的发起过程。为此，应该少食用花生四烯酸含量较高的红肉和花生。二十碳五烯酸是一种欧米加-3脂肪酸，它在控制炎症方面起到关键作用。

冷水鱼除了是很好的蛋白质来源之外，它还富含两种欧米加-3脂肪酸：二十碳五烯酸（EPA）和二十二碳六烯酸（DHA）。这些强效的消炎脂肪酸出现在鲭鱼、鲑鱼、鳟鱼、沙丁鱼和金枪鱼中。一些植物来源，比如亚麻籽、小麦胚芽和核桃可以转换成EPA和DHA，但是它们在身体中的转换是非常低效的。必须摄入大量植物来源的欧米加-3脂肪酸才能达到冷水鱼来源的效果。另一种获得必需脂肪酸的途径是服用鱼油，使身体跳过将α-亚麻酸转换成EPA和DHA的过程。即使食用冷水鱼，每天服用3克深海鱼油也是有益的。不利的一面是，鱼油补充剂可能会增加出血的风险。在服用鱼油补充剂之前，运动员应咨询医生的意见，特别是服用血液稀释剂时。

由于西方的饮食越来越多地依赖于便利，因此欧米加-3脂肪酸的摄入逐渐让位于欧米加-6脂肪酸。部分原因是食用加工植物油和食物防腐剂。为了增加许多食品的保质期并减少饮食中的饱和脂肪含量，食品工业发明了这种反式脂肪酸，它是部分氢化的食用油。不幸的是，这一创新的副作用是导致饮食中的欧米加-6脂肪酸和血液中的自由基的增加。事实上，许多营养专家认为，西方的饮食习惯是摄入许多高度加工的脂肪，这让身体偏向于炎症状态。此外，反式脂肪酸直接干预产生健康的EPA和DHA的酶转换。考虑到现代饮食中存在加工食物，直接补充欧米加-3脂肪酸可能是一种有效的策略。

根据最新媒体报告，在食品产品中反式脂肪酸的使用呈快速下降趋势，因为消费者越来越关注与健康相关的问题。

欧米加-6脂肪酸规则的一个例外是伽玛亚麻酸（GLA），它增加了能够减少炎症的前列腺素。GLA不同程度地天然存在于各种植物种子油中（月见草种子油、琉璃苣油、黑醋栗种子油和火麻仁油）。橄榄油含有丰富的欧米加-9油酸脂肪酸，它是另一种具有抗发炎特性的非欧米加-3脂肪酸。这两种脂肪酸可以直接摄入或者通过补充剂摄入，有助于减少体内炎症。

抗氧化剂

抗氧化剂是身体抑制自由基的破坏作用的自然机制。它们消灭自由基，从而抑制脂质过氧化过程。在运动之后，人体的内源性抗氧化剂会自然增加。此外，人体可以利用营养中的抗氧化剂。

存在于绿茶、西梅汁和葡萄汁中的茶多酚也是重要的抗氧化剂。喝含有茶多酚的饮料特别有益于运动员，因为喝下去之后茶多酚能够得到迅速吸收，让运动过程中血液中的茶多酚达到最大浓度。绿茶是最好的来源，但是不应该加牛奶饮用，因为牛奶往往会与类黄酮结合，让它们可以从肠道通过而失去抗氧化功效（Okuyama，Ichikawa，Fujii & Ito，2005）。菠菜、西兰花、蓝莓、苹果、樱桃、橘子也富含黄酮类化合物。许多这类水果和蔬菜也是维生素 C 和维生素 E 的良好来源，它们也具有一些抗氧化剂的作用。

维生素和矿物质

维生素 C 有益于痊愈过程并不是因为它的抗氧化特性。维生素 C 是结缔组织的主要成分。它也会促进成纤维细胞和软骨细胞（对生成结缔组织和软骨非常关键）的生长。每天摄入 1 000 毫克维生素 C 被认为是安全和有效的。

某些维生素和矿物质的缺乏也与运动损伤相关。钙是维持骨密度和正常肌肉收缩的关键矿物质，很多专家建议膳食来源中的钙不足的人群服用钙片。对钙补充剂的益处是否等同于天然钙存在争议，但是直至写作本书时，主流意见是建议在饮食之外按需服用钙补充剂，让每天的钙摄入量达到 1 200 毫克。因为维生素 D 能够促进钙的吸收，许多非处方钙补充剂含有维生素 D。

铁协助肌肉的氧化电位过程，对血红蛋白功能起到重要作用。血红蛋白是血液的一部分，它们将氧气输送到身体组织。铁含量偏低时，血红蛋白水平将受到不利影响，从而导致身体组织的供氧减少。因此，人体中更容易疲劳的肌肉对关节的支持和稳定作用也减弱。一些营养学家认为，低铁水平可能减缓组织的修复速度，可能让轻微的损伤变得严重。

需要谨慎服用铁补充剂，因为血中铁含量升高可能与心脏病发作风险增加和锌吸收减少有关。在开始铁补充计划之前要咨询医生。

补充水分

健康饮食的另一个重要方面是补充充足水分。脱水对运动表现有显著的不利影响。脱水不仅降低活动期间的耐力，而且延迟活动后的恢复。一般的指导原则是在运动前两小时摄入 500 ~ 600 毫升水分，然后在运动前 15 分钟再摄入 500 毫升水分。在运动过程中应该在有口渴感觉时补充水分。一般情况下，每隔 15 ~ 20 分钟应该摄入 150 ~ 350 毫升水分（特别是在高强度耐力运动中）。

运动之后每减轻一千克体重需要摄入 1 ~ 1.5 升水分，让身体的水分得到恢复。观察尿液是了解水分补充情况的最好办法，如果尿液清澈或淡色，表明水分补充充足。这些建议的一些重要注意事项是，在时长不到 1 小时的运动中补充白水就够了，但是对于持续时间超过 1 小时的剧烈运动，推荐饮用含 4% ~ 8% 碳水化合物和每升含 0.5 ~ 0.7 克钠的饮料（Bruckner & Karmim，1993）。运动员在运动后应避免摄入咖啡、功能饮料和酒精，因为它们会增加体液流失。

运动员必须意识到低钠血症（低盐），或者更常见的说法是补水过多症。在脱水时仅补充纯净水将发生低钠血症。其结果是身体的盐（钠）浓度相对稀释。这种症状很危险而且可能会致命，因为它在罕见的情况下可以导致脑水肿和死亡。应该按照上述方法谨慎补充水分，建议混合饮用纯净水和运动饮料。

治疗指南

直接创伤是许多运动损伤的原因。撞击类体育运动（例如美式橄榄球）和高速体育运动（例如高山滑雪）的创伤风险最大。篮球等体育运动的扭伤和拉伤发生率很高。扭伤通常是突然的扭动或伸展动作导致的。拉伤通常是突然的过度用力、伸展或扭动动作导致的。其他常见的运动损伤包括有瘀伤、裂伤（划破皮肤）和擦伤。身体部位遭受的直接创伤导致很多这类损伤。例如，一脚踢到大腿可能会导致瘀伤。穿短裤在坚硬的场地表面上滑行可能会导致擦伤。曲棍球棒划过面部很可能导致裂伤。控制损伤程度的最重要因素是在损伤发生后立即采取措施。

在受伤时，受损细胞释放出来的化学物质引发炎症过程。受伤部位的血管扩张且血流量增加，将营养物质输送到组织受损的部位。在受伤后的数小时内，炎症细胞移动到受伤部位，并开始清除损坏的细胞和组织。在受伤后的几天之内，会形成疤痕组织。3 周之内，疤痕组织开始萎缩，受损的组织开始重新生成。

尽管身体快速作出了反应，但是创伤可能需要几个月才能完全愈合（Orchard，Seward，McGivern & Hood，2001）。

炎症作为一个愈合和恢复过程得到普遍认可。从历史上看，炎症呈现出五个典型特征即疼痛、发热、发红、肿胀和功能丧失。炎症过程中所发生的生理机能解释了这些看得见的变化。发热和发红是血液流经扩张的血管引起的。肿胀是更多的体液从扩张的渗透性血管进入周围组织以及炎症细胞浸润到受伤部位的结果。疼痛是压力或化学介质刺激疼痛传递神经纤维的结果。功能丧失与水肿和疼痛之后或者以瘢痕组织代替功能性组织之后丧失活动能力有关（Witvrouw，Mahieu，Danneels & McNair，2004）。

初始治疗

初始治疗的主要目标是减少肿胀和促进愈合。PRICE 是最初护理损伤的五大原则的首字母缩写（在紧急医疗情况下需要由医疗专业人员马上提供护理的情形除外）：

- 保护（Protection）。当运动员疑似受伤时，不管是什么活动导致的损伤，应该让他立即停止当前的活动。继续活动可能造成进一步损伤、延迟愈合、增加痛苦和刺激出血。
- 休息（Rest）。除了根据需要停止活动之外，休息还包括减少负重。如果一条腿受伤了，运动员应该使用拐杖将肢体的压力减至最低。
- 冰敷（Ice）。在受伤后应尽快将冰袋敷在受影响的部位。冰敷要交替进行，先敷 5 ~ 10 分钟，然后停 5 ~ 10 分钟。数个回合作为一个疗程。在受伤后的 2 ~ 3 天中，每天至少要重复上述的整个过程 3 次。将冰块包裹在保护性面料中，比如薄薄的毛巾，以防止与皮肤直接接触（冰块长时间直接接触皮肤表面可能导致冻伤）。对于血液循环不足或者感觉缺失的患处，要谨慎使用冰敷。一旦浅肤色运动员的肤色变成粉红色，或者黑肤色运动员的肤色变得更深，就要移开冰块，避免过冷或导致冻伤。肤色的这些变化表明已经实现了适当降温。如果皮肤变成蓝色或白色，立即移除冰块，防止导致二次损伤（Okuyama，Ichikawa，Fujii & Ito，2005）。
- 压迫（Compression）。压迫受伤部位，帮助减少肿胀。可以使用弹性缠绕物、特殊靴子、透气护套和夹板压迫受伤部位。必须小心实施压迫，保证血液循环不受影响。如果运动员感到肢体阵痛，可能是包裹得太紧。在受伤后立即或尽快开始压迫，而且同时进行冰敷。使用绷带和护套来压迫关节也有助于预防损伤和康复。
- 抬高（Elevation）。最后，在可能的情况下，应该将肢体抬高至心脏水平以上，让重力作用迫使更多血液回流到心脏，从而减少肿胀。在背部受伤的情况下，抬高显然是不切实际的，但是手臂或腿受伤，抬高是非常适合的。在晚上，垫个枕头抬高患肢，帮助受伤部位排走多余的液体。

除了遵循 PRICE 原则之外，适当的损伤初始治疗还包括避免有害因素。

- 热敷，尽管有助于后来的恢复，但是受伤后过早热敷将延迟痊愈。如果热敷得太早，热量会增加内部出血和肿胀。
- 酒精也有相同的效果。酒精还会掩盖损伤的疼痛，导致不必要的治疗延误。
- 在受伤后 72 小时内应避免跑步或任何形式的运动，除非医疗专业人员建议这样做。
- 按摩可能会增加出血和肿胀。因此，在受伤后 72 小时内应避免任何深度按摩或者谨慎实施。

虽然遵循 PRICE 原则和避免有害因素有助于任何运动损伤，但是如果疼痛持续超过几天，运动员应该寻求医疗专业人员的意见。最初似乎是轻微的受伤实际上可能是严重的受伤。早期识别和治疗损伤可以减少长期影响和缩短重返赛场的时间。

后续治疗

在受伤 48 ~ 72 小时之后，PRICE 被 MICE 取而代之（以运动取代保护和休息）。在修复过程的开端，受伤部位生成疤痕组织。疤痕组织由具有收缩能力的胶原纤维组成。如果这些纤维得不到活动，将会导致其灵活性缺失。这最终导致疼痛、僵硬和脆弱。为了防止这种情况的发生，运动员应在受伤三天内开始进行无痛范围内的运动（前提是没有并发症）。沿着受伤组织的用力方向轻轻拉伸疤痕组织，让其得到更好的修复。

确定何时适合重新开始运动的一个良好指导原则是让受伤部位做一次它应该做的动作。如果该动作引起一些不适但不是疼痛，那么就是正常的。如果运动员反复执行该动作只感到不适，没有疼痛，那么应该可以安全继续下去。如果在做动作时和完成动作后存在疼痛，那么运动员可能是恢复动作做得太早或者过于用力（或两者）。在这种情况下，在接下来的 24 小时内继续执行 PRICE 流程，然后再尝试其他活动。

除了冰敷之外，其他理疗介质也可能会有帮助（见表 2.1）。在医学上，理疗介质一般是指可以应用于身体达到治疗目的的物理实体。例如，热是一种可用于温暖和放松皮下组织的理疗介质。在使用热作为理疗介质时，通常最好使用湿热。只能在急性损伤发生 24 ~ 36 小时后使用热介质理疗。

表 2.1 理疗介质

理疗介质	持续时间	频率	强度	实用建议
冰	敷 5 ～ 10 分钟 / 停 5 ～ 10 分钟	每天 3 次以上	无	在受伤早期阶段（24 ～ 36 小时内）或运动后使用。最好用薄布等包裹，避免冻伤皮肤。
热 *	10 ～ 15 分钟	每天 3 次以上	可忍受合适的温度	湿热是首选。最好用薄布等包裹，避免烫伤皮肤。
按摩 **	10 ～ 15 分钟	每天 1 ～ 2 次	可忍受的合适强度	总是要往心脏方向按摩。
漩涡浴	20 分钟	每天 1 ～ 2 次	冷 13℃ ～ 16℃ 热 37℃ ～ 40℃	冷浴用于急性损伤，热浴用于慢性损伤。在治疗过程主动活动。

* 切忌使用热价质理疗治疗急性损伤；在受伤后 24 ～ 36 小时才可以热敷。
** 切忌使用按摩疗法治疗急性损伤；在受伤后 72 小时才可以按摩。

按摩和漩涡浴是其他两种可能有帮助的理疗介质。切忌对急性损伤使用按摩。受伤后 72 小时才可以按摩。

尽管理疗介质通常是安全的，但是必须采取某些预防措施。冰敷时间太长将导致低温冻伤。同样，热敷时间太长会导致烫伤。在实施冰敷或者热敷期间，运动员一定不要睡着。如果身体部位的感觉迟钝（糖尿病神经病变或其他疾病会导致感觉迟钝），请谨慎使用理疗介质。请遵循表 2.1 给出的建议。此外，表 2.2 中的快速疗法提供了使用理疗介质来处理常见损伤的治疗指导。

非甾类消炎药

基本的消炎药物常用于治疗急性运动损伤。非甾类消炎药（NSAID），比如布洛芬，可以减轻炎症症状和缓解疼痛。鉴于炎症在愈合过程中的作用，对于通过药物来最大限度地减轻炎症反应是否弊大于利还存在一些争议。

普遍的共识是：非甾类消炎药适合大多数运动员在早期炎症中使用，但是要尽快停止用药，尽量减少长期的负面影响。对于患有某些疾病的运动员，比如心脏或肾脏疾病，除非有医生的处方，否则不要使用非甾类消炎药。对乙酰氨基酚（比如泰诺）具有消炎作用，但是不能减轻疼痛。它通常是安全的药物，可以根据瓶子上的说明服用。存在肝脏问题的人群应该咨询医生后才能服用对乙酰氨基酚。

表 2.2　快速疗法

损伤	治疗	补充建议
瘀伤	初始治疗：冰敷 后续治疗：在 48 小时后热介质理疗	伤口颜色变化：最初呈深蓝色或者红色，然后逐步演变成紫色、绿色和黄色，并最终消失。颜色变化可能会由于重力作用而转移。 尝试将擦伤部位抬高至心脏水平以上。如果 2 周内没有改善，就要看医生。
擦伤	使用清洁剂正确清洁伤口，然后涂抹抗生素软膏并贴上创可贴	如果伤口变得疼痛且呈红色，需要看医生。
裂伤	使用清洁剂正确清洁伤口，然后涂抹抗生素软膏并贴上创可贴	对于有以下特征的任何裂伤，包括长度达到 1.3 厘米、深度达到 2.5 毫米、继续流血、伤口有锯齿状边缘或者伤口出现在脸上，应该立即由医生来评估是否需要缝针。 伤口无论大小，如果疼痛和变成红色，要看医生。
扭伤	初始治疗：冰敷 后续治疗：在 48 小时后热介质理疗	初始护理：控制肿胀，必要时固定患处，如果是下肢受伤，要限制负重活动。 过渡期护理：开始使用热敷并温和地进行全范围活动。根据可忍受度增加活动强度。 功能恢复：如果能忍受，继续增加活动，考虑使用辅助支撑。如果恢复没有进步，请看医生。
拉伤	初始治疗：冰敷 后续治疗：在 48 小时后热介质理疗	初始护理：控制肿胀，限制使用受伤部位，不要过度伸展。 过渡期护理：开始使用热敷并温和地进行全范围活动，根据可忍受度增加活动和伸展度。 功能恢复：根据可忍受度继续增加活动。 如果恢复没有进步，请看医生。

重返体育运动

通常情况下，运动员首先要考虑的是限制性地参与体育运动的时间长度。传统上，只要运动员表现出全方位的动作范围而且受伤的肢体表现出完全力量的 80% ～ 90%，就允许返回到体育运动中。在某些情况下，应该考虑运动员是否可以执行特定的动作而不会出现任何问题，比如跳跃或冲刺。运动员要记住，充分恢复是未来无痛参与体育运动的保障。

尽管急性损伤的管理通常得以规范地执行，但是损伤的长期后果往往被忽视了。对一些问题缺乏关注，比如生物力学的改变、解剖结构的削弱和适当的康复，可能会导致曾经受伤的运动员在未来面临风险。

忽视对损伤的长期管理，小创伤时过度使用，这是大部分体育运动损伤产生的主要原因之一。肌肉不平衡、设备不适合和重复性动作改变了运动员的正常生物力学。这会对骨骼、肌腱、韧带和肌肉产生的微创，从而诱发炎症反应。如果不解决炎症反应，持续恶化将导致慢性疼痛和残疾。

夹板、护具和绷带

为预防和治疗一些损伤，夹板、护具和绷带等技术是相当有帮助的。和所有其他预防或治疗方案一样，这些技术的使用也需要遵循某些原则，否则可能会阻碍愈合和恢复过程。

夹板

使用夹板是任何疑似的骨折或严重韧带损伤初始治疗的常用技术。使用夹板固定患处便于安全转移伤者，以得到专业医疗人员的恰当评估。未能使用夹板适当固定受伤部位可能导致更严重的损伤也可能导致休克（Meredith & Butcher，1997）。

夹板材料非常容易买到，但是一般都是医疗专业人员才随身携带。一些更小的夹板材料可以方便地放入大部分急救药箱中，但是它们通常不是急救药箱的必备物品。手动塑形的夹板非常小巧，不仅便于随身携带，而且适用于多个身体部位。

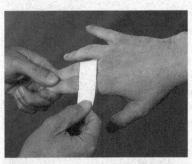

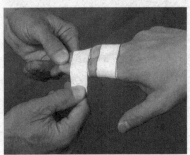

图2.1 用绷带将受伤的手指与相邻的手指固定。

如果没有专用夹板，可以寻找其他替代方法。身体部位夹板（用健康的、没有受伤的身体部位来支撑受伤部位）会有极大的帮助。用健康的手指来支撑受伤的手指很常见，这种方法称为"兄弟捆绑"（见图2.1）。

许多刚性材料可用作夹板。训练场地和比赛场地中的许多物品，包括运动员的装备，都可以用来支撑受伤的部位（Meredith & Butcher，1997）。夹板在固定受伤部位的时候，要从受伤部位的两头延伸到关节。例如，尝试固定可能发生骨折的小腿胫骨和腓骨时，让夹板延伸至膝关节和踝关节，让这两个关节不能活动。这样做可以减少受伤部位的活动。

可以用简单的弹性绳带固定夹板，如果有足够的绳带的话，缠绕整个区域。如果没有弹性绳带，也可以使用袜子或T恤衫。绳带要绑得足够紧，避免夹板活动，同时又不要妨碍到血液的循环（Meredith & Butcher，1999）。在受伤部位下方，应该能够摸到脉搏。

护具

护具可以分成两类：预防性的和功能性的。在未受伤时，预防性护具作为一种预防措施。一些研究者认为这种护具降低受伤风险，或当发生损伤时至少降低受伤的严重程度（Sharpe，Knapik & Jones，1997; Verhagen，van Mechelen & de Vente，2000; Arnold & Docherty，2004）。预防性护具最常用在踝关节和膝关节上。

很多人认为预防性护具能够减少踝关节扭伤，而其他人则对此持谨慎态度，觉得需要做更多的研究来确定它对关节的具体影响（Wilkerson，2002; Fleck & Kraemer，1997; Frontera，2003）。

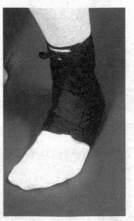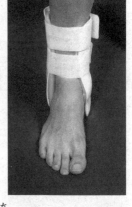

人们一般可以购买到几种类型的非处方脚踝护具（见图2.2）。构造方式决定护具的类型和它们提供的支撑级别。就防止踝关节扭伤而言，半刚性结构是必须的。这些护具有额外的马镫状支撑，可以减少踝

图2.2 常见的踝关节护套

关节过度内翻（即脚踝转动），过度内翻是导致踝关节受伤的最常见原因（Arnold & Docherty，2004）。运动员穿戴这些护具应该感到舒适，而且不应限制其功能性活动（Verhagen，van Mechelen & de Vente，2000）。

护具只是帮助防止踝关节损伤的方式之一。护具不能取代增强力量、平衡能力和本体感受的力量训练（Arnold & Docherty，2004）。

膝关节护具也有不同的类型。膝关节护具的套筒通常是由氯丁橡胶（合成橡胶）或类似的物质制成的。

虽然这些护具能够增加温度、增强本体感受反馈并提供按压，但是不应该尝试使用它们来增加关节的稳定性。有些膝关节护具的膝盖处有个洞口（见图2.3），

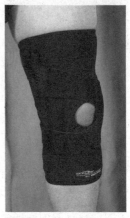

图2.3 露出膝盖的膝关节护具，它可以给膝关节提供额外支持。

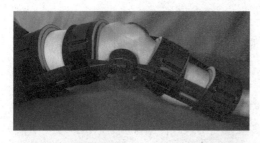

可以帮助减轻髌股关节失调症状（Martin & Committee，2001）。

其他刚性更强的膝关节护具用于增强膝关节韧带的支撑力（见图2.4）。虽然护具已被证明可以减少这些韧带的受力，但是没有研究表明它们可以减少膝关节损伤的发生率。由于护具对健康膝盖的影响仍然有许多问题没有答案，所以不建议使用预防性膝关节护具，尤其是年轻运动员（Martin & Committee，2001）。

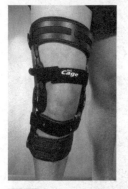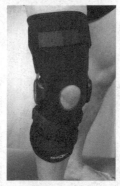

图 2.4　常见的刚性膝关节护具。

功能性护具用于现有或最近的损伤。功能性护具在受伤部位痊愈和加强的过程中为之提供额外保护。请记住，这些护具实际上和预防性护具是一样的。如果使用得当，它们已被证明能够降低再次受伤的发生率。市面上可以购买到许多功能不同的护具（见图2.5）。运动员要选择能够为所遭受的损伤提供最佳保护

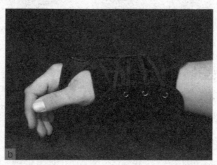

图 2.5　在市面上可购买到的（a）网球肘护套，和（b）腕管综合征护套。它们可以减轻疼痛，并在痊愈过程中保护受伤部位。

的护具。如果不确定使用那款护具，请咨询医生或体育教练。运动员可尝试几种不同的类型，找到兼顾舒适性和保护性的护具。

在使用护具时要小心阅读说明书，因为佩戴不当可能导致损伤或再次损伤。因为功能性原因而使用护具并不能取代适当的康复治疗。受伤部位必须恢复适当的力量、平衡和本体感受，以防止再次受伤（Arnold & Docherty，2004）。

绷带

护具相当流行，但是绷带技术同样对运动员很有用，从非常简单到非常复杂都有。可以从有资质的健康护理专业人员或各种相关的书籍学习到具体的绷带技术。但是在应用任何特定的绷带技术之前，了解基本的绷带使用原则至关重要。

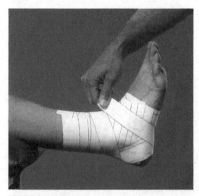

图 2.6　踝关节预防性绷带通常用于帮助预防内翻扭伤。

你可以根据下列三个原因之一选择使用特定的绷带技术。第一个原因是预防损伤（预防性绷带），在损伤尚未发生、但是运动员面临很高的受伤风险或者运动员的特定身体部位存在受伤史时使用。使用绷带作为预防性的措施可能会降低受伤概率，或者更可能会减轻损伤的严重程度（见图 2.6）。要查看预防性绷带（或护具）的使用方法和用途，以获得应有效果。绷带似乎对那些有受伤史的运动员最有益处。

第二个原因是用于急性损伤。在这种情况下，缠绷带的主要原因不是让运动员继续参与，而是作为一种治疗技术帮助稳定和压迫受伤部位。这种做法属于 PRICE 原则的第四个步骤（加压），如前面内容所讨论的。

第三个原因是帮助运动员重返到活动中。通常情况下，绷带可以帮助进入恢复或康复的最后阶段的运动员重返部分或全部的活动（见图 2.7）。在这种情况下，绷带的首要作用是降低再次受伤的可能性。使用绷带和适当的康复治疗来加强受伤部位。如前文所述，绷带不应且无法取代医疗护理。

正确使用绷带会非常有帮助，但重要的是要知道什么时候不适合使用绷带，比如在损伤的急性阶段（除非用于加压）。在损伤的初始阶段，通过缠绷带让运动员继续参与可能会加剧对组织的损害和延长痊愈时间。检查是否出现肿胀。如果受伤部位出现过度肿胀，或者轻微的活动都导致肿胀增加，那么运动员应该休息更长时间，让损伤继续痊愈。如果对损伤的性质或严重程度存在任何疑问，则不

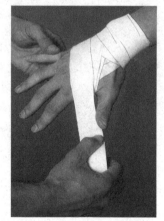

图 2.7　运动员重新返回到活动时，给以前受伤的部位缠绷带可以减轻受牵连的骨、肌肉和韧带的压力。

要使用绷带。

在这种情况下，应该将运动员转交给有资质的医疗专业人员进行评估。小心谨慎一些总是没错。

如果运动员在功能上受到限制，缠了绷带也是如此，那么应该推迟重返活动时间。如果运动员的步态看起来笨拙或者不能执行简单的功能性动作（例如跑动、切入或跳跃），则不要通过缠绷带使其重返比赛。

处理慢性损伤的策略

运动员停止参加体育运动的原因之一是对疼痛的恐惧。人本能地会躲避疼痛。不幸的是，避免疼痛往往并不能改善病症，甚至还会加剧病症。显然，在急性腰背部疼痛或膝关节疼痛期间运动是不明智的。但是运动员往往在疼痛减轻之后选择继续运动，而正是这种做法影响到长期的恢复和健康。在开始或恢复训练计划时，一定要咨询医生。

积极的生活方式可以强化骨骼、减缓肌肉损失以及减轻关节和肌肉疼痛。如果运动员被诊断患有骨骼或关节慢性病并因此而久坐不动，将会削弱周围的支持结构，最终导致不稳定和增加痛苦。

如果某种运动引起疼痛，那么可以找其他替代性运动。例如，如果跑步不可行了，可以尝试水上训练或骑自行车，这应该会减轻膝关节、踝关节和髋关节的压力。开始新的训练方法时，首先要采取少量多次的形式进行，随着身体对新活动的适应而增加持续时间。记住，适度的间歇活动是维持和改善健康的有效方法。运动员不需要一次活跃运动 60 分钟。相反，可以尝试将运动计划分散到全天中的零散时间段里，这与单次长时间运动所提供的许多好处是一样的。

经常锻炼对身体和心理有益，有助于预防衰老。慢性疼痛疾病可能要求改变训练计划，但是疼痛不应该导致任何人完全避免活动。在某些情况下，在以加强心血管为主的训练中加入力量训练可恢复必要的肌肉平衡，从而使人无疼痛地参与活动。在其他情况下，以其他计划替代原来的主要活动是个好主意。交叉训练被广泛用于避免过度使用损伤、训练停滞和肌肉不平衡。无论运动员采用什么策略来克服慢性肌肉骨骼疾病或损伤，它必须让他或她能够保持活跃状态。久坐不动的生活方式只会让身体更容易受伤，而且会对身心产生持久的负面影响。

青少年运动员的特殊注意事项

　　和成年人一样，青少年运动员也面临重复使用和损伤风险。与成人不同的是，青少年还处于身体成长和发展时期。虽然许多人担心过度参与体育运动会给青少年带来不利影响，但是大部分这些担忧尚未得到科学研究的验证。也就是说，重要的是解决针对未成年运动员的损伤问题。为了便于这里的讨论，我们将 12 岁以下的孩子划为青春期前儿童，将 12 ~ 19 岁的孩子划为青少年。

　　许多成年人凭直觉认为力量训练会给年轻运动员的生长板施加过大压力，而且可能导致生长板过早闭合或受伤，影响到身体的成长。但是在适当的监管、而且训练计划设计得当的情况下，尚无研究表明参与力量训练的青少年的成长、柔韧性、运动能力或发展会受到不良影响。事实上，力量训练可以从青春期前儿童就开始，前提是训练内容适合该年龄组且由具备专业知识的成人监督。这一年龄组的运动员使用更轻的力量负荷，根据需求增加重复次数和组数。例如，青春期前儿童可以使用能够成功地举起 12 ~ 15 次负荷（采用正确的技术），而且没有感到压力过大或者动作变形。年轻运动员开始抗阻训练之前应该去看儿科医生，做一次全面体检，并获得与合成代谢类固醇相关的风险提醒。

　　青少年必须在密切监督下进行力量练习，而且应坚持已确立的原则。对于任何年龄组的新手运动员而言，奥运会或比赛样式的力量练习都是危险的，应该避免。美国运动医学骨科学会建议每周进行 2 ~ 3 次力量训练。训练计划应该包括 20 ~ 30 分钟的训练，而且要有热身运动和放松运动。抗组力量训练的一个不错的起点是，运动员能够每组重复 6 ~ 15 次，一共完成 3 组。一旦青少年运动员能够以正确的技术和良好的控制完成 3 组 15 次重复，就可以进入更高水平了。

　　对于其他类型的训练，应该考虑到青少年的身体发育。与生长板损伤相关联的低风险练习并不能阻止过度使用损伤的出现和流行。

　　一项对 130 个青少年投手的研究发表在 2006 年 6 月出版的《美国体育医学杂志》上。该研究发现，受伤的投手每年投球的月数、每年比赛的场数、每场比赛的局数、每年投球的次数和赛前投球热身的次数都明显高于未受伤的投手。依据该信息，詹姆斯·安德鲁斯博士与合著者建议青少年棒球投手避免每场比赛投球超过 80 次、每年参加投球比赛时间超过 8 个月，以及每年在比赛中投球 2 500次。少年棒球联盟现在要求监管投球次数（见表 2.3）和休息时间（见表 2.4）。

　　任何运动员都需要关注的问题是营养不良及其对训练的潜在影响。青少年运动员的晚熟风险更高。青少年在活动中的能量消耗远远高于成年人。如果以针对成年人的建议为依据，那么可能会导致严重低估青少年运动员的营养需求被严重低估。

需要说明的是，如果发生任何短期的训练和营养异常，只要得到纠正，通常不会影响到身体的成长。

如果有疑问，运动员应该咨询专业人员了解自己的营养需求。

青少年运动员需要消耗更多的能量，这可能与他们的新陈代谢量更大和脱水引起的身体核心温度上升有关。出汗能够有效冷却身体，但是也会导致体液和电解质流失。加速体液自发流失的体育运动会加剧身体脱水（例如摔跤运动）。运动员和教练都应该了解脱水导致的影响。

儿童在训练或比赛之前应该充分饮水，对于时间较长的活动，应该每隔 15 ~ 20 分钟休息饮水。有味道的饮料或者在饮料中加入氯化钠或碳水化合物能够促使运动员喝更多液体，而且有助于防止低钠血症。在训练前和训练后要让运动员称重，监测液体补充量。对于在训练或比赛之间未补充足够的水分让体重恢复到正常水平的运动员，应该要求其在参加运动前重新补充水分。

表 2.3 小联盟投球次数限制

年龄	每天允许的投球次数 *
17 ～ 18 岁	105 次
13 ～ 16 岁	95 次
11 ～ 12 岁	85 次
10 岁及以下	75 次

* 为 2007 年小联盟棒球赛季设定的次数限制；可能已发生变化。
由宾夕法尼亚州威廉斯波特市的国际小联赛（Courtesy of Little League International）提供。

表 2.4 小联盟投手的休息要求

7 ～ 16 岁的投手	
每天投球次数	再次投球前的休息天数
61 次或更多	3 天
41 ～ 60 次	2 天
21 ～ 40 次	1 天
20 次及以下	0 天
每天投球次数	17 ～ 18 岁的投手 再次投球前的休息天数
76 次或更多	3 天
51 ～ 75 次	2 天
26 ～ 50 次	1 天
25 次及以下	0 天

来源：小联盟棒球赛股份有限公司（Little League Baseball, Incorporated.）。

第 3 章

损伤的类型和评估

保罗·M.斯坦噶尔德，博士

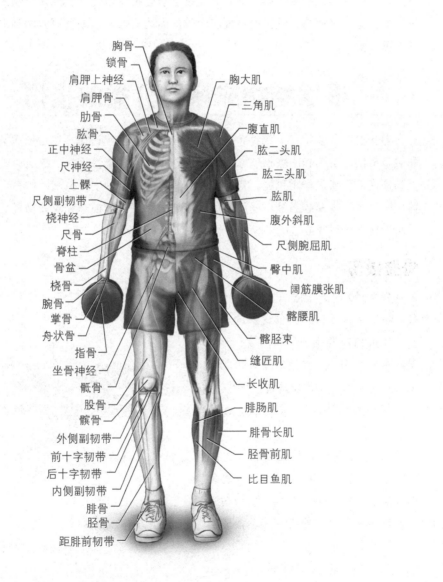

本章将帮助您对一些不同的损伤进行分类，其中一些损伤比较严重，一些比较轻微。这都将在本书的其余部分进行讨论。根据损伤影响到的组织类型来检查和定义不同的损伤类型：骨骼、韧带、肌腱、皮肤或其他组织。虽然本书不可能涵盖所有的损伤，但是包含了最常见的运动损伤。本章还介绍了运动损伤的诊断方法，比如自我检测和更具侵入性的技术。

一般情况下，在一个赛季中运动员健康的时间远远低于受伤的时间。这就是说，我们必须意识到受伤可能而且会发生。有些损伤是运动员无法控制的，但是有了好设备、好教练、适当的环境和合理的运动习惯，运动员可以做到大部分时间都不会受伤。

根据结构或系统分类的损伤

首先介绍骨骼损伤，包括各种类型的骨折，并逐一讨论。然后依次概述韧带和关节损伤、肌肉和肌腱损伤、皮肤损伤，最后是系统性疾病。这里讨论的所有运动损伤很可能是最常见的，包括肌肉、肌腱和韧带损伤。当然，体育运动的身体接触越多、碰撞越激烈，受伤的风险就越大。美式橄榄球和英式橄榄球更容易引起骨折，而网球或篮球更容易引起踝关节扭伤。

骨骼损伤

骨头最常见的损伤就是骨折或骨裂，特别是在手臂和腿部这样的长骨头（骨折和骨裂是一回事，没有哪个更严重的说法）。其他发生骨折的常见部位是手腕、脚踝和髋骨。

骨折的类型很多，其中包括以下类型。

• **单纯性或非移位骨折**（见图3.1）是指可以在X线片中显示出来但骨头仍处于正确位置的骨折。与移位骨折相比，这些骨折一般不需要手术治疗。

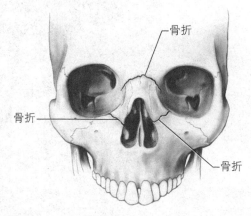

图3.1 单纯性骨折

• **移位骨折**通常发生在身体的长骨上，往往
会导致严重的创伤（见图3.2）。这些骨折通常导
致骨折部分分离或形成棱角。移位骨折通常需要做
手术，而且往往需要植入金属板以增加骨骼的强度
和保护受伤的骨段。

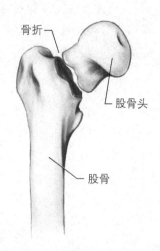

骨折

股骨头

股骨

图 3.2　移位骨折

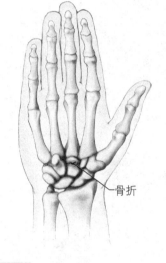

骨折

图 3.3　嵌入骨折

• **粉碎性**（出现骨头碎片或尖片）或**嵌入
骨折**是指断骨交错导致骨段缩短的骨折（见图3.3）。
这种类型的骨折非常严重，因为骨头长度缩短会给
骨头带来不利影响。这种骨折发生在腕关节上。当
运动员本能地试图用双手
避免摔倒时，就会导致腕
关节嵌入骨折。这些危险
的损伤通常与摔倒动作有
关，常见于滑雪、冰球和
滚轴溜冰运动。

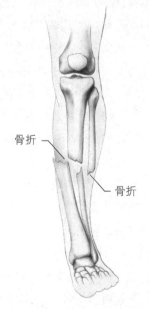

骨折

骨折

• **复合性骨折是综合性的。**这种骨折包含错位部
分、粉碎性部分以及骨头穿透皮肤（见图3.4）。这种
骨折通常与严重创伤有关（例如，摩托车碰撞），会发
生在任何高速碰撞体育运动中。牛仔竞技比赛、足球和
橄榄球运动员特别容易遭受复合性骨折。

图 3.4　复合性骨折

- **骨折脱位**是骨裂并伤及韧带和肌肉的损伤，导致破裂的骨头在关节处脱位（见图3.5）。这些类型的损伤通常发生在赛车或跳伞运动引起的创伤中。

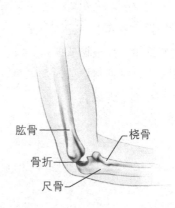

肱骨
桡骨
骨折
尺骨

图3.5 *骨折脱位*

- **骨骺骨折**是极其严重的损伤。骨骺或生长中心出现在成长中孩子的骨头上。这些生长中心位于长骨的两端。生长中心在融合之前是软的，没有成熟骨头的强度。如果骨折贯穿生长中心（见图3.6），就会对长骨的未来生长产生不利影响。必须非常小心地处理这种骨折。

根据骨折的位置和严重程度，骨骺骨折分为索尔特Ⅰ型～Ⅳ型。索尔特分类与生长中心在损伤中受到影响的程度有关。轻微的分离是Ⅰ型，严重贯穿生长中心又被分为Ⅱ型、Ⅲ型或Ⅳ型，其中Ⅳ型最为严重。如果骨折广泛贯穿生长中心，痊愈过程可能会给骨头的未来生长带来不利影响。幸运的是，儿童骨骺骨折很罕见，但是儿童偶尔可能遭到例如棒球或球棒的打击，导致这类严重的损伤。

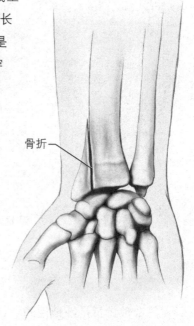

骨折

图3.6 *骨骺骨折*

- **应力性骨折**是所有骨折中最隐秘的（见图3.7）。这种损伤可由过度使用、不良训练习惯、不良的训练环境或设施引起。应力性骨折是正常的骨头遭受异常应力的结果。通常情况下，在愈合过程发生和新生骨长成之前，很难诊断出应力性骨折。对于这种骨折来说休息比治疗更加重要。如果影响到负重骨头，那么在该骨头愈合的过程中不应该对其施加压力；如果腿部发生应力性骨折，运动员必须用一段时间拐杖（青少年需要 3 ～ 4 周，成年运动员 4 ～ 6 周）。休息时间长度取决于应力性骨折的类型和严重程度。

当然，没有人能预判是否光休息就足够了，所以在必要的情况下，最好接受诊断和额外治疗。在某些应力性骨折中，通过 X 线片看不出骨头裂痕，所以需要借助核素骨扫描、核磁共振成像（MRI）或计算机断层扫描（CT）才能确诊。

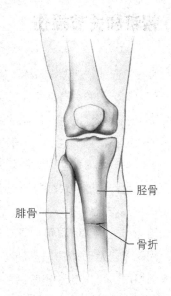
胫骨
腓骨
骨折

图 3.7 应力性骨折

- **撕脱性骨折**主要与肌腱或韧带撕裂有关。随着肌腱或韧带的撕裂，它可能拉掉或撕脱小块的骨头（见图 3.8）。

这类损伤的治疗重点是软组织创伤而不是骨折。撕脱伤常见于手指受伤。棒球接球手的手指发生撕脱骨折简直是家常便饭。

受伤部位出现肿胀、疼痛或者有外伤史时可怀疑是骨折，可通过 X 线片、骨扫描、CT 扫描或核磁共振成像确诊。通常运动员因为骨折感到疼痛有两个原因：骨膜（骨神经末梢所在的骨薄层）

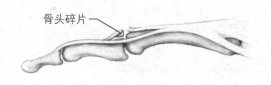
骨头碎片

图 3.8 撕脱性骨折

可能受到干扰；或者可能出现骨挫伤或擦伤（不是真的骨折）。骨挫伤导致的疼痛令人难以忍受，而且限制活动的程度和骨折相当，其痊愈过程通常也和骨折一样长。胫骨和髋骨隆凸（靠近髋关节）挫伤在美式橄榄球中很常见。骨挫伤的诊断可根据受伤史并可能用到 X 线片。在某些情况下，能够反映骨活动增加的骨扫描或核磁共振成像可能有帮助。一般在受伤时必须先排除骨折才考虑骨挫伤。

外力导致的其它严重损伤还包括压迫损伤。压迫损伤是伴随紧绷部位出血的骨挫伤，比如小腿或者甚至大腿的前侧。积血和骨挫伤的出现可能干扰正常的血液供应，造成周围组织破裂和干扰血液循环。

韧带和关节损伤

两根骨头连接在一起的部位称为关节。关节是由结实但不是非常柔韧的组织连接在一起的，这种组织称为韧带。多数关节都能够活动，例如肘关节属于复合关节，而肩关节和髋关节属于球窝关节。韧带可以环绕在关节周围形成关节囊。它们可以负责关节的稳定性，例如膝关节的十字韧带。不管是哪种情况，韧带的主要功能是给关节提供稳定性。关节部位骨的表面被一层非常坚硬的称为关节软骨的物质所覆盖。关节发生炎症时，就是关节软骨分解导致疼痛和活动限制。关节囊关键的薄层是滑膜，这是一层很薄的组织，它分泌出的液体起到润滑关节的作用。

最常见的关节和韧带损伤来自于误用关节或直接创伤。关节骨头骨折很罕见，因为严重的创伤更可能导致韧带受伤。但是，青春期前儿童的韧带比骨头更结实，因此年轻运动员的关节创伤更可能导致撕脱性骨折。而成年运动员在遭受类似的创伤时，可能导致韧带撕裂而不是撕脱性骨折，因为他们的骨头更结实，而韧带强度相对较弱。然而要意识到，韧带撕裂和撕脱性骨折伤均可发生在这两个年龄组的运动员中。

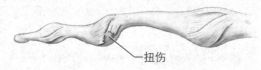

图 3.9　与脱位有关的韧带扭伤

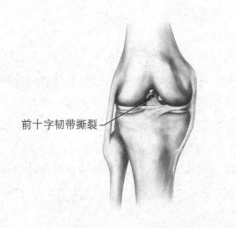

图 3.10　未牵连关节的韧带损伤

关节比如手指关节脱位时，关节周围的韧带就会拉伸或扭伤（见图 3.9）。记住，韧带组织不是很有弹性。此外，骨头的边缘也可能发生开裂。这意味着，除非采取纠正措施，包括康复，否则相同的关节将出现习惯性脱位。

在关节未受牵连的情况下也可能导致韧带受伤（见图3.10）。这种损伤中，最著名的就是膝关节前十字韧带（ACL）损伤，在许多体育运动中都很常见（p.123）。

前十字韧带是膝盖的主要稳定结构。如果运动员跑步突然停止并试图变向（许多体育运动中的运动员都会这么做），前十字韧带将因无法承受扭转力而导致撕裂。膝盖外侧受到非常沉重的打击会导致膝盖向内弯，这同样可以导致前十字韧带拉伤。大多数前十字韧带损伤来自于旋转和急转方向，而不是膝盖直接遭到撞击。

韧带扭伤和撕裂可发生在身体的任何部位。由于韧带缺乏弹性，必须采取措施以防止初次和反复损伤。防护装备和良好的身体用力方式可以取得显著效果。

其他关节损伤包括半脱位、游离体、剥脱性软骨炎、髌骨软骨软化和骨关节炎。髌骨软骨软化将在本章后面讨论。

髌骨（膝盖骨）起到稳定膝关节的作用，在由股骨和胫骨形成的槽中滑动。髌骨在膝盖上方与股四头肌腱相连接，在膝盖下方与髌腱相连接。由于各种原因，髌骨可能半脱位（滑出到槽的边缘）或脱位。这些类型的损伤的最常见的原因是运动员的关节槽先天较浅导致髌骨容易滑出，以及运动员缺乏柔韧性。

骨关节炎是个问题，对跑步运动员而言尤为如此。患有骨关节炎的运动员可能发展出骨刺和游离体，不仅疼痛还会限制全范围动作。跑步会导致骨关节炎吗？如果跑步涉及紧张、停止、开始或急转方向的话。答案很可能为"是"，但是身体柔韧性好的长跑运动员在状况良好的地面上跑步，不会仅仅因为跑步而导致骨关节炎。然而，任何对关节的直接撞击都可能诱发骨关节炎。加强关节周围的肌肉是延缓和减轻骨关节炎严重程度的最佳途径之一。

肌腱和肌肉损伤

肌腱是附着在骨骼上的肌肉部分。肌肉肌腱单元（也称为肌肉肌腱单位）有助于关节的稳定。一个很好的例子是肩部的肩袖，它实际上在关节囊周围形成了第二个囊。更重要的是，肌肉–肌腱单元负责身体的动作和力量。身体的肌肉–肌腱单元的长度在很大程度上取决于训练、遗传因素和个人健康。特定的训练可以改变肌肉–肌腱单元的大小和功能。

韧带的应力损伤称为扭伤，而肌腱和其余的肌肉损伤称为拉伤。肌肉拉伤可以小到轻度痉挛，也可以大到严重出血和肿胀。拉伤（也称为肌肉拉伤）一般发生在肌腹或中间部位，而且根据肌肉–肌腱单元的损伤严重程度分为I级~III级（见图3.11）。

在I级拉伤中，肌肉纤维被拉伸出现轻微撕裂，功能或力量损失程度最小。在II级拉伤中，肌肉–肌腱单元部分撕裂，导致明显的功能丧失和力量损失。在III级拉伤中，肌肉–肌腱单元完全撕裂，导致严重的功能丧失和力量损失。肌底损伤可能涉及拉伤、挫伤和肌肉撕裂。

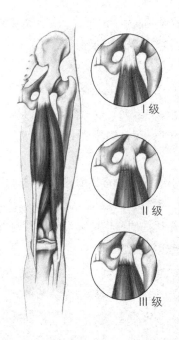

Ⅰ级

Ⅱ级

Ⅲ级

图 3.11 肌肉拉伤

如果拉伤发生肌肉的起点或附着点（在肌腱部位，因而导致一些肌腱炎症），这种病症称为肌腱炎。肌腱炎可以由严重损伤或慢性疾病引起。慢性损伤是由过度使用或者用力方式不对引起的，这种损伤最难治疗。肱骨外上髁炎（即网球肘，p.101）是非常常见的运动损伤，它是慢性肌腱炎的典型例子。由于过度使用、打太多网球或者击球的技术不正确，许多网球运动员都患上了慢性肌腱炎。肌腱的慢性疾病非常难治疗。通常最佳的治疗方式也没有多大效果。

Ⅰ级：最轻微的肌肉纤维撕裂（<20%），轻微压痛，关节稳定性不受影响。

Ⅱ级：肌肉－肌腱单元中度撕裂（20%～70%），轻微或中等压痛，轻度关节不稳定。

Ⅲ级：肌肉－肌腱单元严重撕裂（>70%）、中度压痛、中度关节不稳定。

肌腱也可能发生断裂，其分类方法与肌肉撕裂相同（p.53）。

皮肤损伤和问题

一些与体育有关的严重问题可能会影响到皮肤。例如，由真菌、病毒和细菌造成的疾病（见图3.12），这在体育比赛中很常见，而且通常出现在训练室中。

足癣是一种常见的真菌感染，可由赤脚走在不干净的更衣室地板上或者换袜子不够勤快引起。最佳的预防和治疗方法是保持良好的卫生习惯、保持脚干燥和使用治疗皮肤感染的药粉或药膏。

如果指甲被侵蚀或者逐渐破损，可能是感染了真菌。这种情况更难治疗，可能需要全身用药和拔除受感染的指甲。

如果指甲出现真菌感染症状，则需要接受专业的治疗。

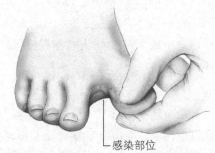

感染部位

图 3.12 皮肤感染

耐甲氧西林金黄色葡萄球菌（MRSA）是一种严重的皮肤感染细菌，周期性出现在训练室内和周围。MRSA 非常难治疗，因此必须采取适当的消毒措施，防止 MRSA 和其他皮肤感染。必须使用专用消毒液擦干净设备、严禁共用毛巾和强调讲究个人卫生。

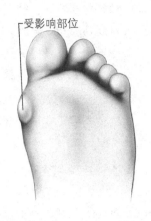

受影响部位

图 3.13 水泡

水泡是一种可能危害任何运动员的常见创伤，通常由过劳、运动设备不合适或者用力方式不当造成（见图 3.13）。水泡似乎看起来不是什么大问题，但是它们可能遭到感染或者越变越大，造成恶化。

擦伤和擦痛也是如此。皮肤出现不适时必须保持清洁并给予适当治疗。

长跑运动员穿不合适的鞋跑步时很容易导致擦痛。自行车手穿不合身的骑车短裤或座鞍调节不当，也经常会发生擦痛。擦伤在玩滑板的人群中特别常见，也经常发生在足球、美式橄榄球或棒球运动员身上。

很多的户外运动，包括网球、游泳、篮球、室外排球和跑步，都让运动员暴露在过多的阳光下。黑色素瘤（一种皮肤癌）已经变得越来越普遍，特别是在阳光充足的国家。户外运动员必须涂抹防晒霜、戴遮阳帽和穿适当的防护服。防晒霜应该能够防长波紫外线（让皮肤老化）和中波紫外线（灼伤皮肤），而且必须频繁涂抹（每 2 小时一次）。在户外时，运动员应该尽量寻找阴凉处并多喝水，防止发生与热有关的疾病。

其他系统性损伤

有两种损伤可以给整个身体系统造成灾难性后果，它们是热损伤和心源性猝死。各种类型的热损伤均有发生，并且人们根据严重程度进行了分类。热痉挛（实际上是一种脱水症状）可能是最痛苦但是伤害最轻微的热损伤。缺乏水分和必需的矿物质将导致肌肉抽筋，尤其是腿部肌肉。更加严重的热衰竭是由更高程度的脱水引起的。发生热衰竭的运动员脸色变得苍白，无精打采，需要尽快接受治疗。最严重的热损伤就是中暑，其中大脑内的温控器停止工作。这是严峻的医疗紧急情况，必须在医院接受治疗。

为了避免热损伤，运动员的身体必须能够快速、高效地散发运动过程中产生的热量。运动员可以通过四种方式散发身体热量。

1. 转移到凉爽的环境。

2. 摆动胳膊和腿煽风。摆动胳膊和腿有类似风扇的作用，可以防止热量攀升。

3. 喝冷饮（这只提供一点帮助）。

4. 出汗——这是最重要（然而，出汗可能导致流失钠、钾和体液，这反过来会导致脱水和热衰竭）。

如果这些手段效果有限，运动员可能需要去急救室，接受静脉输液、降温毯和其他护理。

心源性猝死在运动中的发生率为 1/300 000。虽然罕见，但是心源性猝死非常悲惨。突然死亡大约有一半是由一种叫作肥厚型心肌病（HCM）引起的，这是一种心脏增大疾病。HCM 是一种先天性非典型心肌问题，可以通过心电图和超声心动图来确诊。目前尚未有经济能力为每一个想要参加体育运动的人提供检查，但是在未来一定会出现更多免费的诊所，能够筛查出所有患有这种疾病的运动员。

根据身体部位分类的损伤

很明显，受伤部位通常取决于所参与的体育运动或活动。大多数棒球和网球运动员的损伤多发生在上肢。反之，篮球和田径运动员的损伤多发生在下肢。

头部和颈部损伤

头部受伤（见第 4 章）很严重，因为它们可能导致死亡。容纳大脑的颅骨形成一个坚硬的保护壳，但是在严重外力下大脑会因为受到震动而损伤，尤其是严重的打击，可能导致颅骨骨折。

尽管颅骨骨折也会发生，但是最常见的脑损伤是脑震荡（p.56），最常见于接触类体育运动。被冰球或棒球击中头部也曾经导致运动员重型颅脑损伤，甚至死亡。脑震荡可能导致暂时头脑混乱或失去意识。头部受伤尤其是脑震荡比较常见的症状是受伤后短暂的"清醒期"，运动员在数分钟期间一切都还好；不久之后，运动员变得头脑混乱。

比脑震荡更为严重的是硬膜下血肿（p.62），其中血液积聚压迫脑部。这种状况需要立即寻求专业护理。最近的研究发现，"二次撞击综合征"（p.60）会导致头部严重受伤。在这种情况下，头部首先遭受到看起来微不足道的损伤，然后在一两周以后，头部再次遭受损伤并带来灾难性的后果。

伤口可能发生在脸上，特别是在冰上曲棍球中，而且常常需要缝合。一些面部骨折也值得一提，包括鼻骨骨折（p.64）、眶周骨折（眼睛周围的骨头骨折），这两者通常都需要手术治疗。

眶周骨折可能很难诊断，但它们需要确认，因为未经处理的眶周骨折可能会导致受伤的眼睛凹陷，从而引起视力下降或失明。颌骨骨折并不常见，但是异常疼痛并限制活动。其他不常发生但很严重的损伤包括鼻子和牙齿受伤。由于美式橄榄球和其他运动的保护装置得到改进，这些损伤已经不太常见。

颈椎损伤（见第 5 章）可以根据严重程度进行分类。这些损伤通常是低头迫使颈椎伸直引起的。在低头姿势中，如果头部接触静止的物体，比如另一个球员或地面，颈椎将经历伸缩效应。想想拖车牵引载重汽车（前部为牵引拖车，后部为载物挂车）撞在墙上，拖车停止之后，挂车仍然继续前进。这种撞击对脊髓的损伤会导致瘫痪，甚至死亡。颈椎损伤往往是悲惨的。教练必须向美式橄榄球和英式橄榄球球员强调，在打球过程中不要低头。其他脊柱损伤可导致骨折，但是颈椎损伤是最严重的。

上肢损伤

上肢损伤可发生在肩膀、肘部、手臂、手和手腕上。最常见的**肩部损伤**（见第 6 章）往往与肩袖有关（p.89）。肩袖由四块肌肉组成，它们在肩膀周围形成第二个关节囊。肩袖损伤包括肌肉拉伤、肌腱扭伤或肌腱炎等。

可能最有趣和最难治疗的肩袖损伤是肩关节夹挤症候群（p.90），其中肌肉和肌腱被挤压在由韧带和骨头形成前肩梁上。喙肩韧带是身体中的此类韧带之一，它位于同一根骨头的两个点之间。撞击综合征与过顶动作有关，在棒球投手、网球运动员、排球运动员和自由式游泳运动员中最常见。这些运动员在他们各自的体育运动中猛烈地使用过顶动作。撞击综合征可能很难治疗。手术作为最后的手段通常帮助也不大。许多有前途的职业运动员因为肩部撞击综合征而不得不提前终止职业生涯。

在各种肩部损伤中，盂唇撕裂通常很难诊断。肩关节窝周围的软骨称为盂唇。盂唇撕裂（p.86）产生的症状通常和肩袖损伤相同，因此有时需要做关节镜手术才能确诊。

另一个有趣但并不罕见的、发生在肩关节附近的过度使用损伤是肱二头肌长头腱断裂（p.92），使肱二头肌出现凸起效果。运动员前臂弯曲时，二头肌肌肉向中间收缩成一团，看起来像一大块二头肌肌肉。因为这块肌肉有两个腱附件，因此在功能上几乎不会干扰到活动的进行。凸起综合征导致的不适很难觉察得到，因为另一个肌腱很结实，活动能力几乎不会受到限制。

还可发生创伤性**肘部损伤**（见第 7 章），比如骨折和脱位等，它们经常导致严重畸形。这是因为肘关节是极其精密的关节，任何创伤都可能导致动作范围受限，甚至痊愈后也是如此。

虽然肘关节在功能上无法伸展或收缩，甚至无法内旋或外旋，不会威胁生命，但是会给日常活动带来显著影响。肘关节受伤是危险的，而且必须得到正确、积极的治疗。

有两种重要的慢性肘关节损伤。第一种是小联盟肘（p.111），发生在青少年尚未闭合肘部骨头的生长中心周围。由于过度投掷，主要是投球，尺骨（内侧）或桡骨（外侧）的骨骺会提前闭合。这种情况可能不会引起疼痛，但是随着身体的生长，肱骨的生长会受到不利影响，而且运动员的投掷能力也受到影响。

另一个慢性运动疾病是上髁炎（p.101），这是一种过劳损伤，其中尺骨上髁或者更常见的是桡骨上髁会受到影响。上髁是肘部两边的骨突。伸展和弯曲前臂的肌腱就是附着在这些骨突上。我们可以很容易将这些症状称为肌腱炎，因为肌腱的附着和骨突(上髁)都受到影响。导致上髁炎的原因是前臂的肌腹痉挛缩短，这会给肌肉肌腱施加额外的压力，因为它们附着在肱骨上髁上。在持拍类运动中，如果球员握球拍太紧而且使用偏小拍柄，就会发生这种问题。反复这样做会导致肌肉收紧，从而引发上髁炎。上髁炎可能非常难治疗，因为不仅需要治疗骨头附件炎症，还需要治疗通常伴随上髁炎的肌腱炎和慢性肌肉拉伤。

有两种常见的**腕关节损伤**（见第 8 章）需要注意第一种是桡骨和尺骨骨折（p.123）。运动员试图用手防止摔倒时会发生这类骨折。这些损伤经常会导致畸形，如果保守方法无法纠正畸形，就需要做手术。

第二种是舟状骨骨折（p.123），也是很常见的。舟状骨位于拇指和食指之间，受伤后可能不会立即出现骨折症状。但是如果疼痛持续，必须考虑骨折的可能性，因为未经治疗的舟状骨骨折可导致"伪关节"或骨折不愈合（骨折的骨头的两端未能融合在一起）。有几个原因都可能导致骨折不愈合，但是当它真的发生时，可能会导致慢性疼痛和功能丧失。伪关节就像一个关节，但是没有韧带而且边缘粗糙。这种病症不仅疼痛，而且完全扰乱受影响的身体部位的正常功能。骨折不愈合非常疼痛，而且最终需要复杂的治疗，包括手术。

手指骨折与脱位是相对常见的**手损伤**（见第 8 章）。这些损伤有时不被重视，但是实际上它们的重要性和一些更严重的损伤是完全一样的。在体育运动中，发生关节脱位时，运动员倾向于咬紧牙关应付、减少脱位（即纠正或复位关节）并继续进行比赛。但是这样做会导致明显的称为"胸花"的畸形，其中靠近指节的关节是弯的，而手指的最后一个关节仍然是直的。看起来好像近端指关节（近端指间关节或PIP）从伸肌腱穿过去，伸肌腱就像是一个钮扣孔，胸花畸形因此而得名。从根本上说，该畸形导致近端指间关节（PIP）过度弯曲，而导致远端指间关节（DIP）和掌指关节（MCP）过度伸展。

这些并发症的发生说明关节为什么脱位，即使运动员自己做了纠正，仍然需要进行治疗。

躯干和下腰背损伤

胸部损伤（见第9章）经常发生在胸部受到撞击期间，导致肋骨断裂或肺受挤压。一般的胸部损伤可能导致胸壁浅表结构挫伤或炎症。例如，肋软骨炎（p.144）是发生在肋骨与胸骨交汇区域的炎症，这种病症是良性的，但会导致明显的不适，尤其是当上肢举过头顶时。也许罕见的胸部损伤是心震荡（p.140），在物体突然击中胸部时发生，会导致心率失常，而且这又可能进一步导致心脏骤停甚至死亡。这种类型的损伤是在公共场合和体育赛事场所中配备自动体外除颤器（AEDs）的原因之一。自动体外除颤器对心脏进行电击，使心跳回到正常的节奏，从而挽救心脏骤停受害者的生命。

腹部损伤（见第9章）在体育运动中比较少见，但它们一旦发生，后果可能极其严重。原因包括高速碰撞，比如小孩骑自行车时腹部撞在车把手上。如果存在明显的腹部疼痛且持续不退，应该寻求紧急医疗服务。

下腰背损伤（见第10章），特别是椎间盘受伤，在运动员中很常见。要想尽量减少这种损伤的发生，运动员包括"周末运动员"必须努力发展和保持柔韧性。在很多情况下提升游泳、壁球或者跨栏技术能够降低下腰背损伤的风险。

下肢损伤

下肢损伤可能发生在臀部、大腿、腘绳肌，膝盖、脚踝或脚上。除了本章早些时候讨论的髂骨隆突挫伤之外，接下来还将介绍几个其他在运动员中很常见的**髋关节损伤**（见第11章）。年轻的跑步运动员（在他们20多岁时）会说自己的臀部疼痛。股骨粗隆滑囊炎（p.169）和髂腰肌肌腱炎（p.171）都可能产生这种疼痛。一种罕见但严重的髋关节问题是尾骨骨折（p.184），往往不需要外科整形手术就可治愈。

就**大腿损伤**（见第12章）而言，股四头肌（大腿前侧肌肉）损伤是很常见的。

因为这些肌肉在运动中负责伸展动作（伸直腿），它们是最大和最强的肌肉。它们可能发生拉伤和撕裂，如果伴随挫伤等，损伤可能会变得严重。运动员的大腿受到足够剧烈的撞击时，可导致大腿内出血。这种损伤通常让受伤者经历肌肉痉挛——因拉伤或瘀伤导致的疼痛、痉挛或肌肉僵硬。然而，如果同一部位遭受第二次撞击，出血的严重程度可能要求手术干预。

腘绳肌肌肉（大腿背面的肌肉）是下肢的屈肌。腘绳肌肌肉在运动中帮助推动身体前进。腘绳肌挫伤确实会发生，但是这些肌肉最常见的损伤是拉伤。训练过度的运动员经常遭受腘绳肌腱损伤，而且需要长时间才能痊愈。

下肢最常见的损伤是**膝关节损伤**（见第 13 章）；这是因为膝关节承载整个身体的质量，而且参与到运动中，包括跑动和转动。

前十字韧带断裂（ACL，p.214）是一种常见膝关节损伤。由于现代的手术和康复方法比较先进，前十字韧带损伤不再是职业生涯的终结者。前十字韧带的功能是防止小腿（胫骨）从大腿（股骨）上向前滑动距离太远。有趣的是，女性比男性更容易遭受前十字韧带损伤。有很多关于女性的前十字韧带损伤发生率是男性的 4 ~ 6 倍的理论，包括女性膝关节解剖学结构、荷尔蒙的影响和其他生理差异，但是这些理论中没有一种已被证明是确切的。目前被广泛接受的理论之一是女性倾向于更多地使用股四头肌（而不是平衡腘绳肌和股四头肌的使用），这就提升了前十字韧带拉伤的风险。惯用股四头肌的女性在收缩股四头肌时，倾向于把过多的压力施加在膝盖前，将胫骨向前拉，导致前十字韧带承受更大的压力。相比之下，男性更多地使用腘绳肌，所以当他们收缩股四头肌时，倾向于将胫骨向后拉，从而减轻前十字韧带的压力。

髌骨脱位（p.220）对活动的限制和前十字韧带撕裂一样，其中髌骨沿着由股骨（胫骨也少量参与）形成的凹槽滑动时突然"出轨"。髌骨的两端有肌腱和韧带起到稳定作用。在肌肉不平衡情况下，髌骨不能准确地沿着凹槽滑动，从而导致下表面出现慢性炎症。髌骨在遭遇外力时可能脱位。另一个影响髌骨的损伤是髌骨肌腱炎（p.218），在跳跃、跑步或爬楼梯的过程中可能产生疼痛。

膝盖问题也可以由半月板引起，半月板是一块半月形的软骨，起到缓冲垫或"减震器"的作用，也会加深股骨座落在胫骨上的表面。半月板撕裂很容易发生，而且如果膝关节一部分半月板卡在关节中会导致膝盖锁定（p.209）。对绝大多数运动员而言，半月板撕裂需要手术干预。幸运的是，自从关节镜手术出现之后，半月板损伤的治疗不像以前那么大动干戈了。

另一个普遍的膝关节损伤是胫骨结节骨骺炎综合征，它导致膝盖正下方的胫骨前部疼痛。疼痛由一个肿块发出，而该肿块很容易在膝盖下方摸到。该肿块称为胫骨结节，是髌骨肌腱（医生在测试膝反射时敲击的部位）附着在胫骨上的部位。胫骨结节骨骺炎在早年积极参加体育活动的儿童中很常见。在这些年轻的运动员中，肌腱和韧带实际上比骨骺更结实，所以它们把小块的骨头从骨骺上扯下来。在以后生长中心闭合时，被扯下来的骨片变得凸出来。

小腿受伤（见第 14 章）包括一些急性疾病，比如跟腱断裂；一些慢性疾病，比如肌腱炎、胫骨骨膜炎（p.225）和小腿应力性骨折（p.227）。

胫骨骨膜炎是导致小腿前侧（有时是内侧）疼痛和绷紧的损伤，而且通常是包围和附着在胫骨上的鞘发炎所致。胫骨骨膜炎是跑步运动中的慢性疾病。其成因包括不良训练习惯、在不合适的地面上跑步以及遗传因素，比如遗传性高足弓，它会导致脚踏在地面上的冲击力被传递到腿部，进而引起柔韧性降低。高足弓运动员也更易患上阿基里斯腱炎和足底筋膜炎。

体育运动中最常见的损伤是踝关节扭伤（p.231），最常发生在踝关节外侧。当一个运动员踩在另一个运动员的脚面上或者踩在凸起的泥土和草皮或凹坑上，很可能发生这种损伤。扭伤的严重程度从轻度的韧带拉伸(I 级)到韧带完全断裂(IV 级)，后者需要手术。I 级脚踝扭伤轻微、稳定、没有明显的畸形，可能引发轻度肿胀。这种类型的损伤，不仅走路是可以忍受的，而且建议通过走路加快恢复。对于更严重的扭伤，脚踝在前几天通常会肿胀，脚的颜色可能稍有变化，但是通常在一两天内会消失。如果变色不消退，或者肿胀明显、关节不稳定或疼痛加剧，要避免让该脚踝负重并咨询医生。

训练师和医生有时会尝试通过缠绷带防止脚踝扭伤（见第 2 章，了解关于绷带的信息）。不幸的是，并不是每个人都知道如何给踝关节缠绷带，不过有一种像袜子的装备，通过收紧带子来获得恰当的支撑和本体感受反馈（以改善关节的稳定性）。

在田径运动中，身体的负重面损伤和脚损伤（见第 15 章）极其普遍。足底筋膜炎是一种最常见损伤，有时意味着几个月不能活动。不管是与体重和习惯有关，还是与生物缺陷或运动鞋有关，它都可能导致极度疼痛，而且可能会严重限制参与体育运动。足底筋膜炎和其他脚损伤，比如应力性骨折、神经瘤和韧带拉伤等，都可以通过调节负重、特定强化训练和偶尔的手术来护理。不幸的是，受影响的运动员通常必须限制受伤的脚的负重，以提供良好的愈合条件。这可能乏味和令人沮丧，但是它确实有助于确保取得积极的结果。

评估损伤

在评估损伤时，要动用你的眼睛和耳朵。常识会给你带来很大的帮助。显然，一定的知识是必要的，但是许多病症或症状都是简单易懂的。例如，你可以通过运动员的明显不适和肩关节畸形来识别肩膀脱臼。胫骨和腓骨的复合性骨折或移位骨折很容易和良性的挫伤区分开来。受伤部位快速肿胀预示着情况可能不妙。肢体无法承受负重也是一个不好的兆头。脸色苍白暗示着热衰竭，而红润肤色可能暗示着中暑。运动员的膝盖受伤而且听到"噗"的一声响，很可能是前十字韧带撕裂。

遭遇脑震荡的人在前五分钟还好好的，但是五分钟之后可能记不起当天是星期几。

某些"危急"症状要求进行紧急医疗评估。这些症状包括头部受伤后头脑混乱、在碰撞或摔倒后无法行走或移动肢体、在碰撞后无法负重，以及身体部位明显脱位（比如肩部和脚趾）。对于损伤得不到确认而且一两周后仍未好转的运动员，应该寻求医疗帮助。

X线是最有用的评估和诊断设备，特别是对骨折和其他骨骼系统问题。X线对软组织结构的诊断没有帮助，比如韧带或软骨，但是它对骨头非常有效，轻微骨折除外，比如刚发生的应力性骨折可能在X线片上显示不出来。X线确实会给身体造成少量的辐射，因此仅在必要时才使用。X线的医学应用非常普遍，而且要比其他成像诊断方法便宜。

CT或CAT扫描借助X线的仔细检查。通过使用计算机，可以对受伤部位进行"分层"检查，从而得到更精确的诊断。虽然CT扫描所需的辐射比拍X线片更多，但是它们对于诊断可疑骨折非常有用。它们可以让医生准确地了解脑震荡情况而且有助于排除硬膜下血肿。CT对于胸部和腹部损伤检查也很有帮助。与X线片相比，CT扫描需要相当多的辐射，因此仅在必要时才使用。

核磁共振成像（MRI）非常有用而且很流行，因为它能够发现韧带和肌肉等软组织中的损伤。核磁共振成像没有辐射，它使用磁体、无线电波和计算机产生所检查的身体部分的图片。疑似遭受椎间盘损伤的运动员不再需要经历痛苦的脊髓X线片。核磁共振成像在收集同样的信息过程中没有任何不适。在体育运动中，核磁共振成像（MRI）在诊断前十字韧带撕裂中特别有用。但是与X线片和CT扫描相比，核磁共振成像相当昂贵。

核素骨扫描对于查看体内的所有骨骼很有帮助。在该检查中，会向体内注入一种着色剂，着色剂随着新陈代谢活动进入骨骼。骨扫描特别适合诊断炎症和骨骼活动。它们可以诊断应力性骨折，甚至在骨折还不能在X线片上显示之前就可以。

第 4 章

脑震荡和头部损伤

乔舒亚·S.科拉森，博士

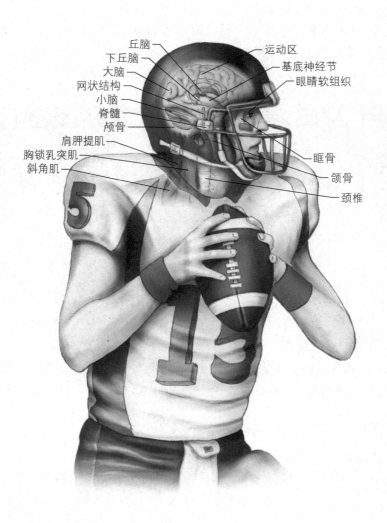

对于任何体育运动医务人员而言，正确诊断和护理头部损伤都是重要的技能。头部损伤（以及第 5 章中讨论的颈部和颈椎损伤）的重伤率和死亡率很高，因此必须始终认真对待。运动员和教练都必须接受关于头部损伤的教育，了解能够预防此类损伤的合适的安全设备和规则，以及知道如何评估运动员重新返回到体育运动中的风险。在决定遭遇头部损伤的运动员何时可以重新返回到体育运动中时，应该基于对运动员的详细医疗评估。这一决定通常基于对运动员的有限观察和简短的场外评估。通常情况下，来自球员或教练的压力会让决定复杂化，或者甚至影响到决定。显然，在头部受伤的情况下，重返体育运动的决定必须始终优先考虑运动员的最佳利益。

本章将介绍几种头部损伤的原因、识别方法和治疗方法。其中包括耳、鼻、眼、颌损伤，以及脑震荡和其他相关的头部损伤。

脑震荡和头部损伤

脑震荡

常见原因

加速－减速外力撞击头部时可能会导致脑震荡（请注意，出现脑震荡时也应怀疑可能存在颈椎损伤；见第 5 章）。

识别方法

脑震荡是创伤诱发的精神状态改变，比如精神混乱或失忆症，有可能失去意识（Kelly, Nichols, Filley et al., 1991）。脑震荡每年影响到大约 30 万名运动员（Guskiewicz, Weaver, Padua et al., 2000）。脑震荡最常发生在美式橄榄球的擒抱或拦截过程，但是也发生在其他体育运动中，比如运动员在足球比赛中顶头球时。

意识

首先，评估运动员的意识水平或是意识丧失水平。应由医疗专业人员每隔 5 分钟进行神经测试，直到运动员能够正常响应。如果测试结果异常，第一个小时每隔 5 分钟重复测试一次，然后第一天每小时测试一次，此后每天测试一次，直到运动员的精神恢复正常状态。失去意识被定义为任何时候都对外界刺激无响应，它在头部损伤中的比例不到 10%。运动员的意识水平通常由格拉斯哥昏迷评分（GCS）决定，不同的分数等级对应不同的意识水平，这个评估等级通常被医务人员采用。格拉斯哥昏迷评分包括睁眼响应、运动响应和视觉响应（见表 4.1）。受伤运动员的每项评估都有一个分数，各项评估的分数之和确定颅脑损伤的等级。

脑震荡通常根据两个广泛使用的等级表进行分级：坎图分级（Cantu Grading Scale）等级表和美国神经病学协会（AAN）等级表。脑震荡在每个等级表中都分为 1～3 级。坎图分级等级表基于意识丧失、创伤后失忆症和脑震荡后体征和症状。在 1 级脑震荡中，运动员为经历意识丧失，创伤后失忆症不超过 30 分钟。脑震荡后的症状持续 15～30 分钟。在 2 级脑震荡中，意识丧失不超过 5 分钟；在受伤后运动员经历创伤后失忆症和脑震荡症状 30 分钟～24 小时。在 3 级脑震荡中，运动员的意识散失超过 5 分钟，创伤后失忆症超过 24 小时，脑震荡症状可持续达 7 天。

美国神经病学协会等级表（见表 4.2）基于意识丧失和意识混乱的持续时间。根据美国神经病学协会等级表，任何意识丧失或意识混乱持续一个小时以上，就有必要拍片诊断，比如 X 线检查、核磁共振成像或 CT 扫描。

即使未出现意识丧失，也应该对受伤的运动员进行意识混乱或失忆评估（见

表 4.3 ）。意识混乱被定义为对周围环境的意识或判读受到不同程度的损害。

表 4.1　格拉斯哥昏迷评分（GCS）

睁眼响应	
能够完全自发睁眼闭眼	4
对口头刺激、命令和语言有响应	3
只对疼痛有响应（不适用于面部）	2
没有响应	1
语言响应	
思路清晰	5
语言有点乱，但是能够回答问题	4
用语不适当	3
语言混乱，无法理解	2
没有响应	1
运动响应	
服从动作命令	6
在疼痛的刺激下有目的地做动作	5
对疼痛有缩回反应	4
对疼痛有屈曲反应（皮肤无响应）	3
对疼痛有收缩反应（大脑无响应）	2
没有响应	1
头部损伤分类	
重度颅脑损伤	8 分或更少
中度颅脑损伤	9 ~ 12 分
轻度颅脑损伤	13 ~ 15 分

来源：卫生部的疾病预控中心（Centers for Disease Control and Prevention）。

表 4.2　美国神经病学协会（AAN）等级表

脑震荡等级	意识丧失	临时意识混乱
1 级	无	<15 分钟
2 级	无	>15 分钟
3 级	任何	

数据来自 The Quality Standards Subcommittee of the American Academy of Neurology, 1997,"Practice parameter: The management of concussion in sports (summary statement)," *Neurology* 48(3): 581-585.

　　失忆症被定义为不能回想起受伤发生之前、之间和之后的事情。逆行性失忆症无法回想起创伤之前的事情。创伤后失忆症（也称为顺行性失忆症）还需根据从创伤到恢复正常的、连续的记忆之间的时间长度进一步区分。

有时运动员在没有创伤的情况下突然失去意识，比如进行有氧运动时突然昏厥。在这种情况下，意识丧失与脑震荡无关。

表 4.3　意识混乱和失忆症评估

对周围环境的意识或判断
您的名字是什么？
我们在哪里比赛？体育场或球场的名称是什么？我们的队名是什么？对方的队名是什么？
今天是星期几？是几月份？是哪一年？
逆行性失忆症
你记得自己被击中受伤吗？比赛的比分是什么？
比赛的前段发生了什么？
创伤后失忆症
教练或训练员应该重复三个词语，比如球、椅子和汽车等。
要求运动员在 1 分钟内重复这些词语。然后每隔 5 分钟重复一次。

如果运动员可以回忆起这些词语，创伤后失忆症就不再存在。

相反，它可能是继发性心率失常。如果运动员没有脉搏或自主呼吸，应该叫救护车，而且应该开始心肺复苏。

脑震荡后综合征

脑震荡有时导致流向大脑的血液减少，而这又可能导致脑震荡后综合征。脑震荡后综合征的症状包括头痛、恶心、头晕、平衡障碍、视觉障碍、注意力障碍和记忆力丧失。常见的视觉障碍包括视力模糊和光敏感。这些症状可能立即发生或过后再发生。运动员可能会感到疲劳、易怒，而且发生不寻常的性格或情绪变化。运动员可能会出现睡眠障碍，可能会变得抑郁。症状的严重程度和持续时间可以从几天到几周，取决于脑震荡的严重程度。头痛是脑震荡后综合征的最常见症状，大约有 70% 的脑震荡患者出现该症状。运动员可能在场外的初步评估期间出现头疼。在随后的几个小时可能会变得更加强烈或在用力时变得更糟。如果头痛变得严重或者如果运动员呕吐或精神状态越来越差，应该立即将其送到急诊室，排除硬膜下血肿（p.62）或颅内出血。这两种情况都会危及生命。

脑震荡后与失忆症相关的问题远远不止意识丧失（Collins et al., 2003）。意识丧失并不一定意味着存在缺陷。运动员出现的症状越多、症状持续的时间越长以及神经认知问题越严重，那么其出现长期记忆障碍的可能性越高。

二次撞击综合征

如果正在从脑震荡中恢复的运动员的头部再次遭到撞击，后果可能是致命的。二次撞击综合征被定义为大规模脑水肿，这会导致大脑肿胀。临床显示，在二次撞击之后，运动员的意识水平迅速降低。

治疗方法

如果确定颈椎未受到影响（见第 5 章），应该将有意识的颅脑损伤运动员置于直立姿势，降低颅内压。如果运动员能够坐稳，就应该可以站起来，然后就可以在别人的帮助下离开球场。如果怀疑运动员的颈椎受到损伤，则不要取下防护设备（垫肩、头盔）或者脱下衣服，否则可能让颈椎部位发生移动。如果颈椎受到了影响，用固定脖套保护运动员的颈部和脊椎，或者将衣服卷起来沿着脖子方向放置，固定颈椎避免其发生移动。如果运动员失去意识，那么要稳固具姿势，并保持其呼吸道畅通。如果运动员没有呼吸或脉搏，叫救护车，同时进行人工呼吸与心脏按压，维持其生命。如果发现有明显的出血，将止血敷布（或任何可用的敷布）直接压在出血部位上。如果大量出血，让运动员躺下并抬高其腿部，让更多的血液回流到心脏。

一旦运动员情况稳定下来，应该立即将他或她送到医院的急救室做进一步评估。如果影像学检查结果（X 线检查、MRI 或 CT 扫描）或者神经系统状态仍然异常，运动员将入院接受治疗。如果神经系统检查和影像学检查结果是正常的，运动员应该就可以回家了。运动员到了家里之后，家庭成员应该定期执行神经学检查，其中包括问运动员今天是星期几、是几号、是哪一年或者国家领导人的名字是什么。此外，他们还应当询问受伤的运动员是否有任何头痛、恶心或虚弱无力。如果运动员对这些检查的反应不良应该将其送到医院或急救室。遭受二次撞击的脑震荡运动员一般都需要做神经心理学评估和认知训练。

重返体育运动

在决定脑震荡后重返体育运动时，必须根据脑震荡的级别遵循适当的指导原则。坎图分级等级表和美国神经病学协会等级表分别根据脑震荡的级别公布了重返体育运动的指导原则。这两个等级表一致认为，1 级脑震荡运动员应该退出体育运动。应该每隔 5 分钟进行神经系统检查，而且根据美国神经病学协会等级表，运动员的脑震荡为 1 级且当天在 15 分钟内无脑震荡症状时，就可以重返体育运动。根据坎图分级等级表，运动员的脑震荡为 1 级且当天在休息或用力过程中无脑震荡症状时，才可重返体育运动。

存在脑震荡症状的运动员在缓解期间返回到体育运动中可能发生严重损伤，甚至死亡。如果在缓解期间再次发生 1 级脑震荡，运动员就得从比赛中退下来。根据坎图分级等级表的指导原则，如果一整周内在休息或用力时未出现脑震荡症状，就可以在接下来的两周后重返体育运动。根据美国神经病学协会等级表的指导原则，运动员在二次遭受 1 级脑震荡之后，如果在一周内无任何脑震荡症状，就可以在接下来的一周后重返体育运动。

2 级脑震荡运动员必须停止体育运动，而且当天不可返回。在 24 小时内每隔 15 分钟进行一次神经系统检查，排除任何颅内异常。如果认知受到损害的时间超过 60 分钟，或者发现任何虚弱或麻木症状，应该将运动员送到急救室。

根据坎图分级等级表的指导原则，对于发生 2 级脑震荡的运动员，如果在 1 周内的休息或用力过程中没有任何脑震荡症状，在接下来的 2 周后可以重返体育运动。美国神经病学协会等级表同样允许在 1 周内未出现脑震荡症状的运动员重返体育运动。根据坎图分级等级表，如果二次发生 2 级脑震荡，运动员要暂停体育运动，在 1 周内未出现脑震荡症状的 1 个月之后可以重回体育运动。在这种情况下，美国神经病学协会等级表规定，只要运动员在 2 周之内未出现脑震荡症状，允许其两周后重返体育运动。如果 2 级脑震荡的运动员出现任何异常，比如意识混乱持续、记忆减退或头痛，那么该运动员不能参加余下的赛季。

发生 3 级脑震荡的运动员要立即送到急救室。当影像学检查结果为阴性且在一周内的休息或用力过程中没有任何脑震荡症状时，根据坎图分级等级表指导原则，运动员可以在 30 天后重返体育运动。如果运动员在 1 周内没有任何脑震荡症状，根据美国神经病学协会等级表，运动员可以在 2 周后重返体育运动。坎图分级等级表和美国神经病学协会等级表都同意，如果运动员发生二次 3 级脑震荡，即使影像学检查结果为阴性，也必须停止参加该赛季的体育运动。如果第三次发生 1 级或 2 级的脑震荡，运动员同样需要停止参加该赛季的体育运动，而且应考虑限制其参加接触类体育运动。

在 2001 年，一群专家参加在奥地利维也纳举行的脑震荡会议。他们再三强调，如果运动员表现出任何脑震荡症状或迹象，要禁止其参加比赛。他们强调了以下重返体育运动的指导原则，但是需要注意的是，针对每个运动员的决定取决于实际情况*：

1. 运动员表现出任何脑震荡症状或迹象，要暂停参加比赛；

2. 当天不可再参与体育运动；

3. 受伤后的医学评估包括神经心理测试和拍 X 线片，以排除更严重的颅内损伤。

* 经许可改编自 P. McCrory et al., 2005, "Summary and agreement statement of the 2nd International Conference on Concussion in Sport, Prague 2004," *Clin J Sport Med* 15(2): 48-55.

4. 遵循重回体育运动的循序渐进步骤。

（1）在休息或用力过程中没有任何脑震荡症状之前不要参加任何活动

（2）轻度有氧运动

（3）专项体育运动训练

（4）非接触性训练

（5）接触性训练

（6）参加比赛

对于重回体育运动，个性化决定的两个最重要因素是运动员的年龄和脑震荡历史。儿童的脑肿胀时间更长、弥漫范围更大，而且第二次头部损伤的风险更高（Pickles，1950）。

重要的是要知道，总体而言，所有年龄组的恢复速度都是一样的，因而"孩子痊愈得更快"的理论是错误的。在发生新的脑损伤时明确运动员是否有脑震荡历史很重要。在多次脑震荡之后可发生累积性神经心理障碍和微妙的神经认知障碍。在3次或更多的脑震荡之后，运动员变得更易发生类似损伤（Collins et al.，2002）。关于两次损伤的时间间隔和累积性障碍的关系或者后续损伤的原因，尚未有研究数据。

硬膜下和硬膜外血肿

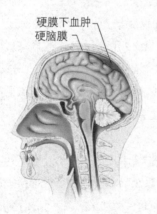
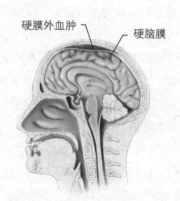

常见原因

硬膜下和硬膜外血肿由直接打击头部引起，主要见于接触类体育运动。硬膜下血肿是覆盖大脑的外层（硬脑膜）和中间层（蛛网膜）之间出血，而硬膜外血肿是覆盖大脑的外层（硬脑膜）和颅骨之间的出血。

识别方法

硬膜外血肿的运动员通常经历意识水平降低和剧烈的头痛。在一个变化不定的清醒期之后，意识水平迅速下降。硬膜下血肿或颅内出血将导致意识丧失，几乎没有或完全没有神智。可能发生明显的呕吐、癫痫和偏瘫。两边瞳孔常常大小不一而且扩大。

治疗方法

出现硬膜外或硬膜下血肿症状的运动员应立即暂停比赛，并被送至医院急救室。注意，初次打击头部造成的出血或脑创伤通常并不严重。

重返体育运动

因为症状根据损伤程度不同而有巨大的差别，所以还没有针对硬膜下和硬膜外血肿的运动员何时重返体育运动的固定标准。每个事件都必须单独评估。这就是说，许多轻度脑血肿的运动员在受伤几周后便可重返体育运动，其他脑血肿受伤者则需要等待更漫长的时间。

颅骨骨折

常见原因

根据颅骨骨折的类型和程度，运动员表现出不同的症状。颅骨骨折可由钝器打击头部、头部着地或其他头部外伤引起。颅骨骨折通常发生在接触类体育运动中，比如美式橄榄球，但是也可能由棒球或冰球击中、体操或骑马时摔倒头部着地导致。

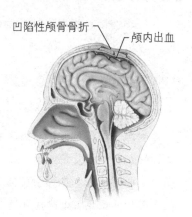

凹陷性颅骨骨折 — 颅内出血

识别方法

伴随疼痛和头痛的深度瘀伤或裂伤预示着可能发生了颅骨骨折。其他迹象包括眼眶青肿眼睛凹陷、耳朵或鼻子出血，以及耳朵后面肿胀或变色。鼻子或耳朵流出透明的液体说明严重的颅骨骨折或头部损伤导致的脑脊髓液有渗漏。

失去意识和两边瞳孔大小不一预示着与颅骨骨折有关的底层颅内出血。

颅骨骨折包括以下类型：线性骨折是颅骨出现单纯裂缝；粉碎性骨折是颅骨

从中心点向外辐射的裂缝；凹陷性骨折是较为严重的骨折之一，其中骨头碎片分开并且向内陷入；颅底骨折累及颅底。

治疗方法

如果骨折的头骨碎片是对齐的，一般无需治疗；在运动员重返体育运动之前，必须留出休息时间让骨折得到痊愈。凹陷性颅骨骨折一般需要做神经外科手术。发生这种骨折的运动员通常需要吸氧、服用抗惊厥药物和渗透性利尿剂（比如甘露醇），以减少脑肿胀。在运动员得到治疗并稳定之后，要做大量康复运动，包括身体的、职业的和言语的治疗。

重返体育运动

对于任何重大的颅脑损伤，在批准运动员重返体育运动之前，应该对其进行全面的神经心理学评估。如果继续存在认知或神经障碍，包括无力、麻木或平衡失调，则不允许运动员重返任何接触类体育运动。

鼻骨和下颌骨骨折

常见原因

鼻骨和颌骨骨折在接触类体育运动中最常见，它们由脸部遭到直接的有力打击所导致。

识别方法

可以通过疼痛、压痛、出血和鼻子的活动性增加来识别鼻骨骨折。鼻骨骨折通常发生鼻子位移性畸形。发生颌骨骨折（下巴骨折）的运动员会感到下巴疼痛肿大，张口困难。受伤的运动员说话困难，经常发生牙齿松动或被撞掉。可能出现明显的面部变形。在接触类体育运动中，钝性挫伤也可能导致其他嘴部创伤，比如嘴唇和牙龈重重地碰在牙齿上。如果钝性创伤发生在嘴部，可能会导致裂伤，有时还会导致牙齿脱落。

治疗方法

鼻骨骨折的初步治疗是通过吸出异物、调整身体姿势和控制出血保持呼吸道畅通。如果没有伴随颅骨或颈部骨折，运动员的身体姿势应该向前，避免血液流入喉咙。如果运动员失去意识，先固定颈部，因为鼻骨骨折通常伴随着后头部和颈椎受伤。除非鼻子排出透明液体，这表明颅骨发生骨折，否则应该捏住鼻孔控制出血。用冰袋敷受伤部位，减少血液流向该部位。

颌骨骨折的初步治疗是保持呼吸道通畅和包扎伤口。应该使用领带或宽带子支撑和固定下颚，方法是将带子从下巴绕过头顶，围绕头部一圈并在耳朵上方打结。然后将受伤的运动员送到急诊室，让口腔外科医生对其伤情进行评估。如果牙齿脱落，应该小心取出，避免阻塞呼吸道。

重返体育运动

对于鼻骨骨折，只要鼻骨痊愈且通过外科手术或非手术方式打开了鼻腔通道，运动员在大约 6 周之后可以重返体育运动。运动员在余下的赛季应该戴防护面罩。对于颌骨骨折，只要颌骨已经痊愈，而且运动员获得了口腔外科医生的批准，他就可以重返体育运动，但是要戴护齿，防止复发性损伤。经历过其他口腔创伤的运动员也应该戴护齿。

耳损伤

常见原因

耳朵受到钝性外伤或者被用力拉扯，可能会导致所谓的"菜花耳"，是耳血肿或外耳积血造成的。这种损伤最常见于摔跤运动，有时被称为摔跤耳。

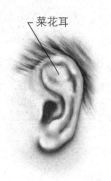

菜花耳

识别方法

菜花耳表现为聚积在外耳的、形状不固定的、略带紫色的块状物，由钙化血肿所引起。它可能导致局部轻度到中度不适。

治疗方法

必须切开清除该块状物或血凝块。这可以在手术室局部麻醉下完成。

重返体育运动

一旦切口愈合，运动员在大约 4 ~ 6 周后可以重返体育运动。

眼部损伤

常见原因

眼部损伤通常是眼睛受到外力引起的，比如被抢反弹篮球的对手的手指戳到眼睛。

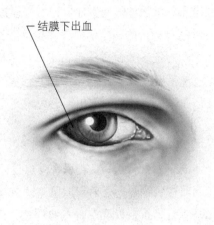

—结膜下出血

识别方法

运动员还可能遭受多种眼部损伤。发生结膜下出血时，运动员眼睛呈红色或布满血丝，相当于眼睛瘀伤。更严重的眼睛损伤包括异物进入眼睛和刺伤眼睛，眼睛进入异物通常是轻微或猛力接触眼睛的直接结果，运动员可能感到眼睛灼热、疼痛或不适。一般来说，可以通过眼角膜荧光染色找出异物。

治疗方法

结膜下出血一般无需治疗，在 2 周内会自行消退。如果发现眼睛存在异物，应该闭上受伤的眼睛，然后让眼科医生进行检查评估。除了受过训练的专业人员，其他人一概不得取出眼睛的异物或者触摸角膜。如果异物是化学性质的，应该立即用大量的水冲洗眼睛15 ~ 20 分钟，或者用生理盐水灌洗眼睛。

然后贴上抗生素软膏贴，再由眼科医生检查眼睛是否受到进一步损伤。

如果眼睛损伤是创伤性的，专业医护人员需要检查眼睑穿孔或角膜擦伤。如果眼睛损伤异常疼痛，在初步治疗中，通常要先控制住疼痛。需要在受伤的眼睛上盖上杯状或松软的保护敷布，然后将运动员送至急诊室，让眼科医生进行检查。使用阿托品和抗生素眼药水放大瞳孔。

重返体育运动

结膜下出血一般不会影响运动员重返比赛。一旦移除了异物、角膜得到愈合并恢复了正常视力，运动员就可以重返体育运动。要多长时间才可重返赛场，取决于角膜的擦伤程度。直接穿透，通常由锋利物体引起，会导致眼睛穿刺伤。在发生穿刺伤、钝性伤或者化学物质导致的眼睛受伤之后，需要眼睛完全愈合且得到眼科医生的批准才可重返体育运动。

第 5 章

颈部和颈椎损伤

格雷戈里·A.卢顿，医学博士；汉克·谢尔曼，医学博士

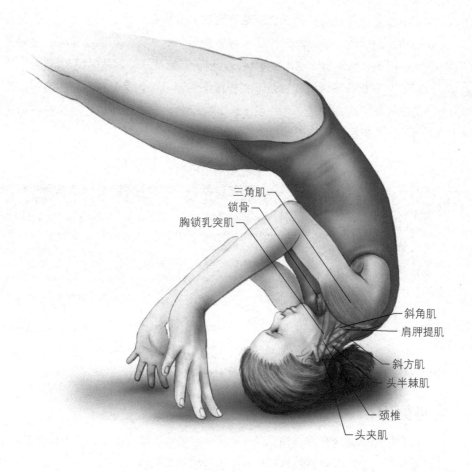

三角肌
锁骨
胸锁乳突肌
斜角肌
肩胛提肌
斜方肌
头半棘肌
颈椎
头夹肌

参加任何级别比赛的运动员都可能遭受颈部和脊椎损伤。这些损伤，不管是软组织损伤还是颈部或脊柱骨折，都可能是急性损伤或者慢性的、退行性的损伤。这类损伤可能会导致轻度的、临时性的功能受限，也可能是灾难性的，给生活带来巨大影响。

预防颈部和脊椎损伤的重要措施就是教育参与接触类体育运动的运动员如何正确地撞击和对付对手。运动员应始终关注对手，避免在身体接触过程中让对方的头部或肩膀着地。在体育运动过程中恰当地发生身体接触，可以防止头部和颈部过度伸展，它们是导致颈椎和脊椎损伤的最常见原因。防护装备，比如垫肩和脖套，有助于吸收冲击力，从而避免过度伸展和过度侧屈。垫肩应该合适、舒适，但是底部要足够结实，为颈部提供保护。

安全准备工作还应包括确保配备必要的急救设备，比如脊椎矫正板、刚性颈托和心肺复苏设备，一旦发生损伤就可以使用。对于头盔类体育运动，比如美式橄榄球，应该总是备有一把十字螺丝刀，以便在需要取下面罩时使用。

在这一章我们将讨论几种颈部和脊椎损伤，其中包括每种损伤的案例以及每种损伤的现场和长期护理。无论发生什么类型的损伤，运动员在继续参与体育运动之前都应接受医务人员的检查。

颈部和颈椎损伤

颈部扭伤

常见原因

作为常见的体育运动损伤，其原因包括在美式橄榄球中擒抱时导致脖子着地。在非体育运动中，这种损伤的最常见原因是机动车辆追尾。

识别方法

颈部扭伤或颈肌拉伤通常是稳定的颈部软组织损伤，由急性外力导致，事发时颈部被猛地卡住、强行弯曲、伸展或扭转。运动员感到弥漫性颈部疼痛，从颅底到肩区（三角肌和斜方肌）部位均可出现。患者通常会说在不同程度地活动脖子时感到颈部疼痛，而且经常伴随着颈部肌肉痉挛，但是颈部通常能够进行全范围活动。运动员不应该有刺痛、麻木或胳膊无力的感觉，而且疼痛不应该辐射到一侧或两侧手臂。

治疗方法

根据损伤的严重程度和运动员的症状有针对性地治疗颈椎拉伤。大多数颈椎拉伸都是自限性损伤，在几天之后症状就会自然消失。在适宜的情况下，使用镇痛药和消炎药物治疗疼痛，直到脖子恢复完整的、无疼痛活动范围。医生可能会开肌肉松弛类药物。物理治疗法，比如按摩、热敷、电刺激和超声波等，旨在减少受伤部位的肌肉痉挛，可能有助于重新恢复颈部的无疼痛活动范围和加强颈肌。如果运动员的颈部骨突出现点性压痛、持续性疼痛，颈椎活动范围受到明显限制或者出现神经性症状，比如沿臂向下游走的疼痛、麻木或刺痛，则应考虑拍X线片、做CT扫描或核磁共振成像。

重返体育运动

一旦运动员感到舒适无疼痛，应该能够全面恢复体育运动。一些运动员可能会选择戴脖套、颈箍或者再加一个软颈托，以防止颈部拉伸或侧向弯曲，让自己可以更快地重返到体育运动中，以及避免未来再次发生颈肌损伤。这些设备在美式橄榄球中最常用。教会运动员正确的擒抱技术可以减少颈椎拉伤。

神经性麻痛

常见原因

也称为短暂性神经失用症或"神经性刺痛"，这种损伤几乎总是与美式橄榄球有关。损伤一般在擒抱或阻截对手时发生，此时脖子向受伤的一侧挤压或者向另一侧拉伸。

识别方法

神经性麻痛是脊髓外面的颈神经根挫伤。神经根是神经开始的地方，而且也是神经离开脊髓的地方。当颈部伸展且同侧发生侧屈时，就会发生神经性麻痛。运动员的症状包括始于颈部的烧灼感，并从患侧向手臂放射。这种损伤通常只发生在一侧。运动员也可能感到患侧上肢麻木或刺痛，而且很可能出现三角肌或肱二头肌无力。神经性麻痛的症状是暂时的，通常持续数秒到数分钟便消失。一般不会出现颈部疼痛或颈椎活动范围受限。

治疗方法

通过采取彻底的病史和体格检查，排除更严重的脖子和手臂疾病。神经性麻痛的症状会自然消退，不需要进一步的治疗。对于复发性神经性麻痛或症状持续数小时到数周的情况，则需要医师进行详细评估。复发性神经性麻痛或神经性刺痛意味着脊椎问题或神经受到挤压。出现持续性神经症状时，需要检查肌电图（EMG）。

重返体育运动

在下面三种情况下运动员可以重返体育运动：所有症状已经消退；无痛、完整的颈椎活动范围；以及运动员全面恢复了上肢和肩带力量。神经性麻痛和神经性刺痛的预防，要求全年对颈部肌肉和肩部肌肉进行加强训练；在接触类体育运动中使用正确的擒抱和抢截技术、使用合适的装备，以及美式橄榄球使用专用垫肩，这些都是极重要的预防措施。为了预防这些损伤，一些防护装备被发明了出来，比如脖套、颈箍和肩垫。

在出现神经性麻痛之后，可以根据一般指导原则确定重返体育运动的风险水平。大多数体育运动医务人员一致认可的一个指导原则是，出现任何持续性神经功能缺损的运动员在当天不应再参加比赛或体育运动。另一个指导原则是运动员只要出现任何骨突压痛或者颈部疼痛且活动范围受限，则在重返体育运动之前要拍X线片。如果运动员的唯一症状是暂时性麻木和刺痛，而且这些症状迅速消失，那么在下面三种情况下可以重返体育运动：神经系统检查正常；颈椎活动范围正常；以及椎间孔挤压试验结果呈阴性。若要执行椎间孔挤压试验，检查者首先让运动员伸长颈椎（脖子）并将头转向患侧；然后检查者将手放在运动员的头部，缓慢向下推，轻轻地压紧脊柱。如果测试结果为阳性，运动员会感到疼痛辐射到头部所转向的那侧胳膊。如果测试结果为阴性，运动员不会感到这种疼痛（单独的局部疼痛被认为是阴性）。

颈椎关节炎

常见原因

颈椎关节炎是 60 岁以上的男性和女性的最常见慢性病，存在受伤史者除外。颈椎关节炎不是在受伤的时候导致的，而是旧伤可能让运动员倾向于在未来患上骨关节炎。

识别方法

颈椎关节炎是指颈椎椎体和椎间盘（位于骨头之间的圆盘，起到"避震器"作用）的退行性病变。这种退行性病变可能对颈椎产生数种影响，包括骨刺、椎间关节破裂或融合（连接一节脊柱的关节与下一节脊柱相连）、骨孔缩小（骨头上的小孔，神经从中通过）、神经根受压和颈椎管狭窄症（p.73）。

颈椎关节炎的典型症状包括界限模糊的或泛泛的颈部疼痛（通常在清晨出现），颈椎活动时发出"嘎嘎"声或者感觉到骨头相互摩擦，以及颈椎的活动范围受限。改变身体姿势时，支持脊柱的肌肉可能会痉挛。随着退行性病变的演进，也可能发生其他与脊柱有关的损伤，包括颈肌劳损（颈部软组织损伤）、颈椎神经根病变（"神经受挤压"）、颈椎间盘突出（破裂）和椎管狭窄症。这些症状可能发展到麻木、刺痛、烧灼感或者手臂感觉变得迟钝。随着肩膀、手臂和手的肌肉萎缩，运动能力可能变弱。

治疗方法

颈椎关节炎的治疗可以是预防性的，也可以是反应性的（取决于症状）。目前骨关节炎尚未有根治疗法。预防措施包括正确的姿势和正确的运动技术（特别是擒抱和阻截技术）。颈椎肌肉强化计划可能有帮助。一旦运动员患上颈椎关节炎，治疗的重点是控制疼痛，增强肌肉和预防进一步恶化。开始时可以让医生开镇痛和消炎药物。颈椎需要拍 X 线片，以评估椎间孔变狭窄、颈椎管狭窄症、骨刺和椎间盘间隙。可以通过物理疗法来减轻疼痛，改善颈部肌肉的力量和活动范围，以及让运动员掌握正确的颈椎姿势。颈椎牵引可能有帮助，具体取决于颈椎的病理类型。将皮质类固醇注射液（例如可的松注射液）注射到硬膜外腔（包裹脊髓的硬膜以外的区域）或椎间关节（给脊柱提供稳定性的关节，让身体能够弯曲和扭转），可以减轻炎症以及缓解或者甚至消除疼痛。最后，根据颈椎当前的损伤程度及其症状，可能需要考虑外科手术。

重返体育运动

只要没有神经损伤或颈部不稳定的症状或迹象，建议患有颈椎关节炎的运动员在未来继续参加体育运动和娱乐活动。然而，运动员需要根据症状的严重程度和损伤的类型修改活动。加强颈部肌肉的训练计划和改善颈椎姿势也肯定是有益的。

颈椎间盘损伤

常见原因

当颈椎间盘破裂或突出，导致膨胀的组织挤压或刺激颈神经根时，不管是直接的机械刺激还是化学刺激（破裂的颈椎间盘释放各种化学物质，会刺激局部神经和肌肉），就会发生颈椎间盘损伤。颈椎间盘损伤可以单纯地由椎间盘破裂、椎间盘空间变窄、颈椎的神经骨孔变窄、颈椎生成骨赘（骨刺）所导致，也可以由这些病症的任意组合所导致。急性颈椎间盘破裂在运动员中极为罕见；

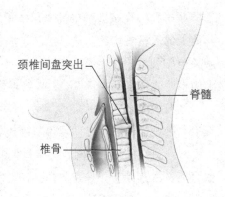

在大多数情况下，颈椎间盘破裂是慢性损伤和损伤恶化逐步导致的。

识别方法

患有颈椎间盘损伤的运动员经常出现慢性颈部疼痛，而且神经受到刺激的一侧手臂通常出现逐步恶化的麻木、刺痛感和无力。很多时候，颈椎间盘受到损伤的运动员会表现出特定的动作，而这些动作就是颈椎间盘损伤的症状。当病情变得更严重时，症状可能一直存在。

治疗方法

治疗方法取决于症状的严重性。首先要给颈椎拍 X 线片，评估颈椎损伤的程度。医生可以开消炎药物或口服类固醇，它们可以减轻受刺激的神经周围的炎症。物理治疗法的作用是加强颈部肌肉组织和改善颈椎姿势，从而减轻症状。颈椎牵引必须得到医生同意才可执行，它可能有助于减轻破裂的椎间盘对神经根的压力。如果症状发展到持续的、无法控制的疼痛或肌肉无力和萎缩，医生可能建议做手术。

作为手术的替代方法或者手术前疗法，医生可能建议给硬膜外区域注射类固醇（直接注射到破裂的颈椎间盘部位），或者注射神经阻滞药物（直接注射到颈椎沿线的神经），以减少周围膨胀和破裂的颈椎间盘的面积。

重返体育运动

对于颈椎间盘损伤的护理和决定运动员何时重返体育运动，应该采取保守方法，而且由医生决定。大多数运动员在治疗之后能够全面参与体育运动。那些需要做手术的运动员应遵循外科医生针对重返比赛制定的指导原则。如果怀疑脊柱不稳定，可能要禁止运动员参与接触类体育运动。

椎管狭窄症

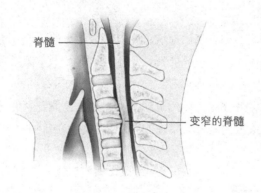

脊髓

变窄的脊髓

常见原因

椎管狭窄症或或暂时性四肢瘫痪是指椎管异常狭窄导致的病症。这种病症可能是先天性的，也可能是退行性疾病导致的，比如关节炎、颈椎韧带过度松弛或颈椎间盘破裂。

识别方法

大多数运动员不会察觉到先天性椎管狭窄症。对于后天患上退行性椎管狭窄症的运动员，如果他们以前看医生时拍过片（例如拍 X 线片或做磁共振成像），也可能获悉自己存在该病症。发生急性损伤时，如果颈椎和脊柱受到过度伸展、弯曲或者轴向负荷，就会引发症状。在急性损伤之后，椎管狭窄症的症状从无症状到暂时性四肢瘫痪（胳膊和腿暂时失去感觉和肌肉功能）。运动员的任何或所有肢体可能出现麻木、刺痛、烧灼感和失去感觉。颈部不一定出现疼痛。如果损伤仅发生在颈部（脊髓）的中下部分，可能会累及上肢，运动员的双手可能会出现"烧灼感"，因为颈部的中下部神经延伸至双手并为之提供感觉和力量。虽然暂时性四肢瘫痪和双手烧灼感是由外伤引起的，但是它们更有可能出现在患有椎管狭窄症的运动员中。症状通常持续几分钟到几个小时，不需要治疗。运动员将会自行恢复完整的神经系统功能。

治疗方法

椎管狭窄症的疗效非常有限。先天性椎管狭窄症患者一般不知道自己患有此病。对该疾病的了解影响到运动员未来的体育运动参与方式，特别身体接触类体育运动。后天椎管狭窄症是可以治疗的，具体取决于它的成因。主治医生首先要做影像学检查（拍 X 线片、做 CT 扫描或核磁共振成像）。使用镇痛和消炎药物控制疼痛和症状。

加强颈部肌肉的物理治疗法可能改善运动员的功能。颈椎牵引有时也可以选择它可以减轻症状。医生可能会开皮质类固醇针剂（例如可的松注射液），具体取决于椎管狭窄症的原因。在某些情况下，手术是必要的。

有过暂时性四肢瘫痪史的运动员（间歇性身体无力）应该检查潜在的脊柱异常，包括各节颈椎的骨折。存在四肢轻瘫症状（四肢虚弱无力）的运动员，不管多么短暂，都应该做核磁共振成像。

重返体育运动

一般情况下，除非可以纠正椎管狭窄（后天颈椎管狭窄症），否则运动员不应该再参与碰撞类或接触类体育运动。如果运动员的椎管狭窄症状消失且没有明显的椎管狭窄，他就可以不受限制地继续参与体育运动。先天性椎管狭窄症通常意味着运动员要告别碰撞类体育运动了。在某些情况下，全年进行颈部锻炼有助于预防未来再出现症状。对于先天性椎管狭窄症运动员，鼓励他们参与非接触类体育运动和活动。

大多数患有椎管狭窄症和有过暂时性四肢瘫痪史的运动员都不会发展成永久性神经损伤。患有永久性四肢瘫痪的运动员一般没有暂时性神经失用症史或者严重的椎管狭窄症史（Torg et al., 1997）。基于这些研究，托格认为患有椎管狭窄的运动员只要没有任何症状，就可以重返体育运动。然而，研究表明，在脊柱受到创伤之后，椎管狭窄症是神经损伤发生和变得严重的影响因素之一。出于这些原因，坎图分级等级表认为患有功能性椎管狭窄的运动员不应参加接触类体育运动，但是可以参加非接触类体育运动（Cantu，1998）。

一些医生认为应遵循更加严格的标准；他们建议在下列情况下运动员不应重返体育运动：

- 四肢的初始症状持续时间超过 36 小时；
- 颈髓受到影响或牵连，或者颈韧带不稳定；
- 运动员颈部存在先天性异常（结构性缺陷），或者存在任何椎体融合；
- 运动员的颈部活动范围受限或者持续存在神经功能缺失或障碍（头晕、意识中断）。

颈椎骨折

常见原因

当颈椎骨出现粉碎、崩片或单纯破裂时，就发生颈椎椎体骨折。这种骨折是退行性疾病（例如骨质疏松症）或者颈部遭到直接创伤的结果。

识别方法

发生颈椎骨折的运动员通常出现各种症状，具体取决于骨折的类型及其严重程度。可能出现的症状包括颈部疼痛；脖子活动时出现疼痛；无法活动脖子；上肢麻木、刺痛或无力；或者无法移动四肢。由于颈部骨折的复杂性和潜在严重性，颈部出现疼痛的任何运动员，尤其是有过外伤史的运动员，应该由专业的医务人员进行伤情评估。

治疗方法

颈椎骨折的治疗方法极其复杂。脊柱的主要功能是保护脊髓。该保护结构发生任何骨折都可能导致脊髓损伤，而这又可能导致腿部（下身瘫痪）或腿部和手臂（四肢瘫痪）永久性丧失功能甚至死亡。对于怀疑发生灾难性颈部损伤的运动员，应该将其固定在脊椎固定板上，并戴上颈托。只有受过专业训练的医务人员才可尝试固定受伤的运动员。在转移到医院之后，应该给运动员拍 X 线片或做其他影像学检查，以排除颈部骨折。

对于情况稳定的颈椎骨折（没有明显的脊髓损伤的可能性），治疗以控制疼痛开始。医生可以使用镇痛药或消炎药，可以通过物理疗法来加强颈部肌肉和改善颈部姿势。也可使用柔软的颈部固定装置。对于情况不稳定的颈椎骨折（可能发生脊髓损伤），建议送往神经外科，可能需要立即进行手术。

重返体育运动

何时重返体育运动应由主治医生决定。这些决定通常取决于骨折的类型及其稳定性。棘突骨折（用手顺着脊背骨往下摸时能感觉到）、崩片骨折和压缩性骨折通常是比较稳定的。当症状和体检异常消失之后，遭受此类损伤的运动员应该可以重返体育运动。对于灾难性或不稳定的骨折，造成了任何韧带不稳定或者脊椎前路或后路破裂，运动员不大可能重返赛场，特别是碰撞类体育运动。

第 6 章

肩部损伤

埃德蒙·S.埃万杰利斯塔，医学博士

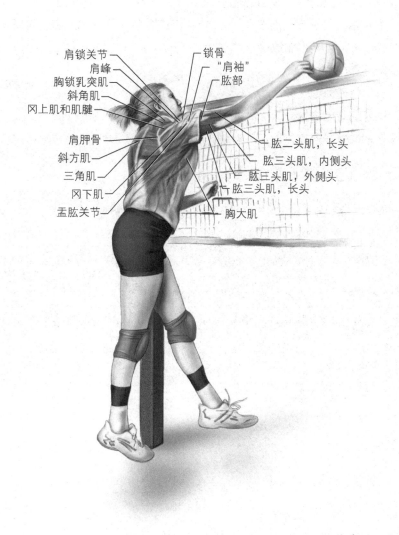

肩部由两个主要关节组成：盂肱关节是"球窝"关节；肩锁关节是位于盂肱关节上方更小的关节。所有运动员都很容易因为直接创伤和过度使用而遭受肩部损伤。投掷运动员和重复执行过顶动作的运动员（例如游泳运动员和排球运动员）尤其容易遭受肩部损伤，因为他们需要通过肩部关节反复传递力量。在本章中，我们讨论一些在运动员中常见的肩部损伤。

大多数肩部损伤都可以保守治疗。如本章整章所述，所有肩部损伤的治疗原则包括相应的休息、避免进攻动作、使用冰敷和消炎药减少疼痛和炎症（如果适用）、恢复无痛全范围活动，以及加强肩部尤其是肩袖肌肉，它是最重要的动态肩稳定肌。如果运动员在遭受肩部损伤后出现以下任何症状和体征，就需要就医：

- 明显或者持续性疼痛或畸形；
- 持续性麻木或刺痛；
- 肩部明显无力或肌肉萎缩；
- 手臂或肩膀无法活动；
- 尽管采取保守治疗，疼痛仍持续或加重。

肩部损伤

锁骨骨折

常见原因

锁骨骨折是碰撞类或接触类体育运动中最常见的骨折之一，比如美式橄榄球、英式橄榄球、曲棍球、冰球和摔跤。这些损伤通常发生于接触过程中直接撞到锁骨或者球打在肩顶部上。

识别方法

在受伤之后，运动员会诉说骨折部位疼痛，而且可能因为疼痛无法移动手臂。查看骨折部位，有肿胀和明显畸形。如果移位比较明显（即两个骨折断面之间偏离较远），那么骨折下方的皮肤可能隆起。

治疗方法

如果现场怀疑发生锁骨骨折，要让受伤一侧的胳膊靠在身体上并保持不动，直到医生对运动员进行评估。拍 X 线片可以确诊锁骨骨折。大多数锁骨骨折都采取保守治疗方法。治疗方法包括使用 8 字形支架或简单的吊带固定。根据需要，使用冰敷和非处方止痛药物来控制疼痛。受伤 3 ~ 4 周后，如果再次拍 X 线片发现已经痊愈，运动员就可以开始柔和的动作范围锻炼，并逐步提升至轻度的力量训练，如果疼痛可以忍受的话。大多数锁骨骨折经保守治疗后一般无大碍，即使骨折有明显移位，也愈合得非常好。大部分锁骨骨折会在骨折愈合部位留下可见的畸形或隆起。

重返体育运动

如果 X 线片显示已经痊愈，而且肩部可以进行无痛全范围活动并已全面恢复力量，运动员通常在 6 ~ 8 周后可以重返到非接触类体育运动中。在 12 周之内避免参与接触类体育运动。重返接触类体育运动时，要在愈合的骨折部位使用圈状软垫，提供舒适性和保护。

肩关节脱位

常见原因

多数肩关节脱位是在手臂伸展或举过头顶的情况下肩膀前部受到撞击造成的。这种撞击可以发生于摔倒在地面上，与某个物体或其他运动员相碰撞，或者在擒抱及阻截过程中。脱位在体育运动中很常见，比如美式橄榄球、英式橄榄球、摔跤和滑雪。

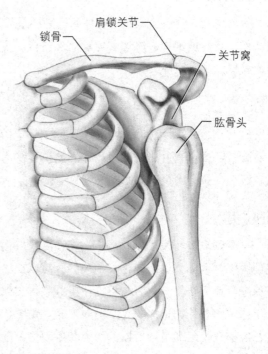

当运动员的手臂停止而身体继续前进时，会在肩关节形成巨大的力量。这个力量可导致"关节球"（肱骨头或肱骨的顶部）滑出"关节窝"（肩胛骨的一部分），从而形成肩关节脱位。长期参与涉及反复过顶动作或投掷动作的体育项目运动员更容易发生肩关节脱位，比如游泳、排球或棒球运动员。

随着时间的推移，反复拉伸肩部关节囊和韧带会导致肩部松动或不稳定。

识别方法

在发生肩关节脱位之后，运动员通常马上会感到疼痛，而且无法移动肩膀或手臂。他们可能会说"肩膀移位了"或"肩膀脱臼了"。如果可看到畸形，肩峰突出（肩峰是肩胛骨的上部，形成肩顶，有时也称为肩部凸点），而且下方的皮肤出现凹陷，就暗示着肩关节脱位。

发生肩关节脱位时，支撑肩部的肩关节囊和韧带被撕裂和拉伸。也可能发生盂唇（肩关节囊和韧带的附着点）从肩关节窝的脱出。偶尔也会导致围绕肩部的其他结构受损，比如肩袖肌肉或周围神经。在肩关节脱位时可能伴随相关的骨折，尤其是年纪较大的运动员。根据统计数据，在所有肩关节前脱位中，高达 1/3 概率会伴随大结节骨折。在肩关节脱位中，绝大多数都是肩关节前脱位，即肱骨头从前面滑出，但是根据受伤时手臂的创伤位置的不同，肱骨头也会从后面滑出，从而导致肩关节后脱位。

治疗方法

急性肩关节脱位的初步护理是让肩关节恢复原位（将肱骨头放回到关节窝中），该过程也称为肩关节复位。肩关节复位可以在现场由有经验的医生或体育教练来完成。如果无法在现场将肩关节复位，必须固定患者的手臂和肩部，然后将其送到急诊室拍 X 线片，排除相关的骨折，确保肩关节回到正常解剖学位置。如果肩膀脱位一侧的手腕摸不到脉搏（在另一侧手腕可以摸到脉搏），这是一种紧急情况，必须立即将运动员转送到当地的急诊室。

一旦肩关节脱位被成功复位，运动员应该第一时间使用吊带或支架固定手臂和肩膀并保持 3 ~ 4 周，让肩关节充分痊愈。对于年纪较大的运动员（40 岁以上），建议缩短固定时间（固定 1 ~ 2 周），防止出现关节僵硬和粘连性关节囊炎（"冰冻肩"）。对于肩关节前脱位，最近的研究表明，如果固定支架允许手臂和肩部转向身体外侧，可能更有益于肩结构的愈合和降低未来的脱位风险。肩关节脱位伴随的大结节骨折通常采取保守治疗，用吊带固定 4 周。然而，如果骨折出现明显的移位（偏离正常的解剖位置 5 毫米以上），通常建议患者做手术。

在固定一段适当的时期之后，运动员开始采用物理治疗法，恢复肩膀的活动范围和力量，为重返体育运动做准备。加强肩袖肌肉（冈上肌、冈下肌、小圆肌和肩胛下肌）在治疗各种肩部病症中极为重要，尤其是对肩关节不稳定者。这些肌肉是肩关节的动态稳定肌，它将肱骨头固定在关节窝中，有助于预防复发性脱位。脊柱沿线肌肉（椎旁肌）对肩关节功能起到辅助作用，因此建议参加一些加强这些肌肉的力量训练，比如扭动躯干、仰卧起坐和反向卷腹。

重返体育运动

应该限制运动员手臂的活动，直到肩部周边的肌肉获得无痛全范围活动和全面恢复力量。这也取决于体育运动的类型，运动员通常可以在 8 ~ 12 周之内重返体育运动。重返体育运动之后，他们可能要穿上护肩，以防再次发生脱位。不幸的是，这些护肩会限制活动，所以会影响到运动表现。

复发性肩关节脱位

常见原因

复发性肩关节脱位的原因和首次肩脱位一样。然而,有过肩脱位历史的运动员在较轻的外力下就可能再次发生脱位。

识别方法

复发性肩关节脱位看起来和首次肩脱位一样,但是疼痛可能没有那么严重。在某些情况下,运动员自己可以将肩关节复位。导致复发性肩脱位的发生,有许多因素包括年龄、活动水平以及首次肩脱位导致的肩部结构异常。创伤性脱位可导致肩关节囊及韧带永久性拉伤,此外,还可能导致盂唇永久性脱出。盂唇是围绕在肩关节窝四周的软骨状凸缘,质地密实,作为肩关节囊和韧带的锚点;这种脱出也称为盂唇损伤。对于参与需要反复做过顶动作体育运动的运动员,随着时间的推移,可能会导致肩关节囊和韧带拉伤,使得肩膀松动或不稳定。这些结构性问题让运动员容易发生复发性肩脱位或肩关节不稳定。

许多研究表明,复发性脱位在年轻运动员中非常高发,特别是参与高风险活动的年轻运动员,比如碰撞类或接触类体育运动。研究人员认为,未能妥善治愈盂唇损伤和该群体的较高活动水平导致了复发性脱位的发生率居高不下。此外,肩关节囊和韧带本身的松弛(多见于年轻运动员),也可能起到了一定的促发作用。

治疗方法

复发性肩脱位的初始治疗方法包括休息一段时间,从几天到 4 周不等,具体取决于损伤的严重程度和运动员的症状。对于首次急性关节脱位,通常没必要延长固定时间,因为发生复发性关节脱位的运动员往往存在结构性异常,这不会因为延长固定时间而痊愈。

除了恢复无痛全范围活动之外,复发性肩关节不稳定的护理有三种选择。首先,运动员可以通过勤奋锻炼优化肩部动态稳定肌(即肩袖肌群)的状态和力量,帮助预防肩关节脱位。这对"关节松弛"的运动员尤为重要,他们的复发性不稳定或脱位与首次脱位事件无关。这些运动员可受益于长达半年的长期恢复和力量训练计划。其次,运动员可以避免关节脱位风险较高的体育运动(碰撞类和接触类体育运动)。这样做可以大大降低复发性脱位风险。

但是，如果运动员在采取保守措施的情况下仍然发生关节脱位，而且希望参加碰撞类或接触类体育运动，那么可以考虑第三个选择。他们可以选择通过手术矫正受伤的肩部结构，来预防未来再次发生关节脱位。手术内容可能包括将脱出的盂唇复位和收紧肩关节囊。

重返体育运动

在复发性肩脱位之后，只要运动员肩部周边的肌肉可以无痛全范围活动且全面恢复了力量，就可以重返体育运动。这个过程可能需要数天到数周，具体取决于损伤的严重程度、运动员的症状和体育运动类型。通常没有必要延长固定时间。和首次关节脱位一样，运动员可能要考虑使用特殊的肩部支撑，防止手臂的活动超过头顶，因为超过头顶可能导致脱位。但是如前面提到的那样，运动员可能不喜欢使用肩部支撑。如果运动员倾向于接受肩部稳定手术，通常可以在 6 个月之后重返体育运动，具体取决于体育运动的类型。

由于存在复发性关节脱位风险，特别是对参加高风险运动的年轻运动员来说，所以要认真考虑重返体育运动的决定。肩关节反复脱位的运动员可能会进一步损伤到肩膀结构，包括关节囊、韧带、肩袖、软骨甚至肩神经。随着时间的推移，反复损伤这些结构会导致持续性疼痛、僵硬、活动受限和早期关节炎。

肩关节半脱位

常见原因

肱骨头从肩关节窝部分滑出就会导致肩关节半脱位，但是肱骨头不像肩关节脱位那样完全滑出。肩关节半脱位更常见于年轻运动员，尤其是关节松弛的运动员。长期参与涉及投掷动作或反复过顶动作的体育运动的运动员，比如棒球、垒球、排球、水球或游泳运动员，更容易发生肩关节半脱位，因为长时间地重复肩关节囊和盂肱韧带会导致它们松弛。当肩关节囊和韧带变得松弛之后，它们就不能恰当地稳定关节，特别是在涉及过顶动作的体育运动中，该动作会导致大量的力量经由关节传递。

因此，肱骨头滑出肩关节窝的可能性增加。碰撞类和接触类体育运动也会导致肩关节半脱位，比如美式橄榄球、英式橄榄球、冰球或摔跤。

识别方法

发生肩关节半脱位的运动员可能出现各种症状。有些运动员可能会说他们感到肩关节松弛，而且在活动过程中短暂滑出原位置。有些运动员仅在某些活动中感到疼痛。有些运动员感到向手臂下方游走的短暂麻木或刺痛（"死臂综合征"）。少部分运动员在首次受伤之后出现症状，但是大部分运动员的症状都是在没有任何创伤的情况下逐渐发展出来的。

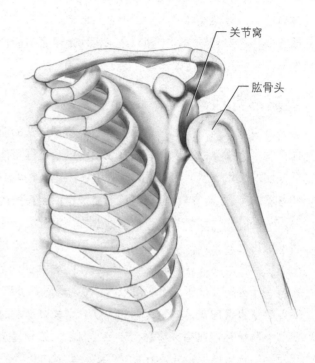

关节窝

肱骨头

尽管有些运动员可能只有轻微的不稳定和半脱位，只有轻微的疼痛或者没有疼痛，但是其他运动员可能会出现剧烈的疼痛，导致运动无法继续下去。复发性半脱位引起的疼痛会刺激肩结构并导致它们发炎，包括关节囊、盂唇、滑囊和肩袖肌腱。由于肱骨头滑出关节盂，肩结构（尤其是滑囊和肩袖肌腱）会插入肩顶（肩峰）下，进一步加剧炎症和疼痛。

治疗方法

对于外力造成的首次急性肩关节半脱位，可能需要使用吊带或肩部支撑固定4周时间，让受伤的肩结构（肩关节囊和韧带）痊愈。如果半脱位不是由创伤引起，而是反复的过顶动作或投掷动作所导致，通常不需要固定。在这些情况下，运动员应该休息，避免投掷和过顶动作，直到疼痛和炎症消退。

冰敷、消炎药和物理治疗法有助于减轻疼痛、炎症和恢复无痛全范围活动。

护理半脱位损伤的下一个步骤是系统性康复计划，其重点是纠正肌肉失衡和加强肩部动态稳定肌，特别是肩袖肌。增强这些肌肉的力量有助于将肱骨头保持在关节盂中，不仅起到稳定关节的作用，还可以收紧拉伸的肩关节囊和韧带——肩部发生半脱位的运动员通常出现这种情况。由于作用力反复通过肩关节，导致许多运动员的肩部肌肉不平衡，结果就是某些肌肉可以过度伸展或变得强壮，而另一些肌肉伸展受限或变得无力。纠正这些不平衡可以增强整个肩关节的稳定性并降低复发性半脱位的风险。对于发生半脱位的运动员，尤其是非创伤性半脱位，参加可能长达半年的系统性复计划通常会获得成功。

康复计划的重点是加强肩结构，同时还要解决技术问题（见下面的"重返体育运动"）和身体其他部位的问题，因为它们可能会影响经由肩关节传递的应力和力量。通过纠正技术和其他身体部位的缺陷，运动员能够降低整个肩部所受到的不适当应力。

如果在广泛的保守治疗下运动员仍然发生了复发性肩关节半脱位，他们可能需要考虑放弃体育运动或者考虑通过手术收紧肩关节囊的韧带。

重返体育运动

重返体育运动的时间从数天到数周不等，具体取决于损伤的严重程度、运动员的症状和体育运动的类型。对于外伤引起的首次急性肩半脱位，通常要固定一段时间，然后逐步增加肩部的活动范围并进行强化锻炼，可能需要 6 ~ 12 周才能重返赛场。

然而，对于遭受非创伤导致的复发性半脱位的运动员，只要运动员肩部周边的肌肉可以无痛全范围活动且已全面恢复力量，就可以更早地逐步重返体育运动。如果症状复发，运动员应该停止体育运动。在某些情况下，他们将需要改变参与体育运动的方式，防止症状复发。例如，游泳运动员可以取消某些划水动作或比赛，棒球投手可以限制投球的数量，而排球运动员可以将位置移到后排以避免反复的过顶动作。运动员在重返体育运动之后，改变技术也可能获得好处。例如，棒球投手可以通过臀部和躯干获得大部分的动力。如果棒球投手存在技术缺陷或者对臀部和躯干的利用不足，他可能会尝试通过增加肩膀发力来弥补。提高投掷技术和改善投掷用力方式有助于降低整个肩关节的不必要压力。

盂唇损伤

常见原因

盂唇是围绕在肩关节窝四周的软骨状凸缘，质地密实，作为稳定肩部的肩关节囊和韧带的锚点。盂唇受伤在体育运动中很常见，它伴随运动员的肩关节半脱位和脱位发生，比如碰撞类或接触类体育运动（美式橄榄球或英式橄榄球），投掷类体育运动（棒球或垒球），涉及反复过顶动作的体育运动（游泳或排球），或者在运动员可能以肩膀或手臂着地的体育运动中。肩膀和手臂遭受的牵引性损伤也可能导致盂唇损伤的发生，比如在滑水时握住绳索。

当肱骨头部分或完全滑出关节盂时，可能会导致盂唇撕裂或脱离。二头肌腱的长头附着在盂唇的上部，如果投掷动作重复牵引该部位，就可能导致上盂唇拉伤或脱离，也称为上肩盂唇剥离。盂唇的前下部分脱离被称为盂唇损伤，通常发生于肩关节前脱位。

识别方法

发生盂唇损伤或撕裂的运动员可能会诉说肩膀的深处发生边界模糊的疼痛，伴随跳动性疼痛或者卡住感。有些运动员可能在首次创伤事件后出现症状，但是许多症状都是逐渐发生的，而且在运动员寻求专业治疗时已经发展成慢性疾病。执行投掷动作或过顶动作时疼痛可能再次出现，这导致盂唇撕裂很难与肩关节夹挤症候群区分开来。很多情况下，盂唇撕裂的诊断需要做核磁共振成像，或者在外科手术期间确诊。盂唇撕裂的症状通常是盂唇在运动过程中卡在盂肱关节引起的。除了疼痛之外，更加严重的盂唇损伤可能会导致运动员发生复发性半脱位或脱位，比如尚未痊愈的盂唇损伤。

治疗方法

在治疗肩关节脱位、复发性关节脱位或半脱位导致的盂唇损伤时，要遵循与脱位或半脱位损伤相同的指导原则（p.80 ~ p.85）。因为很难将盂唇损伤引起的疼痛与肩关节夹挤症候群引起的疼痛区分开来，所以还应该考虑治疗可能存在的肩关节夹挤症候群，包括尝试物理治疗法和注射可的松。对于盂唇损伤或脱离且出现持续性疼痛或不稳定症状的运动员，如果保守治疗没有效果，可以考虑手术治疗。如果首次盂唇撕裂尚未愈合，在未来愈合的可能性很小。如果运动员无法忍受症状，应该考虑外科清创或手术修复撕裂的盂唇。

重返体育运动

对于肩关节脱位或半脱位和复发性肩关节脱位导致的盂唇损伤，治疗方法请参阅第 80 ~ 85 页的"重返体育运动"指导原则。对于采用保守方法治疗的疼痛性盂唇损伤，只要运动员肩部周边的肌肉可以无痛全范围活动且已全面恢复力量，就可以开始逐步地重返体育运动。要完全重返体育运动，可能需要几天到几周，具体取决于损伤的严重程度、运动员的症状和体育运动的类型。对于疼痛性盂唇损伤，缠绷带或使用肩部支撑通常没有什么帮助。需要改变参与体育运动的方式，避免疼痛的动作。例如，网球运动员可以避免引起疼痛的头顶发球，举重运动员在健身房避开某些训练项目。如果盂唇撕裂在运动或活动过程中不断加剧，损伤可能变得更严重，从而导致更加疼痛的症状。

肩锁关节损伤

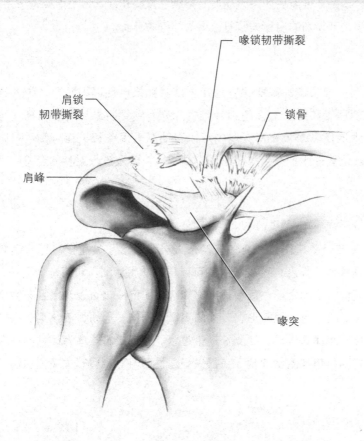

喙锁韧带撕裂

肩锁
韧带撕裂

锁骨

肩峰

喙突

常见原因

肩锁关节损伤常见于接触类体育运动，比如美式橄榄球、英式橄榄球和曲棍球。该损伤通常由肩峰或肩部凸点直接摔倒在地引起。当运动员试图擒抱对手时，肩峰遭到直接打击也可能发生肩锁关节损伤。

识别方法

肩锁关节损伤也被称为肩锁关节扭伤和肩锁关节分离。这种类型的损伤涉及锁骨末端和肩峰之间形成的关节的分离。遭受这种损伤的运动员通常感到肩锁关节疼痛和肿胀，而且很难抬高手臂超过头顶。肩峰和锁骨的分离还可能形成明显的畸形。这种分离称为"塌陷畸形"。

发生肩锁关节分离后，在肩锁关节上会出现一个隆起的畸形，而且往往损伤愈合之后还会存在。这种畸形通常是外观上的，没有任何疼痛或症状。在极少数情况下，发生肩锁关节分离后如果运动员有持续性疼痛和症状，可能要考虑手术。遭受复发性肩锁关节损伤的肩锁关节可能出现早期关节炎。

治疗方法

大多数肩锁关节损伤都采取保守治疗方法。如果出现塌陷畸形，拍 X 线片可以评估分离的程度和排除潜在的锁骨骨折。只有锁骨明显从肩峰分离或移位时，才需要手术治疗。冰敷和消炎药物可以帮助减轻疼痛和炎症。使用吊带短期固定让受伤部位更舒服，在疼痛可忍受的情况下，随后进行温和的全范围活动锻炼。

重返体育运动

如果肩锁关节轻度扭伤且没有任何畸形或分离，运动员通常可以快速恢复体育运动。根据疼痛的程度，可能马上就可以重返体育运动，也可能需要 1 ~ 2 周。在试图重返体育运动之前，运动员肩部周边的肌肉应该可以无痛全范围活动且全面恢复力量。对于有明显畸形和分离的更严重损伤，运动员应该至少在 3 周内要避免进行接触类体育运动，让受伤韧带愈合。重返接触类体育运动时，要在肩锁关节上放置防护垫或圈状软垫，在提供舒适性的同时为肩锁关节提供额外的保护。

肩袖撕裂

常见原因

　　肩袖撕裂一般多见于 40 岁以上、长期参与涉及反复过顶动作的体育运动的运动员，比如游泳、冲浪、排球或投掷类体育运动。在任何体育运动过程中，肩部着地或遭受直接撞击都可能导致急性肩袖撕裂或拉伤。有几个因素被认为与肩袖撕裂有关。许多人认为肩袖撕裂是反复撞击的结果（p.90）。随着时间的推移，反复出现炎症和反复刺激肩袖可能引起肩袖撕裂。可能促成肩袖撕裂的其他因素包括反复微创和过度使用、年龄增加导致肩袖退化、肩袖肌腱的血液循环不良，以及慢性退化的肩袖遭遇急性损伤。肩袖撕裂通常发生在肌腱的外层接近肱骨附着点处。肩袖的冈上肌肌腱是最常撕裂的肌腱。

识别方法

　　肩袖撕裂症状类似碰撞、肩袖肌腱炎或滑囊炎的症状。运动员的肩膀前面或侧面出现疼痛，而且在手臂够东西或举过顶时疼痛加剧。对于较小的撕裂，无力症状可能并不明显。对于较大的撕裂，无力症状可能比较明显。对于严重的撕裂，运动员可能无法将手臂从侧边举起。发生肩袖撕裂的运动员通常在 40 岁以上，而且可能有复发性肩袖肌腱炎或滑囊炎史。疼痛可能在受伤事件之后突然开始，或者在无明显原因的情况下逐渐出现。疼痛的严重程度从轻微到剧烈不等。研究表明，有些人可能没有任何症状。

治疗方法

　　大多数肩袖撕裂运动员都采取保守治疗方法。治疗方法的选择取决于运动员的年龄、功能水平、撕裂大小、虚弱和疼痛程度。如果活跃的年轻运动员发生较大的撕裂，可能需要尽快手术。肩袖撕裂的保守治疗方法与肩关节夹挤症候群、肩袖肌腱炎和滑囊炎相同：适当休息、减轻疼痛和炎症、恢复无痛全范围活动，以及让运动员参加增强肩袖及周边肌肉的训练计划。

　　如果采取保守治疗后症状仍然存在，可能有必要做手术。通常通过核磁共振成像来显示撕裂的位置和程度。手术内容可能包括修复撕裂的肩袖肌腱，以及肩峰下减压术，刮去有炎症的关节骨和骨刺，让肩袖有更多的活动空间。

重返体育运动

在治疗之后，只要运动员受伤的肩部可以无痛全范围活动且全面恢复了力量，就可以逐步重返体育运动。重返体育运动的时间取决于撕裂的大小、运动员的症状、虚弱的程度和体育运动的类型。完全参与体育运动往往要在3个月之后。如果症状复发，则停止参与。在重返体育运动时，通常没有必要缠绷带或使用肩部支撑。运动员可能需要调整体育运动参与方式或技术，避免再次出现症状。对于通过手术修复肩袖撕裂的运动员，通常至少需要6个月才可重返体育运动。

肩关节夹挤症候群

常见原因

肩关节夹挤症候群在涉及反复过顶动作或投掷动作的体育运动中很常见，比如游泳、冲浪、棒球、垒球、水球和排球。在正常肩部活动期间，肩袖和肩峰下滑囊在肩峰下方空间（肩峰与肱骨头之间的空间）顺畅地滑动。此外，肩峰下滑囊（充满液体的小囊）帮助肩袖在肩峰和肩锁关节下方顺畅地滑动。然而，在肩关节夹挤症候群中，执行过顶动作时肩袖和滑囊会受到挤压或碰撞，从而产生疼痛。

有几个因素可能会导致肩关节夹挤症候群。第一个因素是结构性或解剖学结构异常，可能会导致肩峰下方空间狭窄。例如，有些人的肩峰天生就是弯曲的或钩状的，从而导致肩峰下间隙变窄。随着年龄的增长，肩锁关节炎和骨刺的发展也会导致肩峰下间隙变窄。肩袖和滑囊可以滑动的空间越少，它们在肩部活动的过程中就越容易受到挤压。

第二个因素是炎症。过度使用或反复刺激肩峰下方的肩袖可导致肩袖肌腱及其上方的滑囊发生炎症和肿胀（肌腱炎和滑囊炎）。不仅发炎的肌腱和滑囊疼痛，在做过顶动作时，这些发炎和肿胀的组织结构在肩峰下受到挤压或夹挤，导致疼痛加剧。

第三个因素是肩关节不稳定，尤其是在年轻运动员中。如果做过顶动作时肩部结构不能有效地将肱骨头固定在关节窝，肱骨头可能向上滑出关节窝，导致夹挤症候群。肩关节下部不稳定很可能是年轻运动员遭受夹挤症候群的主要原因。

识别方法

肩关节夹挤症候群是影响所有年龄段运动员的极为普遍的病症。运动员通常感到肩膀前面或侧面的疼痛逐渐加强，而且在够东西或做过顶动作时疼痛会加剧。

有时疼痛会放射到上臂。患者的肩部活动范围可能受到限制，相关肌肉虚弱无力，很难将手臂举过头顶或放到背后。此外，受影响的肩膀部位在夜间疼痛和影响睡眠的情况也很常见。

反复夹挤通常导致肩袖肌腱炎（肩袖肌腱发炎）和滑囊炎（覆盖在肩袖上的肩峰下滑囊发炎）。同样的，这两种症状可加重夹挤症候群。

治疗方法

运动员可以在家里开始治疗肩关节夹挤症候群。他们应避免重复过顶动作和其他导致症状加重的动作，直到疼痛和炎症消退。冰敷和消炎药（例如布洛芬）可能有助于减轻疼痛、炎症。在治疗早期，运动员应该开始进行活动范围锻炼，帮助恢复无痛全范围活动；在疼痛可忍受情况下逐渐加强锻炼。

如果最初治疗之后症状仍然持续，可能需要正式的物理治疗法，通过电刺激、超声波或其他方式减轻炎症和疼痛。将可的松注入肩峰下滑囊是减轻疼痛和炎症的快速、有效的方法。最后，所有的运动员都应该开始增强肩部训练计划，特别注意肩袖肌肉的加强。这对年轻运动员来说尤其重要，在他们身上夹挤症候群通常涉及下部不稳定。

对于继续存在功能受限症状的运动员，可能需要通过手术来矫正导致夹挤症候群的下部结构或解剖学结构畸形。对于年龄较大的运动员，这可能涉及肩峰

喙肩韧带

肩峰

肩峰下间隙

冈上肌和肌腱

肩峰下滑囊

肱二头肌长头腱

喙突

锁骨

肩胛骨

下减压术，刮去有炎症的关节骨和骨刺，让肩袖有更多的活动空间。对于年轻的运动员，可能需要做肩部稳定手术，预防与下部不稳定有关的夹挤。如果肩关节夹挤症候群持续存在，复发性炎症和肩袖刺激可能会最终导致肩袖磨损、退化和撕裂。

重返体育运动

大多数运动员经保守治疗后症状都得到改善，在肩部周边的肌肉可以无痛全范围活动且全面恢复力量以后，就可以逐步重返体育运动。重返时间从几周到几个月不等，具体取决于损伤的严重程度、运动员的症状和体育运动的类型。在重返体育运动时，通常没有必要缠绷带或使用肩部支撑。如果症状复发，运动员应停止体育运动或导致疼痛的活动，直到疼痛消失。

为了防止症状复发，运动员可能需要限制或避免体育运动中的某些动作，改变技术也可能让他们受益。例如，运动员可能会选择侧向而不是过顶投掷动作，这有助于预防肩袖和滑囊在肩峰下方受到夹挤。

肱二头肌肌腱断裂

常见原因

肱二头肌有两个近端肌腱和一个远端肌腱。到目前为止，最常断裂的肌腱是近端肱二头肌长头腱。

这个肌腱沿着肱骨头向上延伸，绕过肱骨头并通过肩关节，最终到达肩峰下方，附着在关节盂的顶部（肩关节窝）。该肌腱的断裂往往发生在 40 岁以上的运动员中。有过肩关节夹挤症候群或肱二头肌肌腱炎史（p.90 和 p.94）且参与涉及反复过顶动作的体育运动的运动员，比如游泳、冲浪和排球，或者参与投掷类体育运动的运动员，更容易发生肱二头肌肌腱断裂。

近端肱二头肌肌腱断裂通常是肌腱随着时间弱化和退化的结果。因为这个肌腱位于肩峰（肩顶）下方，所以在过顶动作中容易受到挤压，这点类似于肩袖。随着时间的推移，肌腱可能磨损和变弱，最终导致撕裂或断裂。

肱二头肌肌腱断裂还可发生于附着在前臂桡骨粗隆上的远端肌腱。但是这个位置的断裂没有近端肌腱断裂常见。远端肱二头肌肌腱断裂往往发生在周末进行较大重量举重练习的中年举重运动员身上。

识别方法

通常情况下，发生近端肱二头肌肌腱断裂的运动员会描述肩膀突然疼痛，而且通常伴随听得见的断裂声音或撕裂感。在几天内，肱二头肌部位开始出现瘀伤，而且肱二头肌下部出现明显的隆起。该隆起在屈曲二头肌时更加明显（想想大力水手吃了菠菜之后）。因为撕裂的肱二头肌肌腱和肌肉皱缩到上臂的下部，所以导致该部位隆起。有时，发生急性近端肱二头肌肌腱断裂时，运动员几乎感觉不到疼痛，因此，受伤甚至没有被发现。因为其他近端肱二头肌腱仍然连接到肩膀的喙突，所以一般不会出现显著的无力症状。

肱二头肌腱短头 — 近端肱二头肌肌腱断裂

肱二头肌长头腱

远端肱二头肌肌腱断裂

发生肱二头肌肌腱断裂的运动员，可能会在手臂远端和肘部下方突然出现的疼痛。他们通常会这样描述，在试图举起沉重的物体时导致了受伤；他们可能会听到或感觉到手臂发出的脆响或"噗"的一声。他们还可能发现肘部肿胀和瘀伤。和近端肌腱断裂不同，远端肌腱断裂可能导致手臂无力。

治疗方法

对于大多数近端肱二头肌肌腱断裂，通常采取保守治疗方法。因为其余的近端二头肌肌腱仍然保持完好，而且有其他肌肉协助屈曲肘部，所以几乎不会导致功能或力量的缺失。肌腱断裂引起的外观畸形（失去正常肱二头肌的轮廓，而且肱二头肌下部有一个隆起）对大多数运动员而言都是可接受的。根据需要，可能要通过处方消炎药物和冰敷来缓解疼痛。首先进行循序渐进的强化训练，然后在疼痛可以忍受的情况下，进行肩部和上臂的活动范围锻炼。对于活动水平比较高的年轻运动员，可能需要考虑通过手术来修复撕裂的肌腱。任何手术都应该在几周内完成，以防肌腱缩回，让修复手术变得更加困难。

远端肌腱断裂会引起功能障碍。远端肱二头肌肌腱完会断裂几乎必然导致明显的无力。对于希望重返体育运动的活跃运动员和其他人，通常需要做肌腱修复手术。如果是不完全断裂，或者如果受伤者年纪较大，不需要活跃地参与体育运动，可以采取保守治疗方法，包括休息、冰敷和固定，然后进行有计划的物理治疗。

重返体育运动

如果采取保守治疗方法，近端肱二头肌肌腱断裂患者可在四到六周内重返体育运动。在考虑重返体育运动之前，运动员受伤一侧的肩膀应该具备无痛全范围活动能力，而且几乎全面恢复了力量。通常没有必要缠绷带或使用肩部支撑。在手术修复近端肱二头肌肌腱断裂后，至少需要3～6个月才可重返体育运动。

对于远端肱二头肌肌腱完全断裂，如果采取保守治疗方法，短期内重返体育运动的可能性不大。如果采用手术疗法，可能在6个月之后才可重返体育运动。在手术后，通常需要固定肘部1～2个月，然后做2～3个月的物理治疗。在试图重返体育运动之前，运动员的肘部应该可以无痛全范围活动，而且肘部的屈曲和外旋几乎全面恢复到原先的水平。

肱二头肌肌腱炎

常见原因

肱二头肌肌腱炎是一种发生在肱二头肌长头腱的炎症，发生部位为穿过肱骨凹槽的肱二头肌长头腱。肱二头肌长头腱的位置决定了它容易受到刺激和发生炎症，病理机制与肩关节夹挤症候群相同。

在过顶动作期间，肱二头肌肌腱可能在肱骨头与肩峰之间受到挤压或夹挤，从而导致炎症和疼痛。

这种损伤在涉及反复过顶动作或投掷动作的体育运动中很常见，比如游泳、冲浪、棒球、垒球、水球和排球。虽然肱二头肌肌腱炎大多数情况都与夹挤有关，但是炎症可能偶尔也与肌腱的过度使用有关，来自反复投掷、上手击球、球拍类运动或者使用不当的技术负重屈曲手臂所导致的压力。

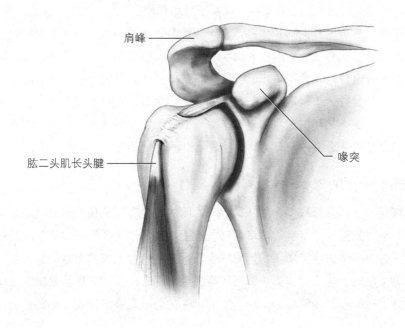

肩峰

肱二头肌长头腱

喙突

识别方法

运动员发生肱二头肌肌腱炎时，通常感到前肩发生逐渐加强的疼痛，而且可能辐射到肱二头肌肌肉。他们说执行过顶动作和投掷动作会发生疼痛，而且晚上也可能发生疼痛。给肱二头肌肌腱带来压力的动作可能会导致疼痛，比如弯曲手臂时收缩肱二头肌，在身体前方直臂举起物体，或者手掌朝上（外旋）转动门把手或拧螺丝刀。因为肱二头肌肌腱炎最常见于肩关节夹挤症候群，所以在 40 岁以上的运动员中很常见。然而，反复执行投掷等动作的年轻运动员也可能患上肱二头肌肌腱炎。

治疗方法

初始治疗包括适当休息和避免引起疼痛的动作或活动。使用冰敷和消炎药（比如布洛芬）来减轻疼痛和炎症。活动范围锻炼应该在治疗过程的早期开始，而且根据可忍受的疼痛情况逐步提升，以恢复无痛全范围活动。可以考虑正式的物理治疗法，通过电刺激、超声波或其他方式减轻炎症和疼痛。在顽固性病例中，可以考虑将类固醇（可的松）注射到二头肌腱鞘，以消除持久性疼痛和炎症。

一旦疼痛和炎症消退，开始进行加强锻炼，恢复肩部的力量，尤其要注意肩袖肌肉。这对年轻运动员尤其重要，底层不稳定可能会夹挤和刺激二头肌肌腱。

如果采取保守治疗后症状仍然存在，可能有必要做手术。对年龄较大的运动员，手术可能涉及肱二头肌肌腱的固定，将该肌腱转移到上部肱骨，以减轻重复的机械刺激。也可以考虑做肩峰下减压术，从肩峰刮去有炎症的关节骨和骨刺，解决夹挤问题。对于年轻运动员，需要做肩稳定手术，预防可能导致底层不稳定的肱二头肌肌腱夹挤和刺激。如果肱二头肌肌腱炎仍然继续存在，肌腱的复发性炎症和刺激可能会最终导致肌腱磨损、退化和撕裂（近端肱二头肌肌腱断裂）。

重返体育运动

一般情况下，只要运动员受伤的肩部周围的肌肉可以无痛全范围活动且全面恢复了力量，就可以逐步重返体育运动。重返体育运动所需的时间可能从几周到几个月不等，具体取决于损伤的严重程度、运动员的症状和体育运动的类型。在重返体育运动时，通常没有必要缠绷带或使用肩部支撑。如果症状复发，运动员应停止体育运动或导致疼痛的活动。他们可能需要改变参与体育运动的方式，以防止症状复发。

肩胛上神经损伤

常见原因

肩胛上神经损伤也称为肩胛上神经病、肩胛上神经卡压或肩胛上神经麻痹，是运动员中相对不太常见的肩部损伤。这种损伤最常发生在排球运动员或过顶投掷运动员身上。反复的过顶动作和投掷动作会牵引或拉伸神经，可能导致肩胛上神经受损。神经也可能因为腱鞘囊肿压迫而受损。盂唇撕裂有时可能与腱鞘囊肿有关，而腱鞘囊肿可能会压迫到肩胛上神经。有时，肩胛骨直接受伤或骨折也会导致肩胛上神经受损。

识别方法

肩胛上神经受到损伤的运动员通常诉说肩部疼痛在深处，很难确定位置，但是经常感到是来自肩膀后面或侧面。运动员可能诉说肩部虚弱无力。最终，运动员冈上肌和冈下肌可能发生萎缩。这两块肌肉是位于肩胛骨后面的肩袖肌肉，受肩胛神经支配。在肩胛上神经通往支配冈上肌和冈下肌的路线上，可能出现多点受损。取决于神经受损的位置，它会影响到这些肌肉的一块或两块。

随着肩袖肌肉变得虚弱，一些运动员可能会发展出肩关节不稳定和二次夹挤疼痛，因为这些肌肉不再能够将肱骨头保持在关节窝中。在许多情况下，运动员可能会继续带伤参与体育运动，没有寻求医疗帮助。在季前赛体检可能意外检查出肌肉无力，或者有时家庭成员或朋友会注意到运动员肩胛骨突，这是肌肉萎缩的迹象，应该尽快去看医生。

肩胛上神经病的诊断通常由医生或其他医疗专业人员进行。力量测试可以查出肩外展或外旋的无力。医生通常要求做肌电图（EMG）/ 神经传导研究（肌肉和神经的测试），以确诊并确定神经损伤的程度。肩部核磁共振成像有助于查明压迫肩胛上神经的腱鞘囊肿。

治疗方法

肩胛神经病的治疗方法取决于神经损伤的原因。如果存在明显的腱鞘囊肿或有其他病灶压迫神经，手术可能是必要的，以除去压迫性病灶，减轻对神经的压迫。如果神经受伤是反复投掷或过顶动作牵引或拉伸神经导致的，运动员必须休息，并避免参加这些活动。可能要使用非处方消炎药物和止痛药。进行增强锻炼（尤其是肩关节外展和外旋），以加强虚弱的肩袖肌肉及其周围的肩部肌肉。如果采取保守治疗 3 ~ 6 个月之后症状仍然存在，可能要考虑做手术。

在严重的情况下，运动员受影响的肩部肌肉可能会发生慢性萎缩和轻微无力。

重返体育运动

重返体育运动所需的时间可能从 6 周到几个月不等，具体取决于神经损伤的严重程度。一般情况下，一旦运动员的疼痛消退，力量恢复到正常水平的 80% 左右，就可以逐步重返体育运动。要监控运动员是否再次发生无力症状，如果无力或者疼痛复发，应该让其停止比赛。在重返体育运动时，通常没有必要缠绷带或使用肩部支撑。在某些情况下，如果无力和其他症状没有改善，运动员可能需要考虑修改或改变体育运动的参与方式，以避免反复的过顶动作。

深静脉血栓形成

常见原因

手臂（和其他身体部位一样）血管损伤可能引发血栓（血块）的形成。当血栓在深静脉形成时，这种病症称为深静脉血栓形成（DVT）。血栓可从血管壁脱离流动到肺部或脑部，造成严重损伤，甚至在极少数情况下会导致死亡。

识别方法

如果运动员出现隐约的肩膀或颈部不适、肢体肿胀而且可能有轻微的发烧，就必须考虑深静脉血栓形成。如果怀疑是这种情况，运动员必须立即就医。

治疗方法

取决于基本病因，深静脉血栓形成一般需要进行抗凝治疗至少 3～6 个月的时间。通常情况下，发生深静脉血栓形成的运动员在初期要使用抗凝药物，比如肝素（静脉注射）或低分子量肝素（LMW），每日皮下注射 1 次或 2 次。然后改为服用华法令阻凝剂（香豆素）。在服用华法令阻凝剂期间监测运动员血液情况非常重要，因为这种药物在血液中的水平可能会波动，需要调整剂量。在达到适当的抗凝效果之前（通常是开始治疗后的 3～7 天），运动员不应使用患肢。

重返体育运动

运动员在完成抗凝治疗之前不应重返接触类体育运动。在治疗期间，碰撞有导致大出血的风险。只要运动员的血液完全抗凝（通常在开始治疗后的 3～7 天）且恢复了无痛全范围活动，应该可以重返非接触类体育运动（比如跑步）。在达到适当的抗凝效果之前，运动员不应使用患肢，以降低血块脱落循环至肺部或大脑的风险。

本节撰稿人：罗伯特·S.高特林，医学博士；格兰特·库珀，医学博士。

第 7 章

手臂和肘部损伤

安德鲁·L.谢尔曼；医学博士，外科硕士

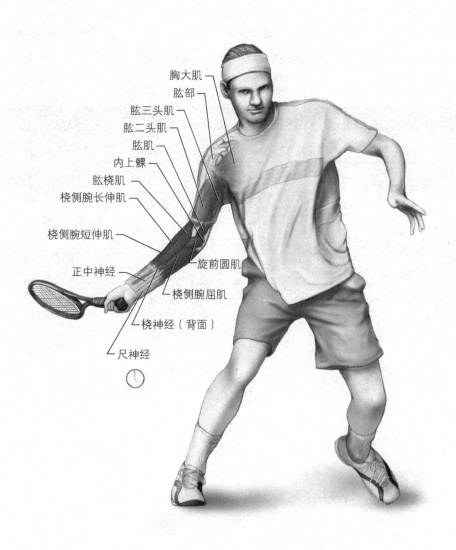

胸大肌
肱部
肱三头肌
肱二头肌
肱肌
内上髁
肱桡肌
桡侧腕长伸肌
桡侧腕短伸肌
正中神经
旋前圆肌
桡侧腕屈肌
桡神经（背面）
尺神经

肘 关节损伤在参与投掷类体育运动的青少年运动员中非常普遍，通常是未成熟的骨骼反复受力导致的。大多数棒球投手的上手投掷动作使肘关节的内侧、外侧和后侧遭受拉伸、压缩、切变和扭转作用力。最近一项针对172名投手进行的调查发现，在 9 ~ 14 岁的投手中大约有 40% 的损伤发生在他们投球满 1 年之后。导致肘关节暴露在重复性拉伸和损伤的其他体育运动包括高尔夫、网球、墙网球、壁球和排球。某些体育运动，比如美式橄榄球、滑雪、冰球和足球，都与手臂和肘关节损伤有关，比如肘关节骨折和脱位。虽然大部分创伤性和非创伤性手臂和肘关节损伤都是轻微的，而且运动员在短暂休息和恢复之后就可以继续上场，但是有一部分损伤随着时间的推移会恶化，不仅威胁到生长板，还可能导致永久性功能丧失和失去未来体育运动生涯机会。

手臂和肘部损伤

网球肘

常见原因

网球肘是常见的体育运动痼疾，受影响的不仅仅是职业网球运动员和"周末网球运动员"。网球肘也称为肱骨外上髁炎，是由在某些体育运动中反复扭转前臂和肘关节引起的，比如网球、高尔夫球、棒球的投掷动作、保龄球和壁球。一些工人，比如木匠，也常常罹患网球肘。

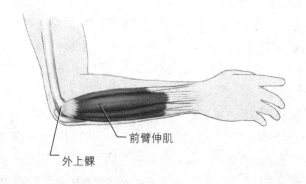

前臂伸肌

外上髁

网球肘在女运动员和男运动员中的发生率之比为 2：1。这种损伤常见于年龄在 30～49 岁的运动员，但是也发生在年轻或年龄较大的运动员中。网球肘是由过度使用前臂和手腕的伸肌或旋后肌引起的（向上翻转手掌和伸直肘部的肌肉）。很多活动可导致网球肘，但是网球中的反手挥拍击球动作对网球运动员产生最直接的影响，而网球肘也因此得名。

某些风险因素导致网球肘更加容易发生。研究发现，如果超过 40 岁的运动员每周打网球超过 2 个小时，那么网球肘的发病率将增加。不适当的装备也可能是网球肘的罪魁祸首。球拍拍柄太小或太大都可因为不好用力而导致网球肘。湿球、重球、球拍线太紧或者球拍头太硬都会增加肘关节的应力。最后，没有得到正确的适应性训练的运动员也是网球肘的高风险人群，因为他们的肌肉在处理比赛中的应力时不够强壮或不够柔软灵活。

识别方法

患网球肘的运动员经常诉说肘关节外侧表面有针刺或刀刺一样的疼痛。在伸展手腕（腕关节处于做俯卧撑姿势）和外旋前臂（手掌朝上）时，这也是网球反手击球的动作，疼痛感最强烈。通过体检通常可以确认肘关节外侧的针刺压痛，甚至肿胀。用力阻挡手腕或手指的伸展也可能产生这样的疼痛。拍 X 线片或做核磁共振成像通常显示无异常，尽管可能显示肘关节的外侧有骨刺或钙沉淀。如果网球肘比较严重，核磁共振成像可能会显示受影响的肌肉部分或完全撕裂，最常见的就是桡侧腕短伸肌。如果运动员诉说疼痛向下放射到前臂，那么这种疼痛必须与神经卡压和桡神经疼痛区分开（见 p.106 的桡管综合征）。

治疗方法

通常采取非手术方法治疗网球肘。大约有 95% 网球肘运动员通过保守治疗可以很好地恢复功能。就治疗而言，网球肘可以分成三个不同类别。

最轻微的网球肘的症状就像典型扭伤或拉伤。在这种情况下，需要适当休息、避免参与体育运动和使用非处方药。在大约 3～6 周之后，病症消失，运动员恢复到受伤前的状态。

第二类损伤可能需要 3～6 个月才能痊愈。在这种情况下，治疗方法除了和上面的轻微损伤一样之外，还包括物理治疗法、抗阻肘部支撑、注射可的松和体外冲击波疗法。抗阻肘部支撑可以减轻肘部的肌张力。抗阻肘部支撑用的是一条薄带，中心部位有气泡。将有气泡的部位置于肘部下方的肌肉上，轻轻地压迫该部位。也可以使用腕关节夹板来减少腕部活动，从而减轻对肘部肌肉的拉力。注射可的松可减轻局部炎症，让身体开始自然愈合过程。在有争议但越来越受欢迎的增生疗法中，可将葡萄糖和生理盐水混合物反复注入肘外侧韧带中，从而刺激愈合。根据提倡这一疗法的医生的报告，在传统治疗方法失败后，将增生疗法作为一种替代性疗法取得了显著的效果。体外冲击波疗法是另一种有争议的治疗方法，它利用声波来诱发所谓的组织微创。一些研究者认为，微创将启动愈合反应，有助于减轻炎症，但是研究结果喜忧参半。

第三类损伤对前面提到治疗方法都没有反应。核磁共振成像显示异常。在这种情况下，可能需要考虑手术治疗。在保守治疗 6～9 个月失败后才考虑做手术。外科医生可以去除部分受损肌腱或切断受影响的肌腱的附着点。在手术后运动员通常需要戴一个 90 度的肘部支撑。戴上肘部支撑后需要 3～5 天才可以开始活动肘部，在 3 周内可以开始力量增强练习。在保守治疗失败后接受手术治疗的人群当中，大约有 85% 的人的疼痛得到了一定程度的缓解。

重返体育运动

当达到无痛全范围活动时，运动员应该可以开始力量增强练习了。最初的力量增强练习应针对能够稳定上半身和减轻肘关节上拉力的肌肉。例如，增强背阔肌(覆盖后背腰部的肌肉)、肩袖肌群和上背部肌肉有助于创建更加平衡的上半身，能够更好地支撑球拍的质量，从而减少肘外侧的应力。随着运动员的症状改善，可以开始增强手腕和前臂的力量。最后，可以进行专项体育运动训练，完成康复过程。

仅当运动员的肘部恢复无痛全范围活动、腕伸肌恢复正常的力量，而且将这种力量应用到正常挥拍击球动作时，才可以重返网球比赛。如果运动员做了手术，可能需要 4 ~ 6 个月才可重返网球或其他挥拍类体育运动。和其他肌肉骨骼损伤一样，接受网球肘治疗的运动员应该在力量、耐力和柔韧性恢复正常之后才可重返网球运动。

过早重返体育运动的运动员面临再次受伤的风险，而且很可能导致未来无法再参加网球运动。对于未充分恢复的运动员，为了减轻肘部的持续疼痛，可能会将更多压力转移到身体的其他部位，比如肩部或腰椎，从而导致这些部位受伤。

因为网球肘通常不会导致骨折或永久残疾，一些以娱乐为目的的运动员可以在肘部未完全恢复之前逐渐重返网球运动。采取措施改变挥拍技术、改变训练习惯、改善设备或者佩戴抗力肘部支撑，有助于网球运动员尽快重回比赛或娱乐网球运动。

要想保持健康的手腕，网球运动员必须确保球拍拍柄的大小和手的大小相匹配。可以通过测量手掌的第二道横纹与无名指指尖之间的长度判定所需拍柄的大小（见图 7.1）。如果测得的长度在拍柄尺寸范围之内，则选择较小的拍柄尺寸，然后加上软拍柄套或热收缩拍柄套，就得到正确的拍柄尺寸。对于东方式正手握拍法（手掌握在球拍网面方向的拍柄斜面上），你应该能够将非击球那只手的食指放在无名指和手掌之间。

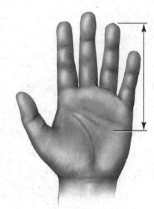

图 7.1 拍柄测量

高尔夫球肘

常见原因

类似于网球肘，高尔夫球肘（或内上髁炎）是由肘部内侧的肌腱交界处反复受力导致的。高尔夫球肘最常见于20～49岁的男性。该损伤也经常发生在网球运动员、举重运动员和投掷过多拐弯球的棒球投手身上。高尔夫球肘的最常见原因是起于内上髁（肘部内侧）的肌腱反复受到应力。疼痛来自于前臂肌腱，它们在此处附着到肘关节上。在急性损伤（突然发生）中，该肌腱可能发生真正的肌腱炎。在慢性损伤（随着时间的推移而发生）中，肌腱的轻微撕裂未能完全愈合将导致肌腱炎，并伴随慢性疼痛和功能障碍。

类似于网球肘，高尔夫球肘会因为挥杆技术不对和装备不合适而逐渐恶化。肘关节内侧疼痛最常发生在主导肘关节或伴随肘关节上。过大的握拍力可能导致腕屈肌受力增加，从而增加肘部肌腱的应力。许多临床医生认为高尔夫球球杆的拍柄太小，导致手腕张力增大，从而引起高尔夫球肘。最后，向后和向下挥杆时，动作平面不正确可能会导致肘部和手腕受到异常的应力。

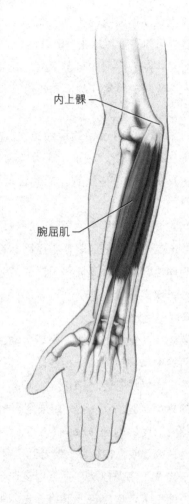

内上髁

腕屈肌

识别方法

患有高尔夫球肘的运动员最常诉说的是肘关节内侧沿线疼痛。疼痛在屈曲手腕（就像向人招手时手掌向后屈曲）和内旋手腕（就像逆时针方向拨动电话号盘）

时，疼痛更加剧烈。也有一些运动员诉说第四根或第五根手指刺痛或麻木。这表明尺神经（控制第四和第五根手指的前臂神经）在经过肘部的尺槽时受到刺激或卡压。这种损伤称为肘管综合征（p.115）。如果发现运动员的抓握力下降至拿不稳球甚至是简单的家用物品，就必须考虑是得了肘管综合征。你可能知道受影响的部位是"神奇的骨头"，也称为尺骨端。当你无意中撞击到这个部位时，就会感到似有电流沿着手臂向下蔓延。

只要触摸肘部内侧或肘部下侧的骨突，就会感受到和高尔夫球肘一样的疼痛。肘关节的活动范围通常是正常的，肘部变色或关节肿胀也不常见。

拍 X 线片或做核磁共振成像通常发现不了高尔夫球肘。X 线可以排除任何游离体或骨刺。核磁共振成像扫描可以检查韧带的伤情，特别是尺侧副韧带撕裂或炎症。

如果发生神经异常，可能需要做神经传导速度检查（NCV）和肌电图检查，查明尺神经经过肘关节和腕关节的功能。

治疗方法

急性高尔夫球肘的初始治疗侧重于 PRICE 原则（保护、休息、冰敷、加压和抬高）或者适当休息、内侧抗阻肘部支撑、冰敷和消炎药物。在少数情况下，可能有必要注射可的松。一旦急性期消退或疼痛减轻，治疗应侧重于康复，包括加强前臂肌肉力量和预防复发。

重返体育运动

只要运动员受伤的肘部可以无痛全范围活动，就可以重返体育运动。抓握力应接近对称。在考虑重返体育运动之前要记住，许多患有高尔夫球肘的运动员，尤其是棒球投手和高尔夫球员，同时也存在上背部、颈部和胸部肌肉无力的情况。加上背阔肌（背部）和胸大肌（胸部）僵硬，这些肌肉缺陷经常导致不良的姿势并因此改变运动力学，给肘部、肩和腕关节造成异常应力。因此，康复计划必须侧重于重新创建正确的身体姿势，提高上肢肌肉力量以更好地支撑远端肢体及其负重，教会运动员改进用力方式防止未来症状复发。在该计划完成之后，运动员可以专注于加强手部、腕部和前臂的力量。

桡管综合征

常见原因

桡管综合征通常是由反复扭转肘关节引起的，尤其是手臂的反复投掷动作。肘关节的反复内旋和外旋，常常发生在投手身上，可能会加重桡神经症状。最后，导致结疤或其他韧带挤压近端肘关节桡神经。最常发生这种损伤的体育运动包括网球、壁球、高尔夫球、棒球和其他投掷类体育运动。

肱二头肌

肱肌

桡神经卡压位置

旋后肌

识别方法

在桡管综合征中，桡神经的运动分支（控制肌肉移动的部分）被卡压。桡神经无法顺畅通往手腕和手指时，就会导致前臂和手背出现疼痛和麻木。

运动员起初以为是网球肘，但是常规的治疗并不能改善症状。进一步检查会发现前臂和手背的神经功能缺损。X线片或核磁共振成像通常不能识别神经损伤或神经卡压，但是可以显示其他骨骼或肌腱损伤，比如应力性骨折或骨撕脱。电诊法可以找出神经卡压位置和确认神经损伤的严重程度。神经肌肉骨骼超声还可以检查出神经和肌腱损伤。

治疗方法

在短期内，交替冰敷和热敷肘部可以减轻炎症和疼痛。医生会开消炎药。在开始时，拉伸运动可以增加上覆肌腱的柔韧性和改善症状。对于较严重或慢性的病症，运动员应该向专业人员求助，他们会根据运动员的需求和目标制定康复方案。如果保守治疗失败，而且疼痛或神经症状变得更加严重，可能需要做神经减压手术。

重返体育运动

当疼痛减轻且恢复无痛全范围投掷动作之后，投掷运动员就可以重返投掷类体育运动了。通过锻炼、拉伸运动和康复计划，大多数运动员都能做到这点。康复应在有经验的医生指导下进行。循序渐进地恢复投掷水平可以防止再次发生此类损伤。但是如果选择做手术，运动员的恢复之路将更加漫长。在重返投掷类体育运动、高尔夫球或持拍类体育运动之前，一些方面必须达标，比如对称的握力、腕伸肌力量和指伸肌力量。

骨间后神经综合征

常见原因

骨间后神经综合征（PIN）的桡神经的一个分支受到夹挤或刺激，最常发生在网球运动员身上，导致伸展手指的肌肉无力。

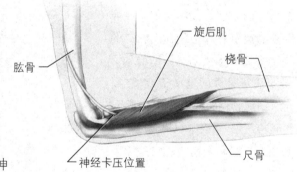

骨间后神经综合征的症状类似于桡管综合征，也表现为指伸肌无力，但是它们的区别是骨间后神经综合征不会导致腕伸肌无力。导致骨间后神经综合征的原因是反复旋转前臂。

识别方法

患有骨间后神经综合征的人经常诉说肘外侧疼痛，他们发现很难伸直手指，一般不出现麻木症状。体检会发现肘关节外侧局部压痛。在肘部缠绷带通常导致"电击"样疼痛，且向小臂辐射。

治疗方法

初始治疗是控制肘部炎症。应该通过休息、冰敷、使用消炎药，有时也使用夹板固定来减轻疼痛和炎症。在出现无力或麻木等症状的严重病例中，可能需要就医。往往需要采用电诊法来确定损伤的严重程度。虽然保守治疗通常能够让骨间后神经综合征消退，但是可能需要通过手术来解放肘部或前臂的神经。

重返体育运动

运动员的握力和上肢力量恢复到正常时，就可以重返体育运动。在做投掷动作时，肘部必须能够实现无痛全范围活动。要想恢复到这种程度，需要在教练或物理治疗师的指导下进行一段时间的康复训练。

旋前肌综合征

常见原因

旋前肌综合征，通常也称为"前骨间综合征"，由肘部褶线附近的正中神经（控制手功能以及拇指和食指感觉的两条主要神经之一）受到压迫所导致。这种损伤的最常见原因是举重或类似的活动引起掌侧前臂肌肉肥厚（体积增大）。这种损伤通常是暂时和良性的。

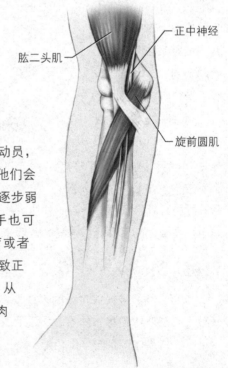

肱二头肌

正中神经

旋前圆肌

最容易遭受这种损伤的人群是举重运动员，他们通常被认为有一双"粗壮的手臂"。他们会注意到进行手腕屈曲和抓举类训练的力量逐步弱化而且不对称。前臂过度发达的棒球投手也可能患上旋前肌综合征。如果受伤后不治疗或者发生严重的韧带卡压，旋前肌综合征可导致正中神经的运动分支神经发生永久性损伤，从而导致前臂肌肉萎缩以及前臂和手部肌肉无力。

识别方法

正中神经压迫通常发生在手臂或前臂，具体部位通常介于肘部褶痕的两块旋前圆肌的末端之间。通常情况下，只影响到运动分支神经，因此只出现运动障碍而不是感觉障碍（可能发生肌肉无力，但感觉没有任何缺失）。

遭受这种损伤的活跃举重运动员的患肢可能会经历由无痛性肌肉无力导致的表现水平下降。另外，运动员可能将疼痛描述为隐隐作痛。疼痛局限于前臂屈肌（经常在旋前圆肌的腹部），做旋前动作（上臂伸直在面前时手掌向下转动）或长时间活动时疼痛加剧。与腕管综合征（p.126）不同，这种损伤很少夜间疼痛。通过体检能够发现指屈肌明显无力，特别是拇指屈肌。旋前肌的力量通常得到保持，因为旋前圆肌通常不被挤压到。

旋前肌综合征没有其他上肢卡压那么常见，所以必须排除其他导致疼痛、无力或麻木的病症，比如腕管综合征。需要做针肌电图和神经传导检查，以区分这些经常重叠和有时共存的病症。肘部核磁共振成像可以显示韧带卡压和正中神经的信号异常，但是在颈椎做核磁共振成像更有价值，以排除类似于旋前肌综合征症状的椎间盘损伤。

治疗方法

初始治疗方法包括让受影响的上肢休息和避免参与体育运动。虽然夹板固定的效果还没有得到确认，但是你可以尝试用手腕固定夹板以在 15 度角固定 4 ~ 6 周。教会运动员如何在受卡压或肌肉受限制的部位做摩擦按摩。很多时候，休息、前臂伸展和腕伸肌对抗增强力量练习可以消除症状。但如果症状没有改善，而且医生怀疑韧带受到卡压，那么可能有必要做手术。

重返体育运动

只有在训练没有感到疼痛，遭受这种损伤的举重运动员才可以重新参加给前臂和手腕施加压力的训练。随着恢复的进展，他们将需要再次加强这个部位，让受伤侧与未受伤侧达到对称。对于主导侧遭受这种损伤的投掷类运动员，仅当患侧至少恢复正常力量的80%且在投掷过程中没有疼痛发生时，才可重返体育运动。

尺侧副韧带撕裂

常见原因

尺侧副韧带（UCL）损伤，也就是肘部内侧韧带损伤，是棒球投手的常见损伤。尺侧副韧带距离内侧髁（肘内侧骨头）约1.9厘米，是肘关节内极其重要的稳定结构。当肘部屈曲90度时，比如发生在摔跤比赛或美式橄榄球的擒抱动作中，尺侧副韧带提供的支撑占到肘关节内侧支持的50%以上。在棒球投掷动作的首次绕臂动作完成之后，在接下来的手臂向后和向前摆动的过渡期间，尺侧副韧带受到最大的应力。在投掷动作期间，在上臂旋转的同时尺侧副韧带向前拉前臂。在正确执行的投掷动作中，相对较小的尺侧副韧带所产生的巨大张力几乎接近极限。如果运动员用力方式不当或手臂的肌肉变得疲劳，负荷可能超出尺侧副韧带的承受范围，可能因此导致轻微拉伤。如果这种轻微拉伤得不到休息和治疗，就可能发生严重撕裂或拉伤。

识别方法

尺侧副韧带受伤的投手经常描述在投球时感觉到或听到肘部发出"噗"的一声。许多专家认为这个投球动作就是"压死骆驼的最后一根稻草"，产生了可导致更大撕裂的轻微撕裂。尺侧副韧带发生撕裂的投手的肘部失去了大量支持和力量，从而限制了他以最高水平发挥的能力。如果投手坚持带伤投球的话，肘部内侧先是发生急性疼痛，然后转变成慢性疼痛。这需要通过核磁共振成像扫描来确诊，然后确定损伤的程度。必须排除其他类似的损伤，比如肘关节应力性骨折。

治疗方法

虽然非手术治疗撕裂可以减轻业余运动员的疼痛和肿胀，但是不能让职业运动员完全恢复。在大多数情况下，高水平运动员的肘部发力非常大，所以在尺侧副韧带撕裂的情况下无法参加比赛。通常建议通过手术在肘部骨头（尺骨和肱骨）之间来回编织肌腱，构造一条新的韧带。手术的成功率一直非常可观；有些投手甚至说他们在手术后的投掷比受伤前还要有力。这种手术也称为"汤米·约翰手术"，因为它首次应用在著名的大联盟投手汤米·约翰身上。

如果运动员想要重新习得失去的技能，恢复将是一个漫长的过程。在手术后的3周内，康复的目的是给肘部戴上支撑，恢复肘关节的屈曲、内旋和外旋动作。当运动员的手指可以触摸肩膀之后，就可以开始增强腕屈肌和旋前肌了。一旦实现了全面伸展，运动员就可以开始增强肩部、肘部和手指的力量。4个月内应避免肘部受力。

在3个月之后，运动员可以开始使用泡沫球练习投掷2周，接着使用网球练习2周，最后再使用硬球练习。许多理疗师和运动医学专家建议，在运动员认为内旋和外旋肌肌肉群恢复正常的力量比率之前，不要开始投球。他们认为正常的比率是外旋肌的力量为内旋肌的65%。

重返体育运动

在尺侧副韧带发生撕裂之后，只有运动员的内科医生，在结合训练员和理疗师的反馈情况下，才能批准运动员重返竞争性体育运动。在重返体育运动之后，运动员仍然必须严格坚持循序渐进的投掷计划，避免二次损伤或旧伤复发。在所有情况下，投掷的进展取决于年龄、经验、损伤状态和痊愈模式等因素。小心对待酸痛，在2次锻炼之间休息1天。

在全面恢复比赛之前，运动员应该在模拟比赛情境进行测试。例如，对于棒球投手，模拟比赛应该在标准的投球区土墩上进行，采用他在比赛中将使用的投掷类型、相同的投球数量和投掷组合。如果模拟比赛取得成功，他就可以重返真正的体育运动了。经过手术和适当的康复之后，运动员应该有望恢复到受伤前的水平。在某些情况下，他们甚至比受伤前还要强壮。

小联盟肘

常见原因

小联盟肘（LLE）即肘关节内侧的超负荷损伤，由未成熟的运动员反复投掷所导致。在投掷期间，肘部受到的外翻应力在肘内侧结构中形成张力，而在侧向结构中形成压缩力。大多数的损伤发生在加速阶段，此时肘关节最大限度地弯曲。

投掷物体的加速阶段让肘部的尺侧副韧带、内上髁（肘部内侧骨）和尺神经遭受外翻应力。在骨骼发育尚未成熟的运动员中，尺侧副韧带的近端绕过肘关节，连接到尚未融合的内侧肱骨骨突上（骨头上的肌腱附着点，靠近骨生长部位）。在一种小联盟肘病症中，过度的上手投掷动作可能会引起亚临床肘关节内侧应力性骨折，并最终导致部分内侧骨突（生长板）从肱骨分离。这种微创有累积效应，让生长板部分分离演变成完全从肱骨上撕脱，这是一种更具毁灭性的损伤。

对于骨骼不成熟的过顶投掷运动员，肘部的桡骨头和鹰嘴（肘关节背后的尺骨上端的骨突）有第二骨化中心。在上手投掷动作的反复应力作用下，这些尚未融合中心的生长板比相邻的肌肉－肌腱单元更容易受伤。因此，另一种常见的小联盟肘损伤是尺骨鹰嘴骨骺撕脱。在关节松弛的青少年运动员中，慢性重复投掷的最后挥手投掷阶段会导致尺骨鹰嘴内侧端受到夹挤，最终导致类似的疼痛。

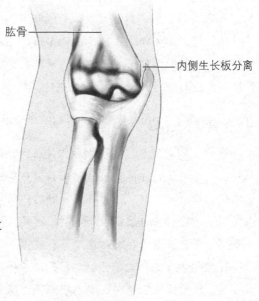

肱骨

内侧生长板分离

识别方法

发生小联盟肘时，运动员会诉说肘关节内侧疼痛。疼痛通常与以下因素之一有关：

- 经常过于用力投掷；
- 每周增加的投掷次数过快；
- 在年轻的时候曲线球或滑球投得太多；
- 转到了联盟队，其中投手的投球区土墩离本垒板更远或者增高了。

大多数经历严重的、限制活动的疼痛的青少年投手仍处于可逆阶段。然而，当肘部明显无力时，一次猛力的投掷就可能部分或完全将内侧骨突从上髁撕脱。

为了实现良好的结果，正确诊断很重要。临床医师必须能够确诊可能需要手术修复的手臂和肘关节应力性骨折、神经损伤以及肌肉或韧带拉伤。在大多数情况下，肘关节内侧疼痛不会迅速缓解，此时通常需要拍X线片或做核磁共振成像。

治疗方法

初始治疗以保守方法为主，着重于遵循PRICE原则减轻疼痛和炎症。运动员必须避免投掷动作。一旦肘部的疼痛完全消失，康复训练和改变投掷用力方式有助于最大限度地降低复发率。许多年轻运动员没有学会正确使用躯干和下肢肌肉来适当减轻肘部的压力。教会青少年加强和正确使用这些肌肉，通常可以预防未来再次发生肘关节损伤，而且可能增加每小时的里程数和快球动作。

如果最初治疗不能减轻疼痛和炎症，则需要进行医学评估。治疗未成熟运动员的肘关节疼痛时，首先要做的是正确诊断病因。拍肘部 X 线片非常重要，以发现生长板是否发生骨撕脱或骨折。如果存在可疑之处，则需要通过核磁共振成像来检查应力性骨折，并查看尺侧副韧带和其他软组织结构的完整性。

大多数肘关节损伤都是重复应力导致的，因此尽可能消除肘关节受到的应力非常重要。电刺激和脉冲超声等理疗方式可能有帮助。如果运动员损伤已经发展到应力性骨折或撕脱，在 6 ~ 12 周内或病症消退之前不应该投球。在少数情况下，需要通过手术来重新拼接撕脱的骨片。

重返体育运动

在运动员重新投球之后，防止再次受伤是重中之重。适当的拉伸运动和投掷热身运动必不可少。美国物理治疗协会出版了一套适合小联盟投手的拉伸运动。治疗师或训练师也可以给队员提供这些运动。在比赛结束后，冰敷肘部 10 ~ 15 分钟，这应该能够减轻炎症和防止疼痛，避免发生进一步损伤。

并不是所有的手臂损伤都是可以避免的，但是可以通过限制骨骼未成熟的运动员的投掷数量来最大限度地降低风险。限制投掷球数好过限制局数，因为永远无法确定一局里要投掷多少个球（见第 2 章，p.38）。大多数权威人士都一致同意，13 岁以下的运动员不能投掷拐弯球或曲线球，否则一定遭受短期或长期损伤。

剥脱性骨软骨炎

常见原因

剥脱性骨软骨炎（OCD）是一种骨头和软骨炎症，主要发生在青少年和年轻成年人中。肘部最常受影响的部位是肱骨小头（肘部外侧）的前外侧表面。损伤的原因是反复投掷和肘关节应力。

反复拉伤的结果，即肘部内侧或外侧的关节软骨和软骨下骨发生局部骨片分离。

识别方法

年轻投手发生的肘部疼痛通常称为小联盟肘;剥脱性骨软骨炎是另一种不太常见的肘部疾病。小联盟肘通常沿着肘部的内侧产生疼痛,而剥脱性骨软骨炎通常沿着肘部的外侧产生疼痛。

然而,这两种损伤通常同时发生。大约有90%的剥脱性骨软骨炎患者曾经有过肘部疼痛史,而大约有55%的患者肘部活动范围受限。剥脱性骨软骨炎的症状通常是逐步出现的。疼痛通常是间歇性的,

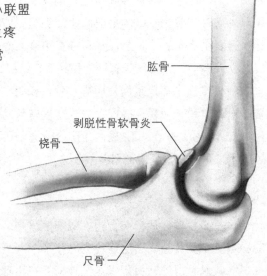

肱骨

剥脱性骨软骨炎

桡骨

尺骨

而且在运动时发生,尤其在用力投掷或增加了肘关节的应力时。肱骨小头剥脱性骨软骨炎多见于13～17岁的青少年,发病原因为在过顶动作期间反复挤压肘部外侧。这种活动方式也可能导致桡骨头应力性骨折,因此可能需要由医生来区分。

许多运动员的症状类似于骨突炎或小联盟肘,因此在没有X线片诊断的情况下,无法区分这两种损伤。X线片可能显示出关节内有游离体或异常的二次骨化(骨头形成)中心。肘部核磁共振成像可以排除应力性骨折和韧带撕裂。核磁共振成像也能显示骨头碎片和软骨损伤。因为骨扫描可以检测细微的(骨)病变活动,所以这是诊断剥脱性骨软骨炎的可靠办法。

治疗方法

是否需要做手术取决于骨病变的大小及其位置。游离体的出现、肱骨小头和桡骨头的关节软骨病变也有助于确定是否需要做手术。剥脱性骨软骨炎越早诊断,运动员越年轻,就越有可能不需要做手术。保守治疗方法包括限制投掷、使用消炎药物以及在治疗师或训练师的指导下做前臂增强力量练习。如果保守治疗方法在8～12周之后无效,可以考虑做手术。外科手术选择的有很多,包括关节镜

清理术。在该过程中，将称为关节镜的设备穿过皮肤，进入肘关节。

关节镜上安装有摄像头，所以外科医生在手术过程中可以清楚地看到关节内的空间。关节镜进入关节内之后，外科医生就可以简单地刮除肘关节内的游离体，或者可以选择钻剥脱性骨软骨炎病灶，这有助于刺激骨头再生。

因为发生剥脱性骨软骨炎的主要原因是过劳，所以这种损伤及其复发都是可以预防的。如前所述，不管是骨骼成熟还是未成熟的棒球投手，必须适当限制投球的数量。教练、父母和运动员必须得到充分的教育，让他们及早认识这种损伤。所有棒球运动员和其他高风险运动员，比如标枪投手、铅球投手，甚至是网球运动员，都必须学会正确的技术和参加适应性训练。

在投掷的过程中，涉及鞭打式或猛甩动作，而且手臂运动在相对水平的位置上，这是投掷导致肘部损伤的常见原因。因此，棒球投手应避免打开主导侧肩膀和过早从地面上抬起后脚。应该早在赛季开始之前就对前臂肌肉进行预防性增强锻炼，包括屈肌和伸肌、肩胛肌肉、支撑性躯干，甚至骨盆和大腿肌肉，而且在整个计划中继续进行锻炼。

重返体育运动

随着肘部疼痛消退和恢复全范围活动能力，运动员就可以逐渐开始投掷计划，以增加耐力。必须由熟悉这项运动的教练和训练师评估投掷技术，一旦发现错误，必须立即纠正。核磁共振成像检查可能有些价值，但是运动员对症状的描述是确定何时重返体育运动的最佳依据。如果运动员的疼痛消失，肘部实现了全范围活动，而且抓握能力得到了完全恢复（与健侧一样），就可以批准他们全面进行投掷活动了。

肘管综合征

常见原因

肘管综合征是反复投掷动作引起的，因为这种动作导致肘部内侧过度屈曲和扭转。这种损伤最常见于投曲线球的棒球投手、其他投掷运动员和高尔夫球手。持拍类体育运动的运动员也容易遭受该损伤。

识别方法

这种损伤是尺神经（控制第四根和第五根手指的前臂神经）在经过肘部的尺

槽时受到刺激或卡压导致的。

如果尺神经受到卡压，导致神经传导受阻或神经纤维（轴突）受损，运动员的小拇指和无名指外侧可能会出现麻木感，手内部肌肉也会发生萎缩和无力。

如果尺神经在肘管内受到卡压，运动员的肘部通常出现外翻畸形（肘部伸展时向外弯）。手部肌肉无力的运动员无法捏紧拇指和小指。

治疗方法

短期治疗方法包括减轻炎症、休息和夹板固定。医生可以开消炎药。以自然的45度角用夹板固定肘部，从而减轻神经的压力。治疗师可以拉伸前臂和手腕，以活动神经和显著减轻症状。一旦肘关节

尺神经受到压迫的位置

疼痛和手部麻木消退，应该由专业的手部治疗师或职业治疗师来加强手部及其抓握力。

如果症状没有改善，或者手部无力更加严重，可能需要通过手术给神经减压。在手术后，必须固定一段时间。固定期结束之后，专业治疗师将花多周甚至几个月来帮助运动员恢复手腕和前臂的力量。他们会采用许多不同的技术来恢复运动员的力量，比如锻炼手部力量的重物和阻力带。

重返体育运动

只有肘部恢复无痛全范围活动，而且抓握力和前臂力量与另一侧的相等或接近受伤前水平时（如果主导侧的手受伤），投掷运动员才能重返体育运动。运动员需要进行体育运动专项训练才能安全地重返体育运动。

肱骨应力性骨折

常见原因

如果在反复投掷之后肘部上方的手臂出现疼痛，那么投掷运动员的中臂或肱骨可能发生了应力性骨折。应力性骨折不同于真正的骨折，前者的骨头没有移位，所以不需要复位。然而，如果应力性骨折没有被发现，而且运动员继续在比赛中投球，那么应力性骨折可能会变成完全断裂骨折。此外，有些症状在全面的医学检查有时显示似乎是常规的手臂骨折，而它实际上是骨癌，尽早治疗可以防止蔓延到全身。应力性骨折也可以发生在桡骨头、肩部、腕关节和下肢。坐轮椅的运动员需要使用上肢来承受质量，因此是上肢和肘关节应力性骨折的高风险人群。

识别方法

对于发生应力性骨折的运动员，在投掷一定数量的球或者投掷一定时间之后，手臂或肘部经常会有慢性的、逐渐增加的疼痛。这些症状通常在休息之后消失，但是恢复运动时又出现。训练员或医生检查时，通常发现手臂局部压痛，或者如果发生桡骨头骨折，会发现肘部远端有局部压痛。X线片可能不会显示异常，因此需要做核磁共振成像或骨扫描来确诊应力性骨折。非负重骨很少发生应力性骨折，因此必须考虑其他原因，比如良性病变、癌症或感染（骨髓炎）。如果核磁共振成像怀疑是骨癌，遇到这种不幸情况时，治疗医生必须要求运动员做活检。

治疗方法

运动员应该避免参与给受影响部位造成压力的活动。对于上肢应力性骨折，应避免投掷和手臂负重活动，比如越野滑雪中用手臂推滑雪棍。通常情况下，恢复时间大约为6周，但取决于骨折的严重程度。在骨折愈合后的很长一段时间内，核磁共振成像和骨扫描仍然显示异常（骨折愈合几个月后的核磁共振成像、2年后的骨扫描都会如此），所以除非症状复发，否则通常不需要再做影像检查。

重返体育运动

大约6周后，重新评估运动员；如果无疼痛，他或她就可以重新开始投掷了，而且可以开始训练，准备重返赛场。逐步重返体育运动可以降低骨折复发的概率，但是如果真的再次发生骨折，将需要再次休息。加强受伤手臂周围的肌肉也有助于预防骨折复发，但是加强训练应该在训练师或理疗师的监督下进行。

肘关节脱位

常见原因

肘关节脱位在儿童中最常见，其次是成年人（肩关节脱位排在第 1 位）。在儿童和青少年的关节脱位中，发生在体育运动中的至少占到 50%。90% 的关节脱位是后脱位（骨头向远离手臂方向移动），另外 10% 是前脱位（骨头向手臂方向移动）。大多数后脱位发生在运动员伸手且胳膊肘稍微屈曲摔倒时。前脱位通常发生在肘部后方遭受直接撞击后，导致被手臂向前猛推。肘关节脱位的主要风险是它可能会损伤该部位的神经和血管。虽然人们对肘关节脱位的第一反应是担心疼痛和可能发生骨折，但是最要紧的是确保运动员的前臂和手部有感觉、力量和脉搏。如果这些部位的皮肤出现苍白（发绀），或者手腕几乎没有自主动作，而且手上的皮肤失去感觉，这将成为紧急医疗情况，必须立即将运动员送到当地的急诊室。

识别方法

运动员马上感到疼痛。如果正中神经或尺神经受损或拉伸，运动员受伤一侧的手会感到麻木和刺痛。如果肱动脉受损，由于缺乏血液供应，手部皮肤的颜色可能变得苍白或发蓝（发绀）。在年轻运动员中，肘部受到拉力时可能导致桡骨头半脱位（桡骨头脱离原位）。受伤的孩子要托着肘部让其靠近身体，避免肘关节发生移动。

通常只需做普通的肘部 X 线检查就可以诊断肘关节脱位，同时也能排除相关的骨折。对于年轻运动员，临床医生应留意肘关节中的 6 个骨化（骨形成）中心和环状韧带（手臂中坚韧的纤维带）。在 X 线片中骨化可能被误认为是骨折。

治疗方法

最初治疗是复位肘关节，但在这之前，运动员需要镇痛和镇静，不仅是为了舒服，还能够让手臂适当松弛。关节复位可以在俯卧或仰卧姿势下完成，但是应该在急诊室的可控环境中进行，或者由受过训练的医务人员指导进行。采用俯卧姿势时，胳膊从床边下垂，通常选择施加向下的牵引力来完成复位。

在复位之前和之后，对周围神经和血管进行全面检查至关重要。如果发现任何血管受损（流血），则需要立即进行护理，甚至可能需要立即让关节复位。然而，在大多数情况下要避免现场复位，因为脱位可能伴随未明骨折。如果发现任何血管受损，运动员应该入医院观察 24 小时。接下来要拍 X 线片，以排除骨折。

完成复位而且肘关节稳定之后，需要固定一段时间。固定肘关节的时间长度取决于是否出现骨折（大约有 15% 的此类事故会伴随骨折）。此外，在所有肘关节脱位中，大约有 15% 会导致尺神经损伤（从肩部延伸到手部的神经），可能需要固定一段时间，让神经得到痊愈。得到外科医生的批准之后，运动员应尽快开始康复计划。

在受伤的急性期，治疗师会控制任何过多积液（水肿），并恢复运动员的肘部活动范围。一旦恢复了足够的活动范围，运动员就可以开始加强前臂和上臂的肌肉。一旦恢复了足够的肌肉力量，将通过体育运动专项训练来优化恢复效果并帮助预防肘部再次受伤。

重返体育运动

对于参与非投掷类体育运动的运动员，比如足球或美式橄榄球，外力引起肘关节脱位之后，只要肘部恢复了足够的活动范围而且手臂力量得到恢复，就可以在 6 周后重返体育运动。投掷类体育运动员可能需要等待 3 个月或更久，让肘部完全恢复之后，才能重返体育运动。在全面重返体育运动之前，投掷运动员需要恢复无痛全范围活动和手臂力量，然后循序渐进地参加投掷训练计划。

鹰嘴滑囊炎

常见原因

肘部遭到轻微但反复性创伤可能是鹰嘴（肘尖）滑囊炎的最常见原因。例如，大量倚靠胳膊肘会导致鹰嘴受到摩擦和反复性轻度损伤。鹰嘴滑囊炎有许多和明显成因有关的非正式名字，比如"学生肘"，因为学生学习的时候经常将肘部压在桌面上。

或者，一次性损伤鹰嘴滑囊炎，比如肘尖受到撞击也可能引发炎症。这种损伤通常发生在美式橄榄球、曲棍球、足球、篮球和其他接触类体育运动中。如果滑囊皮肤划破或被细菌入侵，鹰嘴滑囊可能发生

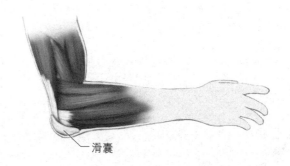

滑囊

感染；如果不马上用抗生素或通过外科手术治疗，感染会变得非常危险。最后，许多例鹰嘴滑囊炎都是继发性的，这意味着没有找到原因。一些可能是已经忘记的旧伤引起的。

识别方法

鹰嘴滑囊炎并不是很常见的损伤。但是一旦发生，肘部的结构导致它容易反复受到创伤，从而引发很难治愈的损伤。滑囊炎的症状包括炎症的各种典型问题：疼痛、发红、发热和肿胀。大面积红肿和发热以及全身发烧可能表明受到了感染，应立即就医。在滑囊炎的症状中，肿胀可能不引起疼痛，但可能会导致活动范围受限，影响运动表现。

治疗方法

立即采用消炎措施进行治疗，比如冰敷肘部、非甾体类消炎药物、用绷带缠绕肘关节和休息。运动员应该看医生，以排除更严重的疾病可能，比如感染或全身关节炎等。

只要运动员避免肘尖受到创伤，肿胀应该会消退。对于肿胀，使用软垫支撑可能有帮助。治疗后积液较多或者积液不退去的，可能需要穿刺和注射可的松。如果是这样，要保持无菌条件，避免滑囊和肘关节感染。

重返体育运动

受到鹰嘴滑囊炎困扰的运动员，要等到疼痛消退和肘部恢复全范围活动之后，才能重返体育运动。如果需要休息，可能有必要恢复上臂和前臂周围肌肉的力量。患有复发性滑囊炎的运动员应考虑戴上肘垫。

第8章

手和腕关节损伤

弗兰克·C.麦丘，医学博士；苏珊·福尔曼·萨利巴，博士，ATC，MPT

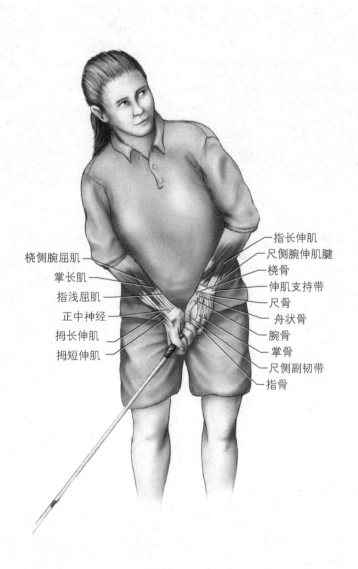

桡侧腕屈肌

掌长肌

指浅屈肌

正中神经

拇长伸肌

拇短伸肌

指长伸肌

尺侧腕伸肌腱

桡骨

伸肌支持带

尺骨

舟状骨

腕骨

掌骨

尺侧副韧带

指骨

在娱乐和竞技体育运动中，手和腕关节受伤非常常见。手指的小关节容易被扭伤或挤伤，而腕关节很容易在摔倒中受伤。只要损伤不妨碍继续比赛，大多数运动员根本不管手指扭伤或手腕肿胀。但是没有恰当地治疗肿胀的手指或腕关节疼痛可导致它们变歪、未来容易受伤或者永久性功能障碍。本章的重点是介绍手腕和手的常见损伤以及如何识别它们。运动员遭受这些损伤时，应该让医生做进一步评估和治疗。

手和腕关节损伤

腕关节骨折

常见原因

腕关节骨折由外力所致，比如运动员摔倒时双手被别到。腕关节骨折在直排溜冰或滑板运动中很常见。

识别方法

最常见的腕关节骨折是桡骨远端骨折（前臂的两根长骨之一）。桡骨在手腕处比较宽，其弧面紧贴一排近端腕骨。当腕部被迫向后推的时候，腕骨将挤压桡骨，可能导致骨头破裂。这种损伤将导致直接的疼痛和手腕背面肿胀。任何腕部运动都会让运动员感到疼痛，而且疼痛可能局限于骨折部位的某个位置。桡骨骨折可能导致手腕畸形或出现棱角。

一个可能会导致严重问题的常见腕关节骨折是手腕拇指侧底部的舟状骨骨折。舟状骨骨折会引起鼻烟窝（p.124）压痛、手腕活动疼痛和握力下降。这种损伤可能很难与扭伤区分开，因为初步 X 线片可能显示不出骨折线。通常情况下，必须拍特殊 X 线片或者做核磁共振成像来诊断舟状骨骨折。

治疗方法

如果怀疑有骨折，要保护手腕，避免活动；运动员应该让医生做进一步评估，冰敷肿胀部位缓解疼痛。由评估损伤的医生决定打石膏固定的时间长度，以及是否需要同时固定拇指或肘部。桡骨远端骨折用石膏固定后愈合良好，但是舟状骨的供血差、愈合慢，即使将手腕和拇指也固定在石膏中同样如此。血液循环不足可能导致舟状骨的一部分坏死，造成长期残疾和疼痛。甚至在适当的治疗下也可能发生。

如果伴随着韧带断裂引起不稳定，或者舟状骨骨折发生在危险的位置，则需要由专业手科医生做手术。手术通常会将钢针放入骨折的部位以稳定手腕，而且可能涉及骨头移植以触发愈合过程。应该在急性骨折后马上做手术，或者在保守治疗几周后做手术。

重返体育运动

应该由运动员的医生决定何时重返体育运动。在大多数情况下，运动员在固定阶段结束不久后，戴上保护装置或缠上绷带就可以重返体育运动中，或者在术后经过一定的愈合时间之后重返，具体由外科医生决定。在日常活动或体育活动期间，应该使用护套稳定手腕。运动员应该增强手腕的抓握力和负重力，锻炼前臂和手部肌肉，改善腕关节的活动范围。如果依然存在疼痛和功能缺失，应该寻求更多治疗。

腕关节扭伤

常见原因

运动员单手或双手摔倒在地上时通常会造成扭伤。反复过度使用也可能造成扭伤，比如体操或者甚至投篮动作。

识别方法

你可能还能想起第3章的介绍，扭伤是用于描述韧带损伤的常用术语。轻微扭伤只是韧带受到过度拉伸，通常休息几天到两周就会痊愈。严重的扭伤包括韧带撕裂或断裂，可能导致关节不稳定，因为骨头不再紧紧地挨在一起。手腕一共有8块腕骨，排成2排。这些骨头协同移动，让手腕能够在前臂上朝任何方向活动。扭伤可能导致一块或多块骨头的过度活动，从而导致做动作时发生疼痛。

在创伤性事件之后，比如跌倒，要检查手腕是否肿胀或者手腕的特定部位是否有压痛。如果腕骨对齐良好，而且没有畸形或局部肿胀，手腕可能完好无损，但是在接下来的几个小时之后还需要检查一遍。如果运动员在摔倒之后活动手腕引发极度疼痛，或者出现麻木或畸形，则需要用夹板固定手腕，并将运动员送到急诊室进行评估。

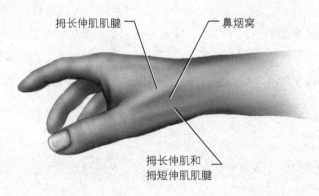

拇长伸肌肌腱 —— 鼻烟窝

拇长伸肌和拇短伸肌肌腱

在局部创伤消退之后，再次观察手腕和手是否肿胀。将运动员受伤的手与另一只手进行对比。应该让运动员上下左右活动手腕，看是否会引起持续的疼痛。即使活动手腕只发生轻度疼痛，也应该保护关节，避免移动它，直到痊愈；否则，疼痛和损伤可能会持续下去。检查抓握力和鼻烟窝（手腕拇指侧的一个部位，以拇指和手腕的长筋为界线）是否疼痛。如果运动员感到该部位有剧烈的疼痛，而且手腕活动时发生疼痛，抓握力变弱，应该由医生进行评估，以排除舟状骨骨折。如果运动员感到好像整个手腕都疼，而且肿胀很轻微，没有必要让医生马上进行评估。

治疗方法

用冰敷治疗手腕扭伤，直到疼痛和肿胀消退。腕关节就在皮肤下，冰敷 5 ~ 7 分钟就可以充分冷却。每天冰敷两三次，随着疼痛的减轻逐步降低次数。热介质理疗没有必要，除非手腕僵硬（固定时间过长造成的）。如果运动员在活动时没有感到疼痛，或者如果损伤是反复微创导致的，应该在日常活动中使用垫靠夹板（可在药店购买）。如果扭伤在休息 2 周后没有痊愈，应该让医生评估损伤。

重返体育运动

大部分扭伤愈合得很快，但是如果受伤的肢体受到过多的压力，它们很可能不愈合。如果使用运动绷带或者定制或购买护具保护关节，运动员可以更快重返体育运动。绷带要环绕在手腕上，在保证舒适的同时尽量往手的方向靠，提供稳定性和限制运动（见第 2 章，p.35）。如果需要，可以使用护具来限制腕、手或拇指的活动，进一步保护关节。这些护具可能在运动中成为累赘，尤其是在棒球和篮球中，而且通常在很短时间后就会被丢弃。然而，应该使用护具，要不运动员就先不参加体育运动，直到损伤基本痊愈，这可能需要 6 ~ 8 周。

腕管综合征

常见原因

　　微创导致的腕管综合征会持续很长一段时期。手腕或手指屈肌经常受到张力的赛艇运动员很容易遭受这种损伤。腕管综合征也可能在扭伤后发生，因为少量肿胀会增加压迫。

识别方法

　　当正中神经在手腕的手掌侧受到压迫时，就会发生腕管综合征。正中神经是控制手功能以及拇指和食指感觉的两条主要神经之一。这条神经从狭窄的空间通过，任何炎症都可以压迫到它。在腕管综合征的初始阶段，手会出现疼痛和麻木感，通常是在拇指、食指和中指。某些姿势和动作可能会增加不适感，比如紧攥一个物体和屈曲或伸展手腕。手腕的重复动作也可能增加疼痛。如果轻轻拍打手腕（手掌侧）将产生电击感，并且辐射到指尖，这可能是腕管综合征的症状之一。麻木常发生在夜间睡觉手腕长时间屈曲或处于局促姿势时。在腕管综合征的更高级阶段，运动员的手可能拿不稳东西，拇指无力，疼痛增加。

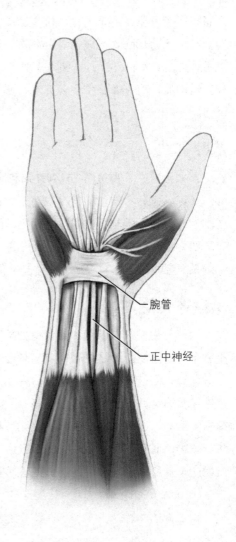

腕管

正中神经

治疗方法

在腕管综合征的初始阶段，用垫靠夹板（见第 2 章）防止手腕过度活动，以及最大限度地减少手腕的屈曲和伸展。由于神经在该位置非常敏感，所以冰敷不适用。夜间使用夹板能有效减少手腕的活动。一旦神经周围的炎症消退，疼痛就会自行消失。

如果垫靠夹板不根除症状，应该让医生评估手腕。医生可以开留体类消炎注射剂，这应该能在未来几天逐步减轻症状。一些运动员服用维生素 B_6 也有用（每天 50 ~ 100 毫克，服用一个月），它作为一种利尿剂，也有助于减轻腕管部位的炎症。通过休息和夹板来帮助痊愈。

电诊法（EMG）可以评估正中神经的状况，而且是量化正中神经及其所控制肌肉的损伤程度的有效手段。即使电诊法的结果为阴性，腕管综合征仍然可能存在；只是电诊法未能检出它。如果电诊法的结果为阳性，则一定是腕管综合征。

如果腕管综合征进入高级阶段，或者如果注射剂没有效果，可能需要通过手术来创建更大的空间让神经通过。在手术后应使用夹板固定手，让切口愈合 2 周；之后可以逐渐开始活动。

重返体育运动

康复侧重于恢复手腕活动范围和握力。如果腕管综合征引起拇指无力，还应该锻炼拇指。无论是术前还是术后，运动员应避免参加体育运动，直到症状消退。如果在症状持续期间参与体育运动，可能损伤正中神经，而这可能会导致受影响肌肉永久性无力和萎缩。一般而言，症状持续的时间越长，休息时间就要越长，让炎症过程消退。

一旦症状消退，可能要用运动绷带缠绕稳定手腕，但是这可能增加腕管的压力。除了缠绷带之外，也可以选择购买或定制护具。

腕肌腱炎

常见原因

    手腕的许多肌腱都可能发炎，造成肌腱炎。手腕的背面有6个独立的筋膜室，每个都有自己的滑液鞘。我们可以从拇指侧（桡骨）开始，用1到6给这些筋膜室编号。滑液鞘提供润滑作用，避免与骨头和其他肌腱发生摩擦。滑液鞘在发炎的时候还导致积液，就像充满液体的水泡。手腕的重复性动作，比如打篮球或者击高尔夫球的重复动作，可能会在肌腱内引起足够的摩擦，从而形成积液，造成肌腱炎（仅累及肌腱）或腱鞘炎（累及肌腱和滑液鞘）。一些手腕肌腱，比如第六肌腱

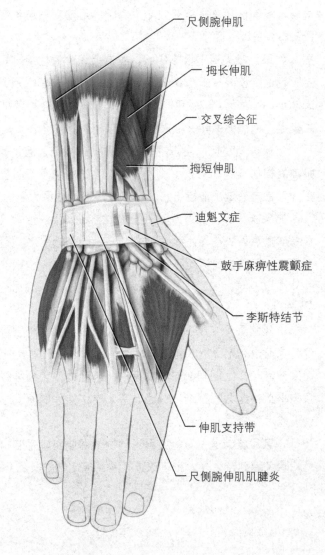

尺侧腕伸肌

拇长伸肌

交叉综合征

拇短伸肌

迪魁文症

鼓手麻痹性震颤症

李斯特结节

伸肌支持带

尺侧腕伸肌肌腱炎

（也称为尺侧腕伸肌），如果摔倒时手先着地，可能会发炎。

识别方法

    肌腱炎的典型症状是肌腱内部肿胀。当肌腱受到挤压或者手腕活动时，会感觉到或听到吱嘎声（捻发音）。手腕非常疼痛，所累及的肌腱受到任何压力都会

引发不适。根据受影响的肌腱对腕肌腱炎进行分类。第四手背筋膜室和第五手背筋膜室的肌腱炎在运动员中很罕见，因此不作讨论。

迪魁文症

当腱鞘炎发生在手背的第一筋膜室时，这种情况称为迪魁文症（也称为洗衣妇扭伤）。所涉及的肌腱（拇长伸肌和拇短伸肌）被伸肌支持带的增厚部分固定在桡骨的凹槽中。在手腕拇指侧的凸点附近的拇指根部会出现不适。这种损伤征是由需要用力抓握的重复动作造成的。

交叉综合征

交叉综合征是在第一筋膜室和第二筋膜室的交叉点的炎性病症。这些筋膜室以 60 度角交叉，而且过多地伸展手腕和向拇指侧屈曲手腕会导致第二筋膜室腱鞘炎。炎症反应会压迫第一筋膜室，因此，患者可能在第一筋膜室和第二筋膜室都受到压力。迪魁文氏症导致大拇指附近肌腱的穿腕段发生疼痛，而交叉综合征发生在肌腹的交叉处。

鼓手麻痹性震颤症

第三手背筋膜室包含拇长伸肌，它可能与李斯特结节发生摩擦。李斯特结节是桡骨上的突出物。该肌腱的肌腱炎或者甚至断裂称为"鼓手麻痹性震颤症"，因为这种疾病在鼓手中盛行。在持拍类体育运动中也可能产生这种疾病，因为运动员需要紧紧握住拍柄并重复动作。

尺侧腕伸肌肌腱炎

在手腕背侧的第六筋膜室包括尺侧腕伸肌肌腱。这个部位是手腕腱鞘炎的最常见部位，也是第二个最容易发生迪魁文症的部位。该肌腱在重复活动或脱位创伤下可能会发出持续的"啪"声，并导致持续性残疾和疼痛。当棒球运动员用力挥动球棒且未击中球时，就会导致下面那只手猛地转动，继而导致尺侧腕伸肌发出"啪"声。这很常见。疼痛局限于手腕的背部外侧。可能会出现肿胀和泛疼。运动员可能无法重现肌腱的"啪"声，但他们说手腕受力时会马上感到无力。

治疗方法

治疗肌腱炎时，通过休息来防止手腕过度活动，并使用消炎药（如果合适的话）来减轻肿胀。夹板有助于保护手腕进一步受力，但是手腕活动也同样重要，以防止手腕僵硬和症状复发。运动员在日常活动中应该使用夹板，防止手腕进一步受力，但是每天至少要拆除 2 次，让手腕做一些温和的活动，减少液体积聚。冰敷和自我按摩也有助于减轻肿胀。

对于迪魁文症和鼓手麻痹性震颤症，可能有必要使用拇指夹板。可以尝试注射皮质类固醇减轻迪魁文症的炎症过程，但是对鼓手麻痹性震颤症应避免，因为有发生肌腱断裂的可能性。

如果交叉综合征的保守治疗失败了，可以通过手术来给第一手背筋膜室减压；然后也给第二筋膜室减压，如果该支持带收缩的话。

累及尺侧腕伸肌的话，需要固定手腕。这个肌腱由已经受损的韧带结构固定。在韧带愈合的同时应保护手腕。使用运动绷带和护具。如果手腕继续存在功能障碍和疼痛，请咨询医生。在极少数情况下，可能需要做手术来稳定肌腱。

重返体育运动

受到过大压力会加剧肌腱炎，所以在疼痛消退之前，运动员应避免参加用到手腕肌腱的活动。忍受疼痛继续比赛可能造成更长时间的活动受限，而且可能导致慢性残疾。使用绷带或护具固定手腕之后，而且参加体育运动时无疼痛，就可安全重返体育运动。

手骨折

常见原因

手的长骨受伤的因素包括挥拳猛击、有力的钝性接触或通过手指传递的应力。

识别方法

掌骨编号为 1～5，从拇指开始，以小指结束。如果其中一根掌骨骨折，将导致直接的、特定的疼痛，接着手背出现肿胀。在最初的疼痛消退之后，观察手是否有肿胀和畸形。为了区分软组织损伤和骨折，应同时检查手背和手掌的疼痛。对每个手指用力，检查手部的任何压痛。当运动员握拳时，应该看到每个指关节。将受伤的手和另一只手对比。最后，握拳检查手指。所有手指应该指向在手腕的同一位置。如果发生掌骨骨折，手指的旋转幅度会增大。如果手指对齐良好，仅局部出现疼痛，而且没有关节畸形，可能是软组织挫伤，应该很快消退。如果骨折症状仍然存在或者有疑问，请咨询医生。

治疗方法

第二掌骨至第四掌骨是相对稳定的，用"兄弟捆绑法"（用绷带将两根手指绑在一起）进行固定，让受伤部位得到良好的愈合。拇指上的第一掌骨与肌腱相连接，肌腱可能会拉扯骨折骨头，使其不再对齐。这些骨折通常需要做手术固定。第五掌骨非常容易移动。这根骨头的骨折往往由拳击导致，因此通常称为"拳击手骨折。"第五掌骨的活动可能需要做手术固定，以得到良好的愈合。在固定阶段，任何手部骨折应评估是否发生了旋转，如果是，可能需要手术干预。

为了充分固定手上的骨头，促进骨折愈合，应该用石膏固定手和手腕，并用夹板或绷带将受影响的手指固定在一起。石膏模具应该允许手上未损伤部分的指关节很好地活动，否则手会僵硬，需要大量的活动性训练才能恢复关节活动范围。相反的，如果允许手上损伤部分的指关节自由活动，就可能导致愈合延迟或者骨折部位发生旋转。用"兄弟捆绑法"将骨折的手指与相邻的手指绑在一起，允许掌指关节活动，同时防止骨折部位发生旋转。

重返体育运动

在固定结束之后，手很可能僵硬和无力。康复计划应该解决这些问题，同时保护手免受进一步损伤。应该做力量增强锻炼，提升抓握力和腕关节功能。此外，肘部和肩部也应该做力量增强锻炼。如果X线片表明骨折愈合良好，而且手部的活动性和力量都得到了恢复，运动员就可以重返体育运动。如果损伤需要做手术，应由外科医生决定治疗方案和重返体育运动的时间。

拇指扭伤

常见原因

拇指尤其尺侧副韧带极容易被扭伤，这是由它的活动性和独特功能决定的。尺侧副韧带位于拇指和食指之间形成的网蹼的拇指根部。它帮助稳定掌指关节，容易在运动员摔倒时手着地受伤，或者在接触过程中拇指被扭时受伤。跌倒也可能导致拇指受伤，尤其是使用滑雪杖时。此外，与其他运动员发生碰撞也经常导致这种损伤。

识别方法

拇指受伤，立即就会疼痛和肿胀。对比扭伤的拇指和另一侧拇指的外观。过度肿胀、压痛和无法使用拇指都是严重损伤或骨折的表现，应该由医生进行评估。通过特殊的测试检查韧带的完整性，并拍X线片来确定是否发生了伴随性骨折。

治疗方法

如果韧带被拉伸或部分撕裂，用夹板固定拇指，让韧带痊愈。如果尺侧副韧带完全撕裂，断裂的一侧会缩到肌肉后面，需要通过手术修复韧带才能愈合。

重返体育运动

愈合阶段通常需要6～8周，在此期间运动员参加导致压力的活动时，应该戴上夹板或缠绕运动绷带。可以从市面上购买到夹板，但是它们的长度往往超过手腕，从而限制参与某些体育运动。由热塑性材料制成的定制护具有助于防止拇指过度受力，同时允许手腕全面活动。只要没有疼痛而且拇指得到保护，运动员就可以安全地参与体育运动。当需要做手术修复韧带时，由外科医生决定重返体育运动的时间。

手指扭伤

常见原因

手指扭伤或挤伤可能是体育运动中最常见的手损伤，而且通常是与其他运动员接触时扭到手指导致的。手指碰到球棒或球也可能导致损伤。手指损伤有时被称为"教练指"，因为它往往是由教练而不是专业医务人员进行治疗。

识别方法

每个手指有两个关节：近端（连掌指节之后的关节）和远端（手指的最后一个关节）指间关节。发生手指扭伤时，韧带通常在近端指间关节扭伤。最常扭伤的韧带是顺着关节延伸的侧副韧带。此外，手掌上的掌板（一个致密的纤维带）也可能被扭伤。掌板扭伤往往导致几周无法伸直手指。

指关节扭伤可引起肿胀、活动受限和疼痛。如果这些小关节扭伤伴随骨折而且被忽视的话，可能会造成永久性手指不对齐。因此，如果手指的小关节受伤之后，肿胀和关节活动受限在几天内没有消退，就要让医生进行评估。

治疗方法

如果运动员扭伤的手指戴有戒指，要取下来。由于手指关节脱位是很常见的，要检查扭伤的手指是否与其他手指对齐。对于脱位的指关节，朋友帮忙"拉指"几乎都是对损伤无益的，并且如果脱位未得到适当复位（如果关节没有被放回原位），还会造成进一步的损伤。一旦初始疼痛消退，应观察手指是否肿胀和每个关节的功能。此外，还要检查每个关节的独立活动能力。如果疼痛和肿胀持续超过几天，应该让医生评估损伤。

重返体育运动

手指扭伤应该用夹板固定 4 ~ 6 周，而且在白天和体育运动期间只保护受伤的关节。用绷带将受伤的手指与相邻的手指缠绕在一起，以获得更多支持（这种做法对副韧带损伤特别有用）。如果是掌板受伤，手指应该以笔直状态上夹板；如果是侧副韧带扭伤，手指应该以 30 度角上夹板。

手指或拇指脱位

常见原因

手指的小关节被扭转或过度拉伸时可能导致脱位。这种情况通常发生在与其他运动员或球发生接触时。篮球、美式橄榄球、棒球甚至足球运动员经常发生手指脱位。这类损伤很少发生在手指被手套保护的体育运动中，比如曲棍球或长曲棍球。

识别方法

查看手指是否有畸形。指关节脱位通常发生在指关节任意一侧的骨头上。在脱位后，两块骨头之间的角度会出现异常。指关节脱位还可能伴随骨折，可能是受伤过程导致的，也可能是非专业人员给关节复位导致的。关节结构的任何不对齐都可能导致关节炎、活动受限和功能障碍。

治疗方法

应该由医生评估脱位的指关节和进行恰当的复位（让关节恢复原位）。有些脱位会导致永久性的不稳定，容易发生复发性脱位。这种情况通常发生在第五个手指，因为它得到的保护最少。发生复发性脱位时，可能有必要通过手术重建侧副韧带，以提供稳定性。

重返体育运动

在关节得到复位之后，要用夹板固定以保护手指。夹板可以包住整个手指几天，然后缩短至仅覆盖受伤的关节。使用兄弟捆绑法可以在关节愈合期间最大限度地减少受力。在 4 ~ 6 周内应该保护手指免受参与体育运动导致的进一步损伤。

手指或拇指骨折

常见原因

手指骨折的原因通常和手指扭伤及脱位一样。接触球或其他运动员都可能导致手指骨折。

识别方法

每节指骨（手指骨）被扭转时都可能导致骨折或者骨片崩离。指甲受损可能暗示着远端指骨骨折。受伤手指的皮肤发生任何破裂应按开放性骨折对待。在这些情况下，要注意防止感染。

在最初的疼痛消退之后，要观察手指是否肿胀、活动受限和畸形。单独检查每个指关节的活动性，以确保肌腱功能正常。发生骨折之后，按压关节之间的部位会引起疼痛，所以应该有一个部位的压痛强于其他部位（除非有一处以上骨折）。轻拍指尖会引起骨折部位疼痛。如果这些症状都存在，则需要拍 X 线片。应该用夹板固定手指为其提供保护，而且要在 1 ~ 3 天内进行评估。

治疗方法

治疗方法取决于骨折的类型。崩片骨折或撕脱性骨折通常按扭伤治疗，用保护夹板固定 4 ~ 6 周。关节面受损可能需要手术修复，防止发生关节炎。旋转性骨折也可能需要做手术，让骨头以适当的方式愈合。可以通过皮肤插入钢钉固定。在一些骨折中，可能需要用小钢板和螺钉固定。

如果损伤发生在远端手指，而且甲床突然发黑（黑色覆盖大部分甲床），这可能暗示着指甲基质断裂。这种损伤可能需要做手术修复，以增加指甲未来正常生长的概率。

重返体育运动

如果受伤的手指用夹板和绷带（与相邻手指缠在一起）保护起来，运动员通常可以在 4 ～ 6 周后重返体育运动。对于需要手术治疗的骨折，应该由医生决定何时重返体育运动。一般情况下，在通过皮肤插入的钢钉未取出之前，或者有缝线未拆除之前，运动员不应参与体育运动。重点是防止进一步受到损伤。

锤状指

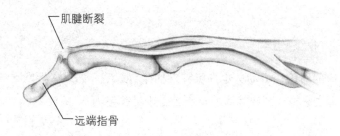

肌腱断裂

远端指骨

常见原因

当指尖被击中时，指尖骨（远端指骨）指骨被迫向下移动。这通常发生在排球、篮球或棒球运动中，手指在伸直的时候可能戳在了球上。

这种力量可能导致指长伸肌断裂，使其插入到指尖骨。这会导致锤状指，患者不能自行伸直手指，尽管检查者或者借助另一只手可以让关节伸直。这种损伤有时被称为"棒球手指"，因为通常发生于指尖骨被棒球击中时。锤状指也会发生在美式橄榄球或篮球中。指尖骨直接遭到碰撞将导致锤状指。

识别方法

锤状指最初看起来像远端指间关节扭伤。但是在检查的时候运动员无法主动伸直远端指骨。指尖骨下垂，如果得不到妥善的治疗，可能导致一个永久性伸直受限。锤状指可根据是否发生了远端指骨撕脱性骨折进行分类。

治疗方法

锤状指的治疗方法是持续使用夹板固定 8 ~ 9 周。必须保持指尖骨伸直，让伸指肌腱得以痊愈。如果指尖骨弯曲下垂了，即使是一会儿，也可能延长愈合时间。叠套夹板固定远端指骨。这种塑料夹板不仅可以让近端指间关节活动，还可以让指尖骨保持充分伸直。叠套夹板上面有小孔，可以帮助皮肤保持干燥。

运动员也可以使用没有衬垫的金属夹板来治疗锤状指，或者将夹板用在手指的背侧，让指尖有触感。手指夹板应该确保手指充分伸展或轻微过度伸展，而且只固定远端指间关节。在更换夹板时，不要让手指弯曲下垂。

因为需要长时间使用夹板，所以护理皮肤可能成为一个问题。如果手指和夹板受潮，无论是因为清洗还是因为出汗，都可能导致脱皮。这种并发症会因为夹板过紧限制血液循环而加重。告诉运动员保持手指干燥，如果皮肤被浸软，要取下夹板。

重返体育运动

在戴着夹板的时候，运动员也许能够参加体育运动。如果夹板妨碍参与，比如不能适当地握住球拍，则要等到手指愈合后才可参与。

第 9 章

胸部和腹部损伤

丹尼尔·A.波莱斯卡，博士，理学硕士

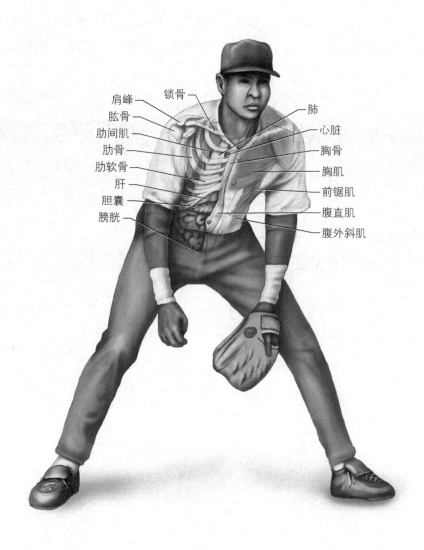

肩峰
锁骨
肱骨
肋间肌
肋骨
肋软骨
肝
胆囊
膀胱

肺
心脏
胸骨
胸肌
前锯肌
腹直肌
腹外斜肌

运动员的胸部和腹部损伤比较少见，但是一旦发生往往很严重，而且极其危险。参与体育运动的所有成年人应该能够识别可能危及生命的腹腔脏器损伤的警告症状，包括肝、脾损伤等。对于大多数这些损伤，教练或者甚至队医都不能现场提供确诊或治疗。然而，他们应该熟悉胸部和腹部创伤的常见临床症状，而且任何出现这些症状的运动员都应立即送往医疗机构进行确诊。向运动医学医生寻求详细诊断和治疗也是可取的，但是所有胸部和腹部创伤的救治必须及时、迅速。

在球场上，决策非常重要，因为一些胸部和腹部创伤可危及生命。教练和训练员要意识到相关症状和体征，并迅速、高效地作出反应，这可能决定着运动员的生死。

胸部和腹部损伤

血胸

常见原因

钝性外伤后引发的延迟性血胸很少见但非常严重，有时会危及生命。这种损伤通常伴随着移位肋骨骨折，最常出现在滑雪、滑板滑雪、冰球和棒球运动中。

肺————

————胸膜腔

识别方法

血胸是血液聚积在胸壁和肺之间的空间中（胸膜腔）。胸部遭到钝性撞击之后，肋骨可能划破肺组织或血管，导致血液在胸膜腔聚积。

血胸也可能与气胸有关联。气胸是空气被围困在胸膜腔内。肺萎陷可导致休克和心脏骤停，具体取决于胸膜腔内聚积的血液或空气的多少。

血胸或气胸或通常是单侧的。有血胸或气胸的运动员通常出现胸部疼痛；呼吸困难症状，比如气短或无法深呼吸；大难来临或焦虑感；以及过度换气或呼吸频率增加。如果有听诊器，可以听到患侧的呼吸音减退或缺失。运动员可能出现极快的心率，而且焦躁不安。

治疗方法

如果怀疑运动员得了血胸或气胸，要让他保持平静，然后尽可能快地将他转移到最近的医疗机构。拍 X 线片通常能够快速诊断。治疗的目的是稳定运动员、止血和清除胸膜腔中的血液或空气。通过从胸壁插入一根胸管将聚积的血液和空气排出。这根管子可能要保留好几天，以让肺部重新膨胀。然后再治疗血胸的原因，比如肋骨断裂。对大多数患者而言，胸腔引流就足够了，不需要做手术。

重返体育运动

运动员很可能至少在 6 ~ 8 周后才可重返体育运动。在发生这类损伤之后的几个月内，有必要使用防撞夹克或塑料护罩保护受伤部位，以防进一步遭到撞击。

在重返体育运动之前，运动员应该重新训练肺部，比如通过长跑和呼吸冲刺进行锻炼。如果运动员得到适当治疗，并发症很罕见。偶尔，胸膜腔的胸腔膜之间可能出现纤维化或瘢痕。在运动员开始跑步时，留意他是否诉说胸壁疼痛。运动员应该看医生，以确定是否患上胸膜炎。胸膜是肺胸膜腔周围的衬里，发生在上面的炎症称为胸膜炎。这种情况可能需要手术治疗。

心震荡

常见原因

心震荡是指胸部遭到非穿透性打击导致的心脏循环骤停。当一个物体，比如棒球，击中胸部时就可导致心震荡。心震荡通常发生于高速撞击（速度大于 50 千米/小时），但也可发生于低速撞击。心震荡通常不会导致肋骨或胸骨骨折。胸部中心遭到直接撞击更可能造成这种损伤。发生心震荡时，撞击发生在心脏周期的关键时刻，此时的正常节奏非常脆弱。此时的撞击给心脏发送了一个称为心室纤维性颤动的不正常节奏。

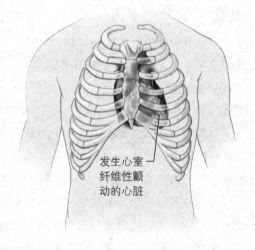

发生心室纤维性颤动的心脏

发生心震荡时，心脏不是正常跳动，将血液输送给器官，而是不停地颤抖，无法泵出血液。从本质上说，受伤者处于心脏骤停状态。

虽然这样的情况比较少见，但是在运动场上，胸壁撞击造成的死亡人数越来越多，而且在体育运动死亡中所占的比例很高。心震荡最常发生在 14 ~ 18 岁的青少年中，但是也可能发生在成年人中。最常发生心震荡的体育运动包括棒球、垒球和曲棍球，其次是空手道、长曲棍球和美式橄榄球。篮球、板球、拳击和其他武术等很少有心震荡病例报告。在大多数情况下（68%），心震荡患者遭到 50 ~ 80 千米/小时投掷物的撞击，比如投、扔或棒击的棒球或垒球。其他投掷物包括冰球和曲棍球。在其余的 32% 心震荡中，胸部创伤来自于与其他运动员或固定物体发生碰撞。例如，在美式橄榄球的擒抱中，一个球员被对手的头盔撞到；被曲棍球球棍的弯部击中；被空手道对手踢中；或者被人体撞到。

识别方法

发生心震荡的运动员通常出现反应迟钝、呼吸暂停（没有呼吸）、没有脉搏或听不到心跳等症状。大多数受伤者皮肤发绀（变成蓝紫色）。在某些情况下，心震荡会导致癫痫大发作。在大约 1/3 心震荡受伤者中，心前区（心脏的前面）会出现胸壁挫伤和局部青紫，对应于胸部遭到撞击的部位。通常情况下，肋骨或胸骨不会骨折或受伤。受伤者往往检查出心室纤维性颤动（伴随不规则心跳）。

治疗方法

虽然受伤者普遍年轻而且身体非常健康，但是复苏比预期更加困难。越早开始治疗，成功复苏的机会越大。在心肺复苏期间使用心前区重击（用拳头仔细瞄准胸骨中心打一拳）是有争议的，尤其是在儿童身上。扩大自动体外除颤器（AEDs）的使用范围可以拯救心前区遭到钝伤且引发心脏骤停的受伤者生命。在这种情况下，使用自动体外除颤器发出的电流可能是让心脏恢复正常节律的唯一机会。即使只由受到有限培训的人员使用，自动体外除颤器都可以识别并自动终止心律失常。

但是自动体外除颤器的使用并非没有争议。有些人因为法律责任上的考虑而不敢使用它。然而，使用自动体外除颤器比较简单，因为该设备会引导操作者如何操作。现在越来越多的青年联赛、公共场所和企业都配备有自动体外除颤器，以防出现紧急情况。而且目前最基础的心肺复苏培训课都包括学习自动体外除颤器的操作。

直到最近才允许在 8 岁以下、体重小于 25 千克的孩子身上使用自动体外除颤器。但是最近有建议指出，自动体外除颤器可用于 1 ~ 8 岁的、没有血液循环体征的儿童。在理想情况下，如果有的话，该设备应该配备儿童专用垫子和电缆，它可以减弱电流，提供更合适儿童用的电流剂量。

可用的除颤设备越多，遭受心震荡的运动员的成活率就越大。越来越多更先进、小巧、廉价和高效的除颤设备出现在训练员和体育医生的随身携带药箱中。

重返体育运动

应该由心脏病医生决定运动员何时重返体育运动。运动员十有八九要休息至少 2 个月。遭受心震荡的运动员被成功抢救过来之后，他们一般不会因此更容易再次遭受心震荡。尽管如此，在重返体育运动之前也要彻底检查心脏。

在所有体育运动中，棒球的撞击受伤率最高。这些损伤主要是被击球或投球打中导致的。虽然使用的防护背心可以减少这种损伤，但是心胸外伤的发生率和严重程度仍然是个问题。研究表明，安全棒球（更软的棒球）并不能阻止心源性猝死，但是可以降低这种风险。年轻的或不太熟练的运动员应该总是使用软式棒球。

肋骨骨折

常见原因

肋骨骨折最明显的原因是遭到直接撞击，比如两个运动员相撞。运动员的身体也可能遭受许多来自过度使用的间接力量。肢体过劳导致的肋骨骨折与高尔夫球和棒球的投球有关联，尤其是后者。直接撞击骨折可发生在曲棍球、美式橄榄球、足球、长曲棍球和棒球的碰撞中。

识别方法

发生肋骨骨折的运动员通常感到骨折处疼痛，深呼吸时尤为明显。触诊有压痛。此外，运动员的浅呼吸增多。有趣的是，在运动员深呼吸时给肋骨骨折部位一些轻微的压迫可以缓解疼痛。受伤部位的瘀伤通常很明显。通过 X 线片、CT 扫描或骨扫描可以得到明确的诊断。

严重的肋骨骨折偶有发生，其症状包括呼吸急促、呼吸变浅、心率升高、呼吸困难和咳血。分别将一只手放在受伤运动员的两侧胸部上，观察胸部在吸气时的移动方式。如果胸部的一侧在吸气时上升，而另一侧下降，那么下降侧至少有 3 根肋骨骨折。这就是所谓的"连枷胸"。

治疗方法

如果怀疑肋骨骨折，应立即将运动员送往医院。如果受伤的运动员有任何呼吸窘迫迹象就必须由他人运送，不过单纯性骨折一般可以自己行走。如果怀疑运动员有连枷胸，让运动员以患侧卧下，并将一件衣服卷成条垫在骨折部位提供支撑，这将有助于控制呼吸时的疼痛。请运动员侧卧，继续监测是否出现呼吸困难。如果运动员停止了呼吸，可能需要将其翻过来并提供人工呼吸。

紧急治疗应以止痛为目标。冰敷患处可以减轻疼痛。在得到明确诊断并排除大出血之前，只能服用对乙酰氨基酚控制疼痛；消炎药会加剧出血。一旦当场（轻度肋骨损伤）或者在当地的急诊室（更严重的损伤）稳定了伤情，就可以做进一步治疗。一种新的、非侵入性的、非常有效的治疗方法是使用利多卡因麻药贴片，通过轻微麻痹患处，控制疼痛。贴片贴 12 小时，然后停 12 小时，接着再贴另一片。这些麻药贴片必须由医生开方子，要谨慎使用。使用麻药贴片会导致一些人的血压降低。

肋骨骨折一般需要 3 ～ 8 周才能痊愈。为了加快痊愈过程，运动员应避免剧烈的活动，注意不要磕碰受伤的肋骨。应鼓励运动员每天深呼吸数次，保护肺部免受感染。使用肋带或腹带会更舒服，但不鼓励这样做。

重返体育运动

痊愈过程通常至少需要 8 周。对于移位骨折，痊愈可能需要更长的时间，这取决于运动员的治疗响应和骨折愈合是否延迟。根据 X 线片的结果，调整重返体育运动的时间。一些运动员的痊愈可能需要 3 个月或更长的时间，之后才可以重返体育运动。对于参加接触类体育运动且发生移位骨折或骨折部位出现明显疼痛的运动员，在剩余的赛季中应该穿防撞夹克。对于非接触类体育运动员，通常没有必要使用腹带或护具，除非他们有局部疼痛或呼吸问题。接受肋骨骨折治疗的运动员应参加适应性训练计划，在重返体育运动之前提高心肺功能和肺部效率。

胸骨骨折

常见原因

大多数胸骨骨折都是胸部钝伤造成的，尽管应力性胸骨骨折也发生在高尔夫球手、举重运动员和其他参与非接触类体育运动的运动员身上。身体直接接触的体育运动，比如冰球、美式橄榄球、曲棍球和足球以及从自行车上摔下来，也可能导致胸骨骨折。在美国，机动车碰撞导致的胸骨骨折占到 60% ~ 90%。

胸骨骨折在成年运动员中较为常见，因为成年运动员胸壁弹性较差。单纯的胸骨骨折导致的死亡率极低。死亡几乎都是胸骨相关损伤（例如主动脉破裂、心脏挫伤、肺挫伤）或

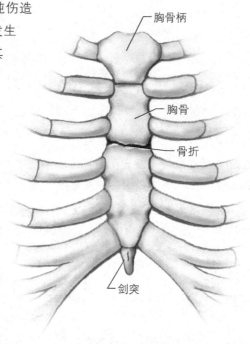

胸骨柄

胸骨

骨折

剑突

者胸骨不相关损伤（例如腹部或头部损伤）导致的。18岁以下的人很少发生胸骨骨折，但一旦发生往往更严重。

识别方法

胸骨骨折会引起胸骨疼痛和压痛。可以通过骨扫描或CT扫描确诊。此外，如果没有拍X线片，很难将胸骨骨折和肋骨骨折与胸肋分离区分开，因为这两种损伤都会产生剧烈疼痛。

治疗方法

发生胸骨骨折后，运动员应该休息并避免身体活动四到六周。不需要参加特别的康复计划。胸肋分离的治疗方法是自限性的，虽然偶尔也使用弹力带缠绕。运动员可能会留下外观畸形，但是不会留下后遗症，最多就是轻度不适。

重返体育运动

单纯性胸骨骨折的愈后良好。大多数运动员可在4～6周内完全恢复，不需要特殊的治疗。恢复的过程和胸肋分离相似。在重返体育运动之前，运动员应该得到医生的批准。通常使用保护性胸骨垫作为预防措施，但是一旦骨折愈合，就不需要了。

肋软骨炎

常见原因

上肋骨通过软骨与胸骨相连，连接部位发生的炎症称为肋软骨炎。通常它们贴合得非常好。然而，直接创伤或某些体育运动中的不寻常的动作，比如举重或游泳动作，可导致贴合松弛，使肋骨摩擦胸骨引起炎症和不适。这种损伤很常见但是症状不明显，因此通常被视为轻度肌腱炎而忽视。

识别方法

这种情况常被误诊或漏诊。在确诊之前，运动员可能已患肋软骨炎几周或几个月了。

运动员通常先是胸部出现间歇性的尖锐刺痛，然后是持续数小时或数天的隐隐作痛。在某些活动中滑动或脱落感觉很常见，比如弯腰、咳嗽、深呼吸、举重、伸手拿东西或从椅子上站起来; 拉伸、旋转和扭动通常让症状加剧。

　　肋软骨炎源于假肋肋软骨前端的过度活动。肋骨的过度活动通常由需要上肢做大量舞动动作的体育运动或直接碰撞损伤导致。过度活动通常会导致受影响的肋骨在上方相邻肋骨下滑动。滑动或移动可导致肋间神经受到刺激、肋间肌肉拉伤、下部肋软骨扭伤或者受影响部位发炎。肋软骨炎也称为肋软骨炎综合征、响肋综合征、肋骨移位、软骨间半脱位、神经挤压、疼痛肋骨综合征、肋骨尖综合征、肋软骨滑动综合征、外伤性肋间神经炎和第 12 肋骨综合征。

胸骨 — 　　肋骨 —

炎症

软骨

治疗方法

　　治疗方法包括物理疗法和往受损的软骨注入可的松。大多数情况下，通常采取保守的治疗方法，比如温水浸泡和适度使用消炎药（如果适用）。如果对疼痛的原因有疑问，可考虑将运动员送到当地的急诊室，以排除心脏导致的疼痛。在某些情况下，可能需要做手术。

重返体育运动

　　重返体育运动的时间取决于症状的消退。手术治疗极为罕见。在大多数情况下，运动员在相对无症状时可以重返体育运动，但是恢复可能是长期的，因此重返时间应该基于运动员和医生的讨论。在重返体育运动时通常不需要特殊的防护装备。

腹部创伤

常见原因

在青少年和儿童中，腹部损伤的最常见原因是直接创伤。一项针对儿童参与娱乐性活动引起的泌尿生殖和腹部受伤事件的研究发现，肾损伤最常见，为44%；其次是脾损伤，为36%；再次是肝损伤，为20%。冰球、美式橄榄球、滑板滑雪、雪橇和骑自行车运动常造成腹部损伤。这种伤害在篮球或足球中相当罕见。美式橄榄球的肾损伤风险最大。脾损伤可发生在所有娱乐体育运动中。

腹部创伤频繁发生在骑自行车过程中，通常是孩子在骑自行车时与车把发生碰撞，这可能会导致严重的损伤。可收起车把的设计包含一个弹簧阻尼系统，在发生碰撞时会收起并吸收大部分撞击能量，极大地降低了年轻自行车手的严重损伤风险。

识别方法

在遭受直接创伤之后要检查运动员是否有腹痛，腹痛可能是隐约的或局部的。在大多数情况下，运动员出现腹痛应该立即送到具有所需设备的急救医疗机构，让专业人员用超声波、CT 和 MRI 扫描诊断病情。

治疗方法

在轻度损伤情况下，如果没有发现特定器官受伤，治疗方法为休息，直到运动员的疼痛消退。通常情况下，需要 4 ~ 6 周的密切医学观察。只要腹部不适感没有增加，可以参加一般的适应性训练。偶尔，钝性腹部创伤需要通过腹腔镜手术进行诊断或治疗。如果核磁共振成像排除了严重的腹部创伤或损伤，多数情况下可以避免手术。另一方面，如果核磁共振成像显示器官受伤、内部出血或者发现可疑情况，可能需要做手术。

重返体育运动

运动员可能在 4 ~ 6 周后或症状消失后才可重返体育运动。重返体育运动必须得到医生的批准。如果是手术治疗，在重返体育运动之前必须得到外科医生的批准，而且恢复期可能需要 12 周或更长时间，具体取决于损伤的程度。

睾丸损伤

常见原因

尽管睾丸所处的位置并不安全，但睾丸损伤还是比较少见的，也许多少是因为阴囊是可移动的。不过，睾丸创伤仍然值得密切关注，因为它对生育非常重要。

睾丸损伤根据受伤原因分为钝性创伤、穿透性创伤和脱套创伤三大类，后者常见于 15 ~ 40 岁的男性，涉及皮肤受到剪力作用。

钝性创伤占睾丸损伤的 85%，穿透性创伤在剩余的 15% 中占大多数。大部分创伤都是单方面的。在大多数情况下，睾丸的钝性创伤较小，只需要采取保守治疗。睾丸钝性创伤多见于拳击、棒球、彩弹游戏、山地自行车、橄榄球和冰球（通常是运动员被球棍击中）。睾丸穿透性创伤在体育运动中极为罕见，它在机动车事故和工伤中较为常见。在体育运动中，由于使用了防护装备（比如杯罩），睾丸脱套创伤很罕见，但是仍然会发生。例如，在足球运动中，一个错误的铲球动作就会将阴囊压在身体和草皮之间，导致阴囊部分分离和撕裂。

识别方法

运动员通常感到阴囊极度疼痛，常伴随恶心和呕吐。需要使用影像学进行特异性诊断，比如核磁共振成像。通过影像学检查，确定阴囊损伤的特定位置，然后由泌尿科医生评估，这点至关重要。

治疗方法

治疗方法要么是自限性的，要么必须做外科手术。

重返体育运动

如果是没有组织撕裂或功能丧失的轻度外伤，在症状消失之后，运动员在获得泌尿科医生的批准后，可以重返体育运动。手术治疗的运动员痊愈之后，经外科医生批准可重返体育运动，这通常至少需要 6 周。大多数遭受过睾丸损伤的运动员在未来更容易发生这种损伤。推荐使用运动保护杯罩。

膀胱、肾或输尿管创伤

常见原因

最常见的原因是在接触类体育运动中发生的直接外伤。接触类或碰撞类体育运动通常是罪魁祸首。然而，从自行车上、马上摔落或者平常的慢跑都可以引起膀胱或肾损伤。

识别方法

这些损伤的症状包括胁部或下腰背剧烈疼痛、恶心、呕吐、腹部肿胀、尿液中带血、发烧和休克。肾是最容易受伤的器官，其次是膀胱、尿道和输尿管（连接肾和膀胱的小管）。

在诊断这种特定性损伤时，病史很重要。运动员以前是否经历过这类损伤？运动员是否从高处跌落过？胁部是否遭到过直接撞击？这些损伤可引起出血，可能是内出血或者尿血。具体诊断涉及血液和尿液检查、X线片、CT扫描和核磁共振成像等。

治疗方法

如果膀胱损伤仅是挫伤和尿液中含有少量血液，则无需治疗。最轻微的膀胱和肾损伤只需休息来让损伤愈合，通常需要 4 ~ 6 周。除了重复进行血液和尿液检查以确保病情稳定之外，不需要进行特别的治疗。如果损伤导致内部裂伤或撕裂，则需要立即做手术。可以通过影像学检查（例如核磁共振成像）或膀胱镜（通过尿道插入膀胱的摄像管）诊断内伤。

主要根据诊断检查结果对膀胱、肾或尿道的损伤严重程度进行分级。一般情况下这些损伤的级别都比较低，包括挫伤、血肿（肾包膜下积血）或者肾、膀胱、输尿管壁发生小裂伤。遭受低级别损伤的运动员通常只需休息和观察。对于严重和不常见的损伤，运动员可能需要在医院接受密切观察和外科手术。

重返体育运动

由于这些损伤的性质，延长愈合时间是明智的，一般是几个月。至少需要 3 个月才可重返体育运动。不需要参加特别的康复计划。

第 10 章

下腰背损伤

斯图尔特·卡恩，医学博士；奥尔延·阿巴西，博士

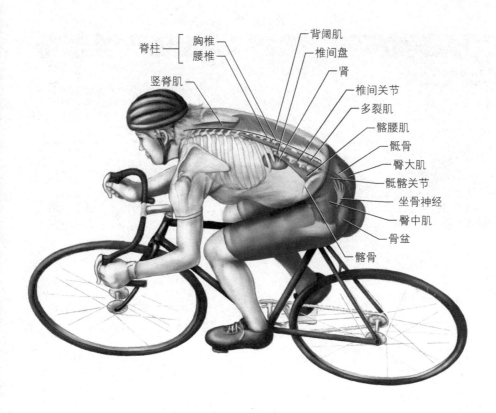

脊柱 — 胸椎
　　　　腰椎

竖脊肌

背阔肌
椎间盘
肾
椎间关节
多裂肌
髂腰肌
骶骨
臀大肌
骶髂关节
坐骨神经
臀中肌
骨盆
髂骨

腰椎和胸椎受伤在运动员中很常见。据估计，所有与体育有关的损伤中，有9%涉及下腰背疼痛。在美国，总人口的50% ~ 80%在一生中至少经历过一段时期的下腰背疼痛。在职业体育运动中，下腰背疼痛是运动员缺席比赛的最常见原因。超过90%的背部疼痛都是自愈的（自行消退），所以运动员的胸椎（中背部）和腰椎（下腰背）疼痛病症尚未找到确切原因。

与中背部和下腰背相关的疼痛可由肌肉、韧带、椎间盘、神经、关节或器官发出。人体一共有12节胸椎和5节腰椎。椎骨通过椎间盘和椎间关节彼此连接，让脊柱在运动期间保持稳定性。在本章中，我们讨论与运动员常见损伤有关的背部疼痛的主要原因。为了获得最佳的运动能力和尽量减少损伤，运动员应该了解基本的诊断标准和初步治疗方案。

下腰背损伤

腰椎和胸椎部位挫伤

常见原因

挫伤，通常也称为瘀伤，经常发生在腰椎和胸椎部位，尤其是在接触类体育运动或涉及高速跌倒的体育运动中。肌肉和软组织挫伤是这些组织遭到直接创伤的结果。这可能发生在接触类体育运动中，比如美式橄榄球、拳击或武术，或者在非接触类体育运动中意外撞在钝性物体上。钝性创伤的力量如果足够大的话，将导致细胞破裂，进而造成损伤软组织。

识别方法

虽然腰椎扭伤或拉伤（p.152）产生的疼痛在大约 24 小时后达到顶峰，但是挫伤引起的局部疼痛在未来的数天内会逐渐加重。疼痛通常被描述为钝痛和非辐射的，触摸时疼痛会加剧。查看特定部位了解是否存在明显的瘀伤和压痛，或者是否有发红、发黑或发青的部位（称为瘀斑）。

治疗方法

治疗方法类似于治疗腰扭伤或拉伤，包括初步冰敷和使用消炎药物。如果挫伤或压痛在几天内没有消退，运动员应该让医生做进一步评估，包括拍 X 线片或做其他医学影像，因为挫伤可能引发严重的损伤，比如器官损伤、脾破裂（p.146）、骨损伤和肋骨骨折（p.142）。此外，还要知道，器官损伤的感觉可能类似于背部疼痛。肺萎陷和肾挫伤便是典型的例子；运动员可能会感到胁部（肋骨底部以下的下腰背）或胸部不适。如果疼痛在几天之内没有消退或者伴随腹痛，咨询医生至关重要。

重返体育运动

对于影响到韧带或肌肉的挫伤，只要运动员恢复正常的活动范围且疼痛消失，就可以重返体育运动。通常情况下，就重返体育运动的时间而言，接触类体育运动员比非接触类体育运动员的时间要长。如果没有疑似的胁部受伤，运动员可能在 3 ~ 6 周就可以重返体育运动。如果怀疑有严重的胁部损伤和器官损伤，运动员可能要停止体育运动几个月，具体由医生决定。

腰椎扭伤或拉伤

常见原因

扭伤是过度拉伸韧带引起的韧带损伤，拉伤是过度拉伸导致肌肉纤维撕裂引起的肌肉损伤。扭伤或拉伤引起的疼痛是组织受力超出其柔韧范围的结果。扭伤或拉伤几乎可以发生在所有体育运动中，包括接触类体育运动（比如橄榄球）和非接触类体育运动（比如保龄球）。如前面所述，脊椎的腰椎和胸椎部位包含多层韧带和肌肉，因此往往难以确定是哪根韧带或哪块肌肉发生了扭伤或拉伤。扭伤和拉伤是运动员中下腰背疼痛的最常见原因，而且最常见于 20 ~ 40 岁的运动员。

识别方法

腰部扭伤或拉伤通常发生在体育运动期间，并在 24 小时内变得更为严重。在损伤后的第二天，不适感增加。最常见的症状是下腰背疼痛、僵硬和痉挛，疼痛偶尔辐射到臀部。在这种情况下，疼痛放射到臀部被称为牵涉性痛，可能是神经刺激引起的也可能不是。下腰背的小块区域内通常能感到压痛。某些动作会加剧疼痛，包括弯曲或拱起背部，而且通常在坐下或躺下之后得到缓解。

竖脊肌是背部的最大块肌肉，它沿着脊柱纵向延伸，其功能是协助伸展（向后倾）。其他主要肌肉（例如多裂肌群）的位置更深且更靠近脊椎骨，它们横向延伸，其功能是协助下腰背的转动和稳定性。脊柱的最小和最深肌肉的长度较短，它们的主要功能是和韧带一起提供局部稳定性。腹壁肌和髂腰肌负责前部的稳定性和屈曲。

治疗方法

任何扭伤或拉伤的初始治疗包括每日冰敷疼痛部位 3 次或 4 次。每次冰敷都应该间隔进行，敷 5 分钟停 5 分钟，一个疗程为 30 ~ 60 分钟。如果运动员对特定药物没有过敏史或胃肠不适，可以使用非处方消炎药物（比如布洛芬）和止痛药（比如对乙酰氨基酚）来减轻疼痛和不适。下面这些步骤将有助于减轻炎症。在一般情况下，要相对休息，也就是说避免参加加剧疼痛的活动，最好是卧床休息。如果疼痛在 48 小时内没有改善，或者如果臀部区域感觉缺失、下肢无力或者肠道或膀胱失控，就要咨询医生。一般情况下，如果损伤不是创伤性的或严重的，在第一个月没有必要拍 X 线片。

一旦排除了严重损伤，就可以加入其他治疗方法，例如更有效的处方消炎药、肌肉松弛剂、物理治疗法、整骨推拿、脊椎指压治疗和针灸，以加快恢复过程。

物理治疗的重点在于腿部和下腰背肌肉的拉伸训练，以恢复正常的腰椎曲度和加强腹部和腰部肌肉力量。可能要根据需要使用冰敷、电刺激和超声波，以减少疼痛和炎症。加强核心肌肉的针对性训练和提高柔韧性的训练可以进一步稳定脊柱，并且有助于防止未来再次受伤。

重返体育运动

只要恢复了全范围动作而且在日常生活的简单活动中没有任何疼痛，运动员就可以参加交叉训练和体育活动，在参与过程中以不疼痛为限度。通常在受伤3 ~ 6周后可以重返体育运动。

椎间盘突出

常见原因

腰椎间盘突出在运动员中相当普遍，特别是20 ~ 35岁的运动员。

涉及举起重物并伴随弯腰和扭身姿势的体育运动，发生椎间盘突出和损伤的风险最高。投掷和扭身类体育运动的运动员也同样面临风险，比如网球、高尔夫球、橄榄球（四分卫位置）和棒球（投手）运动员。此外，身体极度前弯的体育项目也容易导致椎间盘损伤，比如瑜伽和体操运动。

椎间盘由纤维环和髓核构成。纤维环是纤维物质边缘，髓核是凝胶状物质的中心部位。这些椎间盘充当减震器，防止椎体发生骨对骨的直接接触。

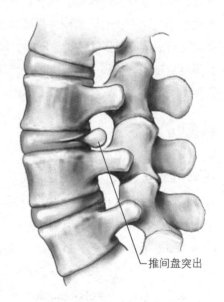

椎间盘突出

当纤维环破裂使得髓核的凝胶状物质引起纤维环鼓包或者从纤维环渗出时（就像果冻从甜圈中溢出），就会导致椎间盘突出。椎间盘的突起部位会刺激神经根，要么是椎间盘直接压迫神经，要么是身体为对抗椎间盘突出释放的化学物质引起神经根炎症。

识别方法

通常情况下，患有椎间盘突出的运动员站着比坐着更舒服。往往一侧的疼痛更严重，而且可能放射到腿部。运动员往往倚靠无痛那一侧的腿，而且更喜欢使用非疼痛一侧的身体，以减少椎间盘的压力。坐着的时候疼痛通常较强烈，站立和行走时得到缓解（如果椎间盘在孔部位突出，则情况刚好相反）。运动员还经常诉说腿部疼痛、无力和麻木。在体检时可以通过特定手法让疼痛放射到受影响的下肢，这有助于确诊。

大多数与椎间盘突出相关的不适可能是由炎症引起的，而不是椎间盘对神经的直接压迫。椎间盘突出的典型症状是疼痛放射到下肢、麻木或无力。如果运动员的背部疼痛放射到腿部且引起无力，或者出现任何基本警告症状，医生应尽快评估运动员，因为这些症状表明了神经根性疼痛或坐骨神经疼痛，可能意味着严重的椎间盘问题。基本警告症状包括膀胱或肠道失控、顽固性疼痛和神经系统功能逐渐丧失，即迅速进展的无力感。

如果腰椎间盘突出的症状持续存在，评估突出程度和神经根压迫的最好方法是通过核磁共振成像检查。然而，脊柱在核磁共振成像上的显示并不一定与活动受限程度相对应；有时核磁共振成像显示出椎间盘突出，但是患者根本没有相关症状。核磁共振成像往往过于敏感，能够显示出临床没有明显表现的毛病。但是，如果症状确实与核磁共振成像的检查结果相关联，那么这些症状很可能就是椎间盘突出引起的。

治疗方法

可以通过多种方法治疗伴随坐骨神经痛（从腰部或臀部游走到下肢的疼痛）的急性椎间盘突出。如果短暂的休息和温和的止痛药或消炎药不能缓解症状，医生可能会让运动员口服类固醇，以减轻神经根炎；也可能开肌肉松弛剂和止痛剂来控制疼痛。然后在一周内重新评估运动员损伤情况，如果疼痛或神经症状恶化，则会在更短的时间内进行评估。应该留心的症状包括前面提到的基本警告症状。出现任何这些症状，运动员应立即咨询脊柱外科或神经外科医生。

如果症状开始得到改善，而且没有特别令人担心的问题，运动员就可以开始锻炼，并开始一个以伸展训练为基础的物理治疗计划，以减少椎间盘的压力。腹部及下腰背的力量增强和伸展训练应该有助于恢复正常功能。如果症状未能改善，疼痛和功能障碍持续存在，或者如果腿部出现任何无力迹象，可以尝试在X射线（荧光透视）下进行硬膜外类固醇或神经阻滞药物注射，以及持续做物理治疗。如果运动员在这些保守治疗下仍然没有好转，可能需要做手术去除椎间盘的一部分。

在极少数情况下，受伤的运动员突然发生肠道或膀胱失禁或者鞍区麻醉（臀部麻木），这时可能需要做核磁共振成像、使用类固醇和紧急进行手术。这是严重的神经系统病症的迹象，暗示突出的椎间盘已经压迫到椎管中控制身体下半部分的神经。在这种情况下，唯一治疗方法是做椎间盘减压手术。只有在这种情况下或出现行进性神经缺陷时，才建议尽早做手术。

重返体育运动

重返体育运动的时间取决于具体症状。运动员的疼痛应该已经消退，并且进行了物理治疗，包括渐进交叉训练、力量增强训练和重返训练计划。运动员需要继续执行理疗师制订的家庭训练计划，目标是加强核心肌肉力量、保持柔韧性和减轻脊椎的压力，从而降低症状复发的机会。采取保守方法治疗椎间盘突出时，运动员可以在大约 6 ~ 8 周后重返比赛。如果采用手术减压，运动员通常要整个赛季或至少 3 个月停止体育运动。

纤维环撕裂

常见原因

纤维环（椎间盘外层）破裂导致的纤维环撕裂没有症状明显的椎间盘突出（p.153）。纤维环撕裂可发生在导致椎间盘突出的体育运动中，但是在身体扭转损伤和非暴力弯腰损伤中更常见。经常可以看到网球、高尔夫球、瑜珈、普拉提运动员发生纤维环撕裂。

识别方法

发生纤维环撕裂的运动员一般会经历轴向（局部）、非辐射下腰背疼痛。长时间坐着通常导致疼痛加剧，因为给椎间盘造成压力。向前弯腰时，疼痛一般会加剧。没有神经系统障碍（无力、感觉丧失或腿痛）。一些给椎间盘加压的测试能够重现症状。任何给椎间盘减压的动作，比如躺着，都可能会改善症状。最常使用核磁共振成像来显示纤维环撕裂，但并非万无一失。诊断黄金标准是椎间盘造影术，先将一根针插入可疑的椎间盘中，然后注入含着色剂液体。如果给椎间盘注入液体能够重现疼痛并且可以看到撕裂，那么就可以确诊是纤维环撕裂。

在更轻微的椎间盘损伤中，椎间盘外层（纤维环）可能没有完全撕裂，只是内半部撕裂。这个部位的撕裂会通过神经将椎间盘的疼痛信号传递到大脑。在这种情况下，疼痛是不来自椎管中的神经或者胶状物质压迫坐骨神经根，而是来自椎间盘本身。

治疗方法

首先，帮助运动员减轻疼痛。服药、休息和物理治疗，先是侧重于减轻疼痛，随后侧重于恢复非疼痛姿势。这样做对运动员最有益。后续治疗包括核心和伸展增强力量训练、腰椎稳定训练和长期伸展训练。可能需要根据症状用药。如果症状持续存在，可以考虑更具侵入性的方法，比如椎旁神经阻滞、硬膜外注射类固醇（虽然用在这里的效果不如用在椎间盘突出上的），或者微创椎间盘手术。这些注射要由熟练的临床医生来执行，他们在 X 线（荧光透视）下将麻醉剂和可的松配制剂直接注入椎管或其附近；这通常是相对较小的手术。在别无他法的情况下才选择手术。

重返体育运动

对于发生纤维环撕裂的运动员，重返体育运动的标准和用于预防症状复发的训练与椎间盘突出一样（p.153）。纤维环撕裂可能更加难以治疗，因为它们可能会持续存在，而椎间盘突出导致的坐骨神经痛趋于减弱。

横突骨折

常见原因

横突（椎骨体任一侧的骨突）是多骨脊柱的一部分，它是脊髓两侧的灰质构成的脊突。脊柱后骨折通常是直接外力所致。这些损伤在接触类或碰撞类体育运动中很常见，特别是背部发生碰撞时（美式橄榄球、英式橄榄球、曲棍球以及骑马或滑旱冰时摔倒）。

识别方法

横突骨折是稳定的骨折，通常没有神经系统症状。但是导致横突骨折的冲击力可能足以引起器官损伤。

这取决于脊柱骨折的位置。如果发生在脊柱上部，那么肺、主动脉或胰腺可能受到影响。如果发生在脊柱下部，那么肾或膀胱就处于危险中。横突骨折导致的直接脏器损伤是很罕见的。然而，评估任何腹部不适症状非常重要，要询问运动员是否有排尿困难（比如尿中带血），这可能是肾损伤所致（p.146）。骨折通常在 X 线片上清楚地显示出来，但是如果诊断存在可疑之处，可能要做 CT 扫描。体检会发现骨折部位有压痛，有时会有明显瘀伤。疼痛可能影响到脊柱的活动。这种骨折通常不会损伤神经。

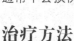

骨折

治疗方法

治疗方法包括冰敷、止痛剂、软护具和物理疗法。物理治疗的目的是减轻疼痛，恢复活动和力量，以及提升柔韧性。

重返体育运动

一旦疼痛得到足够缓解，运动员能够活动，就可以逐步开始训练。随着疼痛消退，运动员可以开始体育运动专项训练，目标是在疼痛完全消失后获得全范围活动和重返体育运动。如果器官受损，要暂停批准运动员重返体育运动。年轻运动员的骨折愈合大约需要 6 ~ 8 周，周末运动员和年龄较大的运动员大约需要 3 个月。

压缩性骨折

常见原因

压缩性骨折是脊柱前的椎体骨折，它是运动员的胸椎或腰椎突然受到巨大的外力引起的。屈曲（向前弯腰）力量如此之大，导致椎体塌陷。幸运的是，脊柱骨折在体育运动中并不常见。可能发生这种损伤的体育运动包括英式橄榄球和美式橄榄球；可能从高处跌落的骑马、体操和田径运动；以及涉及高速碰撞的体育运动，运动员可能以屈曲姿势摔倒（滑雪或骑自行车）。

识别方法

发生压缩性骨折的运动员会感到剧烈疼痛，而且几乎任何动作都会使疼痛加剧，特别是伸展动作。

通常情况下，在压缩性骨折后无神经障碍，除非发生椎体后缘骨折碎片（在脊髓附近活动的碎片）。万一在受伤期间腿部出现短暂瘫痪或者神经症状，比如麻木、刺痛或无力，请咨询医生以排除脊髓损伤。用 X 线进行诊断。

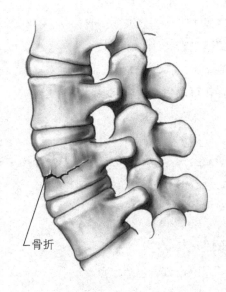

骨折

治疗方法

对于椎骨的高度损失小于 50% 的胸椎压缩骨折，要使用止痛剂控制疼痛，穿戴伸展护具 6 ~ 12 周，防止脊椎向前弯曲。在一些情况下，椎骨的高度损失大于 50% 的胸椎压缩骨折可能需要做手术、椎体后凸成形术或椎体成形术；在后两种技术中，将一个气囊插入到坍塌的椎骨中，然后填充材料使其膨胀，以增加椎骨的垂直高度。

重返体育运动

康复训练侧重于无疼痛恢复全范围活动。应该包括核心肌肉力量增强训练和适应性训练。对于非接触类体育运动，只要运动员恢复无疼痛全范围动作，大概 12 周后就可以重返体育运动。对于接触类体育运动，应该告知运动员再次骨折的风险，而且必须权衡利弊风险。再次骨折或椎骨坍塌可能导致体位改变，并在未来导致疼痛病症。

腰椎爆裂性骨折

常见原因

腰椎爆裂性骨折是由轴向负重（从上到下）和脊柱弯曲共同引起的。在腰椎爆裂性骨折中，创伤性外力导致椎骨爆裂而不是像压缩性骨折那样发生坍塌。由于骨折的类型，骨头碎片可能卡入椎管，因而累及脊柱的前段和中段。如果骨头碎片刺入椎管内部并损伤脊髓，将发生最严重的后果。在脊柱容易受到高速撞击的体育运动中，运动员就面临这种损伤风险。攀岩、骑马、美式橄榄球运动员（尤其可能被腾空抛出的运动员）、跳台滑雪运动员和悬崖潜水员都面临腰椎爆裂性骨折的风险。

识别方法

现场处理脊椎受伤要非常小心谨慎。这些损伤应被视为紧急情况。如果四肢出现任何无力症状或者创伤导致了急性脊椎疼痛，应该由经过训练的专业人员将运动员固定在脊椎固定板上，然后立即送往急诊室。腰椎爆裂性骨折的骨头碎片刺入椎管可能导致运动员的脊髓损伤，这可能导致他们双腿瘫痪和大小便失禁。

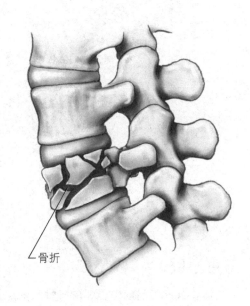

骨折

治疗方法

到达急诊室之后，发生脊髓损伤的运动员将接受高剂量的类固醇静脉注射，核磁共振成像和手术评估。脊髓损伤在进行了手术后，运动员很可能需要进入住院康复中心做密集康复训练，以便让神经损伤恢复最佳的功能。在适当的时候，康复咨询师、理疗师或复健科医生可能推荐运动员参加残疾人体育运动项目，大社区才有这样的项目。

重返体育运动

手术后的恢复取决于神经损伤的程度，有可能完全恢复，也有可能永久性瘫痪。治疗至少需要 3 ~ 6 个月，大多数情况下需要持续几年甚至一辈子。遭受这些损伤之后，通常不允许再参加高速撞击和高风险体育运动。

腰椎峡部裂和滑脱

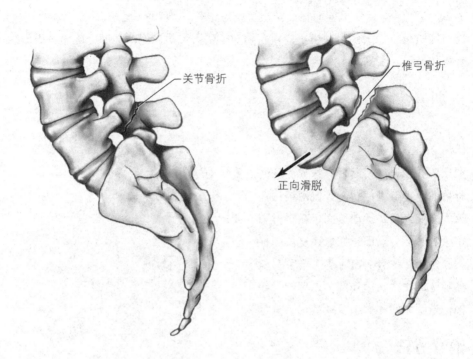

关节骨折

椎弓骨折

正向滑脱

常见原因

　　腰椎峡部裂是两个相邻的椎骨之间的关节发生了应力反应或骨折。这种损伤是由反复过度伸展（向后弯曲）腰椎造成的，在高水平运动员尤其是体操运动员中很普遍。腰椎峡部裂在女性中比在男性中更常见。它通常发生在最低一节腰椎（L_5）或倒数第二节腰椎（L_4）。腰椎滑脱是指一个椎骨体上方的另一个椎骨体正向滑脱（向前）。有各种类型的腰椎滑脱，但是在运动员中，滑脱通常是椎体两侧骨折引起的（特别是椎弓骨折，它往往是应力性骨折）。

识别方法

　　腰椎峡部裂的症状通常被描述为下腰背钝性疼痛，偶尔辐射到臀部。体检时让运动员伸展身体往往会出现疼痛，但是没有神经系统障碍。如果运动员伸展身体发生疼痛且保守治疗无效果，包括止痛和长期治疗，则应该怀疑腰椎峡部裂。腰椎峡部裂的早期评估至关重要，以防止骨折发生更严重的应力性反应。因为脊柱X线片可能无法显示早期问题，所以如果怀疑腰椎峡部裂，通常需要做骨扫描。

腰椎滑脱的症状与腰椎峡部裂相似，不同之处是腰椎滑脱偶尔会将剧烈的疼痛放射到腿部，这是骨滑脱刺激神经引起的。腰椎滑脱可以通过普通X线片确诊。需要拍伸展和弯曲体位的X线片，以评估滑脱程度是否随着脊柱活动而变化，而这被认为是导致疼痛的主要原因。腰椎滑脱被分为Ⅰ~Ⅴ级，级别越高，上椎体滑离下椎体越远。Ⅲ级、Ⅳ级和Ⅴ级应该考虑手术治疗，在保守治疗之后仍然有放射到小腿的疼痛时也要考虑手术治疗。

治疗方法

遭受急性腰椎峡部裂的运动员需要穿上矫正护具来防止脊柱伸展，直到疼痛消失至少6周。治疗的持续时间取决于症状是急性还是慢性、疼痛程度以及是否有压力性反应或骨折。

对于在早期没有发现问题的运动员，最终可能由腰椎峡部裂或腰椎滑脱发展为慢性反复疼痛。在必要时这些运动员的治疗药物包括止痛剂或消炎药物（或两者）、肌肉松弛剂和阿片类药物。物理治疗应侧重于核心稳定、中位脊柱骨盆底加强和生物力学。

重返体育运动

腰椎峡部裂或腰椎滑脱的运动员不允许参加体育运动，但是可以进行冲击度小有氧运动，比如穿上护具骑自行车。物理疗法包括有氧运动、拉伸下肢肌肉和加强核心肌肉力量。坚持按时做理疗师指定的日常核心加强锻炼对预防症状复发非常重要。被诊断出急性腰椎峡部裂或腰椎滑脱之后，可能需要3~12个月才可以重返体育运动，具体取决于愈合的进展和根据X线片评估的脊柱稳定性。要有限度地重返体育运动，以不加剧疼痛为宜。

骶髂关节功能障碍

常见原因

骶髂关节由骶骨和髂骨关节构成。虽然骶髂关节不是腰椎的一部分，但是骶髂关节引起的疼痛可能非常类似于腰椎疼痛综合征。骶髂关节功能障碍由髂骨上的骶骨位置变化引起，其原因为连接到骨盆的肌肉不平衡、关节韧带损伤、骶骨或骨盆骨折，或者骨盆内出现大块物质，比如怀孕。

涉及大量跳跃、弯曲、拉伸和扭转动作的运动员，比如体操运动员和舞蹈演员，都是这种类型损伤的高风险人群。

髂嵴

骶骨

髂骨

骶髂关节

坐骨

识别方法

患有骶髂关节功能障碍的运动员一般臀部上方都有疼痛和压痛。触摸骶髂关节有压痛。疼痛可能放射到下臀部、大腿和小腿。长时间站立、静坐、床上侧卧和以疼痛的一侧向上踏步，都会导致疼痛加剧。大多数情况下，医生做个体检就可以诊断。然而，诊断的黄金标准测试是关节阻滞。将麻醉剂注入骶髂关节。如果疼痛暂时消退，就可以诊断出骶髂关节功能障碍。

治疗方法

骶髂关节功能障碍的初期治疗方法是休息和使用止痛药或消炎药。由有资质的医生，比如骨科医生、按摩师或理疗师做关节推拿有助于纠正肌肉不平衡。此外，拉伸附着到骨盆的肌肉的物理疗法，以及加强骨盆底、腹部、腰部和腿部的肌肉力量也将有所帮助。如果症状没有改善，可能需要在 X 线透视引导下注射皮质类固醇。有些人觉得临时使用骶髂束带可以缓解症状，这种束带环绕臀部来挤压骶髂关节。

重返体育运动

理疗师在物理治疗期间应该逐渐增加活动量和训练量，为运动员复返体育运动相关的活动做准备。如果没有发现明显的骶髂损伤（裂缝），而且运动员感觉已经恢复得很好，那么可以在受伤 1 ~ 2 周后重返体育运动。应该长期进行伸展和力量加强锻炼。

椎间关节疼痛

常见原因

腰椎关节疼痛是由椎间关节炎症或关节炎引起的。椎间关节位于脊柱的后面，与相邻椎骨的后部相连。椎间关节是真正的滑膜关节，受伤或发炎时会变得肿胀。这种肿胀可能比较严重，以致给经过关节的神经根造成压力。参与扭转身体活动的运动员面临椎间关节损伤风险，比如高尔夫球和网球运动员以及棒球投手。

识别方法

运动员通常诉说下腰背疼痛，伸展和扭转身体会加重，而弯曲身体会缓解。疼痛通常辐射到同侧臀部。椎间关节疼痛的诊断有时并不容易确定。在这种情况下，可能需要将麻醉剂注射到椎间关节，阻断通往椎间关节的神经的感觉，以得到确诊。

治疗方法

椎间关节疼痛的初始治疗方法是冰敷和使用镇痛药、消炎药。运动员应避免引起疼痛的活动。研究表明，脊柱推拿有助于减轻椎间关节疼痛。接下来，要进行侧重于加强核心肌肉力量和伸展腿部肌肉的物理治疗。用超声波、冰敷和湿热来控制疼痛。在初期阶段避免伸展脊柱，但是在症状得到控制之后，要逐渐引入拉伸运动。运动员需要学习在活动中如何使用核心肌肉，以防止脊柱过度伸展，避免拉伤椎间关节。如果这些方法不能解决疼痛，必须考虑其他疗法，包括脊柱干预疗法，比如在 X 线透视的引导下给关节注射阻滞药物，隔断控制受损椎间关节的神经。

重返体育运动

一旦核心肌肉得到全面恢复，在锻炼和体育运动专项训练中没有出现疼痛加剧时，运动员就可以重返到体育运动中。在相对较短的时间内（2 ~ 3 周）就可以重返体育运动，前提是仅出现滑膜炎。但是如果椎间关节发生改变，则可能需要更长的时间（3 个月或以上）才可以重返体育运动。患有慢性椎间关节疼痛的运动员可以选择继续参与，但是需要修改体育运动。如果运动员愿意在运动后的第二天忍受稍微加重的疼痛，继续参与体育运动也没有健康风险。慢性椎间关节疼痛的运动员在参加体育比赛之前，有时需要服用非处方消炎药。

腰椎间盘退行性疾病

常见原因

一旦椎间盘中的一个变得干燥，致使终板或骨头互相摩擦，就会发生退行性椎间盘病变（DDD）。这种摩擦会刺激到其他椎间盘结构，而且可能引起骨炎。疼痛被认为来自受刺激的椎间盘的发炎纤维。虽然体育活动可能会加重退行性椎间盘病变的疼痛，但疼痛并不是它们引起的。这没有具体的原因。显然，曾经有过椎间盘损伤的人将面临椎间盘退化和疼痛的风险。

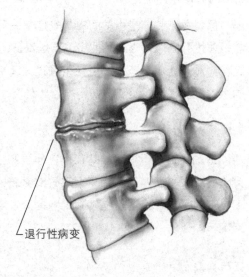
退行性病变

识别方法

患有退行性椎间盘病变的运动员的下端腰椎会有压痛。这种疼痛是钝痛，可能出现在下腰背的一侧或两侧，它可能放射到臀部，也可能没有。疼痛一般在早晨加重，身体发僵，站直困难，然后逐渐缓解，并在夜间再次加重。由于下腰背不适，可能限制脊柱的弯曲。长时间坐着通常会不舒服。疼痛往往是游移不定的，很难描述。可以通过 X 线片确诊该病症。

治疗方法

腰椎间盘退行性疾病的治疗方法类似于腰椎扭伤或拉伤（p.152）。治疗这种病症的最重要的因素是运动员接受指导并坚持执行核心力量训练和柔韧性训练计划。

重返体育运动

治疗的进展以运动员的疼痛情况和忍受活动的能力为指导。患有退行性椎间盘病变的运动员容易偶尔出现严重的背部阵痛，因此他们需要定期执行核心肌肉力量加强训练以及下腰背和下肢肌肉的伸展和力量加强训练，以减少疼痛的复发。对于遭受退行性腰椎疾病痛苦的运动员，需要谨慎参加所有锻炼，包括普拉提和瑜伽。避免超出活动范围的动作，它们可能导致病情加重。修改瑜伽和普拉提的训练，避免过度用力的屈曲动作。

第 11 章

髋关节损伤

迈克尔·M. 威尼克，博士；伊恩·B. 迈廷，医学博士；
费迪南德·J. 福尔莫索，博士

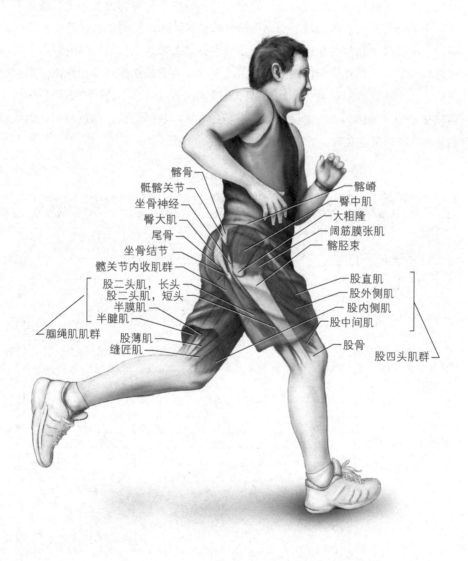

髂骨

骶髂关节

坐骨神经

臀大肌

尾骨

坐骨结节

髋关节内收肌群

股二头肌，长头

股二头肌，短头

半膜肌

半腱肌

腘绳肌肌群

股薄肌

缝匠肌

髂嵴

臀中肌

大粗隆

阔筋膜张肌

髂胫束

股直肌

股外侧肌

股内侧肌

股中间肌

股骨

股四头肌群

总体看来，体育运动中的髋部和骨盆损伤发生率并不高，从跑步运动员的 5% 到曲棍球运动员的 18%。无月经女性的应力性骨折发生率可能较高，但是男性体育疝等损伤的发生率较高。随着男性和女性平均寿命的增加，而且成年以后继续保持活跃的趋势有增无减，似乎每一位运动员都可能遭受与体育有关的髋关节或骨盆损伤。几乎每种竞技体育运动都需要骨盆和髋关节的强大支持。

髋部和骨盆损伤的护理很困难，因为髋关节和骨盆是将力量和爆发力从腿转移到躯干的耦合结构，反之亦然；它们有助于吸收、减轻和分布跑步和跳跃带来的冲击；而且它们为爬、蹲、屈体、站立和这些动作之间的所有过渡动作提供柔韧性。与髋关节和骨盆相连接的肌肉是我们身体上最大块和最有力的肌肉，它们往往以最长的力臂作用于髋关节和骨盆，这个长力臂是腿的长度和身体的高度形成的。这个神奇的解剖结构让运动员做出惊人的运动壮举，但不幸的是也给该结构施加了极大的压力，有时会导致损伤。在本章，我们讨论运动员的常见髋关节和骨盆损伤以及避免和治疗这些损伤的方法。

髋关节损伤

内收肌肌腱炎

常见原因

下肢肌腱炎在运动员中相当常见，这是因为在许多体育运动中，下肢受到更大的张力。虽然传统上将这些下肢损伤归类为肌腱炎，这意味着出现炎症过程，但是许多临床医生现在将这些损伤视为退行性过程的结果。内收肌肌腱炎通常是与髋关节内收肌起点反复拉伤相关的慢性损伤。肌肉起点的轻微撕裂并不足以引起出血，因此没有触发愈合过程，从而导致损伤慢慢加重。内收肌肌腱炎通常以轻微损伤开始，在得不到适当恢复或者恢复治疗的响应性差的情况下，随着运动员继续参加比赛，曾经轻微的损伤将导致功能丧失。到了最后时刻，甚至肌腱起点受到最小的应力也会产生疼痛。为了尽量减轻疼痛，运动员需要调整动作姿势，从而使损伤部位局部弱化，并最终失去耐力。下肢肌腱炎往往发生在特定体育运动中，其中大部分髋关节损伤发生在足球运动员、冰球运动员、体操运动员和骑马运动员身上。

识别方法

内收肌肌腱炎的诊断主要依据运动员的病史和体检。体检时髋关节内收肌起点沿线和耻骨内侧边缘沿线（大腿和腹股沟）有明显压痛。如果诊断仍然存在可疑之处，超声波或核磁共振成像可能有助于确定损伤的精确位置和严重程度。

治疗方法

肌腱炎的传统治疗方法包括物理治疗、止痛剂、消炎药物以及局部注射麻醉剂和皮质类固醇。如果采用这种保守方法6个月后症状没有改善，可能需要考虑手术，这涉及切开主要肌腱附着处，然后重新将它连接到耻骨。物理治疗通常包括按摩、拉伸、经皮神经电刺激（TENS）和主动加强髋关节周围的肌肉群。不幸的是，主动物理治疗已被证明仅对大约1/3的运动员非常有帮助。消炎药的疗效尚未得到证明。局部注射麻醉剂和皮质类固醇通常只能短期缓解症状。令治疗结果雪上加霜的是，另一项研究表明（Akermark & Johansson，1992），只有63%的运动员在手术后能够恢复以前的能力水平。

虽然采用传统疗法治疗这种损伤一直乏善可陈，但是还是有光明前景的，在理疗学的帮助下，生物力学异常将不断得到查明，而且新兴的理疗介质将越来越有效。

重返体育运动

一旦症状消退（这可能需要长达6个月的时间），运动员就可以重返体育运动。恢复以前的能力水平的失败率可高达25%。没有多少护具或绷带缠法可选。

骨关节炎

常见原因

骨关节炎（OA），有时也称为退行性关节病，大约有12%的25～75岁的美国人受其影响。髋关节骨炎通常是一个非炎症性疾病过程，是连接到髋关节关节窝（髋臼）的股骨头遭到破坏，以及容纳股骨头的髋臼发生退化。骨头的透明关节软骨表面由于磨损而消失导致关节空间变窄、软骨下囊肿形成和边缘骨骼生长（也称为骨赘）。这些病理变化的确切原因尚未确定，但是生理和生物力学因素很可能对病变过程产生影响，比如年龄、肥胖、遗传、关节对齐、关节松弛和肌肉无力。

反复的髋部动作，以及涉及站立、行走、跑步、攀爬和下蹲的长时间费力身体动作，都可能导致该病症加剧。参加需要单腿支持或旋转髋关节的体育运动的运动员的骨炎疼痛发生率特别高，比如网球、其他持拍类或田径运动员。在体育运动期间不断需要单腿支持可导致通过下肢转移的力量高达身体质量的14倍。对于缓慢发展的、日常活动无症状的髋关节骨炎，在髋关节受到异常压力的情形下可能会引发症状。

识别方法

虽然髋关节骨炎的发病症状通常很隐蔽，逐渐加重的疼痛只有在运动过程中才能感觉到，但是在一段时间不活动之后，大多会出现典型的疼痛和僵直症状。疼痛可发生在腹股沟或者臀部侧边，而且可能向下放射到大腿，甚至到膝盖。骨炎导致的髋关节疼痛往往在休息后得到明显缓解。遭受严重骨炎症状的运动员也可能诉说臀部肌肉无力。

通常通过标准的髋关节X线片来诊断髋关节骨炎。如果医生根据体检结果怀疑存在髋关节骨炎，比如髋关节的被动活动范围受限和运动疼痛，尤其是做内旋动作时，就需要拍X线片确诊。

治疗方法

初始治疗采用保守治疗方案，包括以下全部或部分疗法：改变生活方式、物理治疗、营养补充剂和药品。对于超重的患者，减轻体重可能是缓解症状的最重要因素之一；对于某些患者，减肥就足以解除髋关节疼痛。

物理治疗和锻炼计划包括特定肌肉力量加强训练、通过拉伸运动改善协调能力，可相当有效地减轻症状。对受影响部位使用热敷和超声波可能也很有帮助。

止痛剂，主要是非甾体消炎药（NSAIDs），是治疗骨炎的主要药物。

对乙酰氨基酚也很适合有轻度到中度症状的运动员，以及对非甾体类消炎药有禁忌或不耐受的运动员。

如果保守治疗后症状仍然存在，可能需要考虑向关节腔内注射可的松（糖皮质激素）。根据美国国立卫生研究院的共识会议，如果在广泛的非手术治疗下仍然存在中度至重度症状或残疾，全髋关节置换术是合理的选择。

重返体育运动

根据规定保守治疗 3 ~ 4 周后，运动员可以逐步重返体育运动，同时要密切关注症状是否再次出现。如果症状复发，运动员应避免参与诱发症状的活动，并重新接受相对休息、物理治疗和药物治疗。不幸的是，没有有效的绑带缠法或髋部支撑可用来治疗髋关节骨炎，因此加强髋部肌肉和拉伸运动变得更加重要。

髋关节滑囊炎

常见原因

髋关节滑囊炎（股骨粗隆滑囊炎）较为常见，特别是在年轻运动员中。它包括该部位的任何或所有滑囊的炎症。

髋关节滑囊炎通常是活动期间肢体姿势的变化引起的，比如内收（下肢向身体运动）或髋关节内旋，让滑囊受到异常压力，从而引发刺激和发炎。髋关节滑囊炎在长跑运动员中很常见。滑囊炎通常与下肢的其他病症有关，比如骨关节炎等（p.168）、类风湿性关节炎、髂胫束过紧和双腿长度不一。

髂胫束（ITB）过紧还会导致滑囊对大粗隆的压力增加，导致发生刺激的可能性增大。

识别方法

髋关节滑囊炎的最常见症状是大腿外侧疼痛，并向下反射到膝盖外侧。夜间疼痛很常见，可能不能以患侧躺下。在行走、跑步或攀爬等活动中，症状加剧。这种综合征有时急性发作，但最常见的是慢性加重。

不需要实验室或者影像学检查来诊断髋关节滑囊炎；通常情况下，诊断基于运动员的病史和彻底的神经与肌肉骨骼检查。体检首先触诊大粗隆试图引发压痛；然而，压痛点可能会出现在沿大腿侧面的任意位置。强迫被动内收或主动内收（下肢远离身体的动作）和髋关节在抵抗阻力下外旋可能会加重症状。应该评估是否存在髂胫束过紧以及精确测量双腿的长度是否一致。

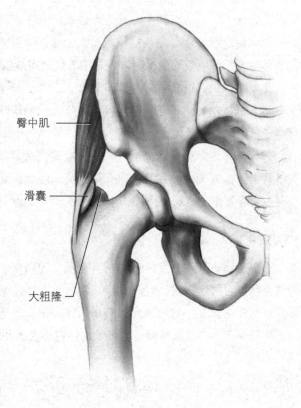

臀中肌

滑囊

大粗隆

治疗方法

治疗方案可分为肌肉骨骼治疗和药物治疗。

肌肉骨骼治疗包括相对休息、局部热敷和治疗性超声波，以减轻疼痛和促进周围组织的伸展；拉伸运动；纠正肌肉力量失衡；以及纠正双腿长度差异（如果存在的话）。药物治疗包括止痛药物、消炎药物和皮质类固醇针剂（可的松注射剂）。要想长期成功，通常需要兼顾肌肉骨骼治疗和药物治疗。只包含药物治疗的方案忽略了造成滑囊炎的结构病理。这就是说，在某些情况下不可能纠正肌肉骨骼病理，例如骨赘（骨关节炎引起）刺激滑囊。

对于轻微的髋关节滑囊炎，消炎药物和休息可能就足够了。对于中度至重度髋关节滑囊炎，口服药通常不足以让炎症过程消退。对于这些运动员，有必要给股骨粗隆部受影响的滑囊直接注射局部麻醉剂和可的松混合药物。如果由可以准确地找到发炎滑囊的医生注射，该疗法通常是非常有效的。

重返体育运动

一旦疼痛逐渐消退，通常在几周内，运动员就可以重返体育运动。重返体育运动应循序渐进、保守进行。和其他髋关节损伤一样，没有有效的绷带缠法和护具选择。

髂腰肌肌腱炎

常见原因

髂腰肌是使髋部屈曲的强有力的下肢肌肉。它是身体最强壮的肌肉之一。髂腰肌肌腱炎是髂腰肌的肌腱发生炎症。通常情况下，炎症会蔓延到肌腱附近的滑囊，从而导致髂腰肌滑囊炎。髂腰肌肌腱炎最常见于田径运动员、足球运动员、体操运动员和舞蹈演员，他们都倾向于反复屈曲髋关节。

识别方法

最常见的症状是大腿前侧疼痛，有时沿着大腿向下放射。在髋关节屈曲过程中肌腱越过骨盆时会发出"啪"声或者有这样的感觉。那些需要重复屈曲髋关节的活动会加剧症状，包括山坡跑和踢腿动作。

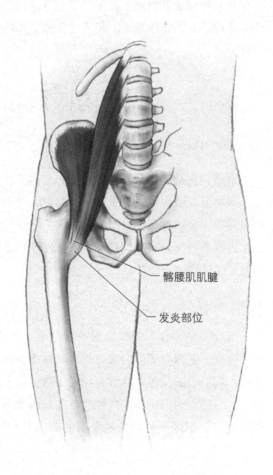

髂腰肌肌腱

发炎部位

不需要实验室或者影像学检查来诊断髂腰肌肌腱炎，尽管有时可能利用超声波来确诊。

诊断通常基于运动员的病史和彻底的神经和肌肉骨骼检查。典型的症状是髂腰肌肌腱上出现点压痛，髋关节在阻力下屈曲时出现疼痛。

治疗方法

初始治疗包括使用消炎药和避免引起问题的重复动作。冰敷可能获得一些缓解，特别是对很瘦的运动员来说，因为这个肌腱位于大腿比较深的位置。加入系统化的拉伸运动和力量训练计划的物理治疗方法会有帮助。在比较棘手的情况下，可以在超声引导下注射类固醇和麻醉剂。

重返体育运动

一旦疼痛逐渐消退（通常在3～6周内），运动员就可以重返体育运动。重返体育运动应该循序渐进。和其他髋关节损伤一样，没有有效的绷带缠法或护具可选。

内收肌拉伤

常见原因

大腿内侧的肌肉包括内收肌群和股薄肌。内收肌拉伤通常在冰上曲棍球和足球中很常见，但也可能发生在所有体育运动中。损伤通常发生于大腿外旋和髋部外展导致内收肌群突然收缩时。内收肌损伤的危险因素包括髋关节肌肉无力和失衡（内收肌群比外展肌群弱）、柔韧性差和受伤史。这些损伤更可能发生在赛季前和经验较少的运动员身上。

识别方法

运动员的损伤可能是急性疼痛事件，或者是慢性的、在不知不觉中发展出来的疼痛。在阻力下做内收动作（向身体中线拉近）时，大腿内侧或腹股沟的疼痛会加剧。肌腱交界处通常会发生压痛。完全断裂会导致远端耻骨有明显缺陷或肿块。可能发生撕脱伤，内收肌群的起点也可能发生撕脱性骨折。这类似于腘绳肌腱撕脱，但是受影响的是不同的肌肉群和附着处。对于腹股沟疼痛的可能来源，应该全部排除运动疝（p.181）、耻骨骨炎（p.181）、体育疝（p.185）和髋关节骨关节炎（p.168）。拍X线片可以排除撕脱性骨折和耻骨骨炎。核磁共振成像可以评估其他病症的可能性，也可以定位和量化肌肉和其他软组织的损伤程度。

治疗方法

内收肌拉伤的治疗方法类似于其他肌肉拉伤。治疗首先从PRICE原则开始，如果需要，运动员可以使用拐杖。一旦疼痛减轻，运动员就可以开始等距训练，然后根据可忍受的疼痛过渡到等张训练。整个过程使用冰敷和电刺激。拉伸运动非常重要，其主要目的是保持肌肉的柔韧性和消除疼痛，从而降低受伤的风险。根据可忍受的疼痛开始慢跑和短跑训练。如果直线跑步没有发生疼痛，可以开始旋转和急转方向活动。如果运动员在6个月的物理治疗后未能改善，可以考虑手术治疗（内收肌切断）。

重返体育运动

只要受伤侧腿的柔韧性和等速测试与另一侧腿的差异在10%以内，以及可以毫无困难地执行敏捷性动作和体育运动专项活动，运动员就可以重返体育运动了。重返时间从轻微拉伤所需要的1周到更严重拉伤所需要的6周不等。

本节撰稿人：丽莎·M.巴托丽，博士，外科硕士。

髋关节盂唇撕裂

常见原因

髋关节盂唇是骨质髋臼的软骨延伸，增加了髋关节的深度和稳定性。盂唇上分布有痛觉和位置感游离神经末梢，因此一旦盂唇受伤，髋关节就产生疼痛和感受到不稳定。盂唇撕裂常常是单一创伤性事件导致的，比如美式橄榄球或英式橄榄球的擒抱，或骑自行车或滑雪时摔落；也可能是重复应力造成的，比如跑步或滑冰。根据受伤的原因，撕裂可能发生在盂唇的任何部位。

识别方法

盂唇撕裂可能导致髋关节侧、髋关节前、腹股沟内侧甚至是臀部疼痛，取决于损伤的具体部位。前外侧盂唇损伤最常见。如果前盂唇受到应力，而且髋关节前推、旋转或踢腿时产生疼痛或不稳定感，应该怀疑是这种损伤。屈曲股骨向后挺髋关节时，比如向后挺臀部，如果产生类似的症状，就要怀疑后盂唇撕裂。髋关节主动活动可能会产生扯断感或发出"啪"声，这可能是髂胫束侧向过紧或髂腰肌肌腱向前内侧过度活动导致的。一般来说，如果髋关节真正被动活动（这意味着由训练师、理疗师或医生来执行所有动作，而患者处于完全休息状态），可能没有这些"啪"声或不那么明显。然而，如果"啪"声持续存在或者在被动活动下活动范围受限，那么应怀疑关节内损伤，比如盂唇撕裂、软骨损伤或退行性病变。

普通髋关节 X 线片可能有助于识别髋臼发育不良。髋臼发育不良是指髋臼，即髋关节的杯状部分，不规则或形状异常。髋臼发育不良使得股骨头（髋关节的球状部分）不正常地、受限不足地活动，这会给盂唇造成压力，导致运动员易患盂唇撕裂、耻骨骨炎（ p.181 ）或骨关节炎，这些病症可能类似于或伴随着盂唇损伤。与传统的核磁共振成像相比，核磁共振造影是先将稀释的对比溶液注入髋关节，因此检测盂唇撕裂的敏感度更高。许多盂唇撕裂无法被检测到，只有用关节镜对髋关节进行评估时才能发现。

治疗方法

初始的保守疗法往往有助于减轻疼痛。运动员应避免让盂唇增加压力的活动（例如旋转和扭转臀部）和让髋关节过度负重的活动（例如深蹲和髋部拉伸运动）。如果这些初始措施不能缓解疼痛或恢复活动范围，可能需要考虑给髋关节注射可的松和使用拐杖。6 ~ 8 周的综合康复疗程可以帮助纠正髋带的力量失衡和柔韧性不足，改善平衡能力和本体感受，以及发现体育运动或训练计划中可能导致盂唇损伤的错误动作。

如果保守疗法未能缓解症状，就必须考虑盂唇修复手术或清创（切除受损组织）。缓解疼痛不是考虑关节镜治疗这种撕裂的唯一原因。一些医生认为髋关节盂唇损伤类似于膝关节半月板损伤，因为关节运动导致的不协调、隐匿的半脱位和异常关节负荷都可能让运动员的关节过早发生炎症病变。

重返体育运动

在运动员重返体育运动或其他快速活动之前，他们应该让患侧的力量恢复到健侧的水平。在手术修复之后，取决于体育运动的要求和手术前去适应作用的程度，可能需要 6 个月才能重返竞技性体育运动。

内收肌管综合征

常见原因

这种综合征涉及在内收肌管（亨特管）压迫到股浅动脉。如果内收肌肌肉出现异常肌腱带，将会导致压迫动脉。这可能是先天性的，也可能是后天的训练或损伤导致的，比如踢足球时踢到大腿内侧。这种综合征非常罕见，但是在年轻人和运动员中比在其他人群中更为常见。

识别方法

遭受该综合征的运动员会说腿跛行变得严重（血液循环不良引起的腿部疼痛或疲劳），而且活动时加剧，休息后缓解。在体检时，患肢脉搏减弱或缺失。动脉造影可用于诊断亨特管位置的股浅动脉闭塞。

治疗方法

治疗方法包括手术切除压迫股动脉的肌腱带。如果发生动脉壁损伤，可能还需要修复血管。在手术后，需要安排一个康复计划，内容包括拉伸训练、力量训练和增强耐力的训练。

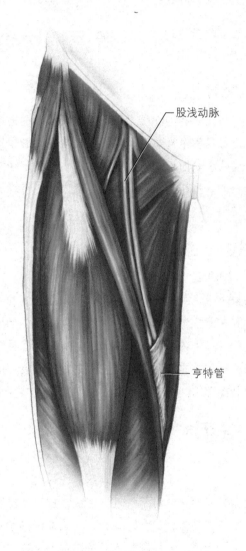

股浅动脉

亨特管

重返体育运动

重返体育运动的时间取决于手术的种类和规模。在手术后 2 周 ~ 3 个月之间都可以重新开始训练，但是要在外科医生和理疗师的监督下进行。

本节撰稿人：丽莎·M. 巴托丽，博士，外科硕士。

骨盆应力性骨折

常见原因

骨盆的构造和强度决定了需要极大的力量才能导致其骨折。青少年和闭经女性最容易发生骨盆病理问题。骨盆应力性骨折通常发生在耻骨支（骨盆前部的四块骨头），而且和长跑有关。厌食症和闭经女性运动员是最容易发生骨盆应力性骨折的。损伤的原因被认为是通过腿部传来的力量反复冲击骨盆，因此长跑运动员特别容易发生此类损伤。

识别方法

如果运动员选择不治疗非特异性疼痛，许多应力性骨折将不会被发现。大多数情况下，镇痛药和休息可以改善症状。发生骨盆应力性骨折的运动员通常诉说盆腔和腹股沟疼痛，活动时疼痛加重。休息让症状得到改善。许多情况下，疼痛加剧都与训练活动的增加有关。X 线检查偶尔可以检测到应力性骨折，但是骨扫描或核磁共振成像更可靠。应力性骨折最可能发生在耻骨支，但也可以发生在任何其他部位，包括股骨颈。

治疗方法

治疗方法包括休息，根据需要使用镇痛药，以及解决导致损伤的根本问题。应该纠正营养不良和激素缺乏。如果再次出现应力性骨折，则需要做彻底的新陈代谢诊断检查。对于女性，建议做骨密度检查，以诊断潜在的骨质疏松症。对于发生应力性骨折的女运动员，应该筛查排除女运动员三联征这个潜在原因；三联征包括闭经、骨质疏松症以及饮食不当或饮食失调。如果怀疑存在三联征，运动员应该咨询医生。

重返体育运动

运动员通常可以在 4 ~ 6 周后重返体育运动。活动应逐渐增加，并修改导致损伤的训练计划。在为重返体育运动做准备时，首先要着重于增强力量训练，然后是逐步增加负重的活动。跑步里程应该从受伤前的总里程的 20% 开始，并在恢复期间逐步增加，这通常需要几个月。

骨盆撕脱性骨折

常见原因

撕脱骨折是一种撕裂损伤。骨盆撕脱性骨折主要发生在青少年身上，而且发生在 3 个部位上。跳跃类体育运动，比如篮球和排球，可引起缝匠肌强烈收缩，从而导致髂前上棘（髋关节前部很容易摸到的凸块）撕脱。踢球类体育运动，比如美式橄榄球或足球，强大的股直肌的收缩可能引起髂前下棘（髋关节前部下方，就在髂前上棘下面）撕脱。跑步类体育运动可能会因为强有力的腘绳肌收缩而引起坐骨结节（我们坐在椅子上的骨头）撕脱。

识别方法

撕脱性骨折的症状包括局限于损伤部位的突发性疼痛。急性疼痛通常伴随着听得见的"啪"或"噗"的一声。骨折部位触摸时有压痛，而且在髋部做正常范围活动时也会引发疼痛。

治疗方法

髋关节前部骨折采取保守治疗，包括使用镇痛药、冰敷和限制活动，直到骨折痊愈。手术似乎无优点。关于坐骨结节撕脱性骨折的适当治疗方法尚存在一些争议。在更严重的坐骨结节撕脱中，已有乏力、愈伤组织形成时发生疼痛等并发症的报告。一些医生建议，骨折大块骨头移位超过 1 ~ 2 厘米应尽早进行手术修复。

重返体育运动

只要相关肌肉的力量得到恢复而且骨折处有骨痂形成，运动员就可以重返体育运动。可以使用等速测试来精确地比较力量，以及通过 X 线片来评估愈伤组织的成熟程度。重返体育运动的时间一般是 6 周 ~ 4 个月之后。

髋关节弹响综合征

常见原因

髋关节弹响综合征可由几种病理过程引起，它会导致髋关节部位的肌腱快速滑过骨突时发出典型的"啪"声。髋关节弹响综合征发生在跑步运动员、铁人三项运动员、啦啦队队员和舞蹈演员身上，偶尔也发生在业余运动员身上。"啪"声通常是髂胫束（大腿外侧沿线的肌肉）经过大粗隆（臀部外侧上的凸块）时引起的。其他原因包括髋关节内的髋臼盂唇撕裂、髂腰肌肌腱在耻隆突上方断裂和关节内游离体。在所有这些病症中，运动形成"弓弦"效应，导致发出听得见的或感觉得到的响声或弹响。

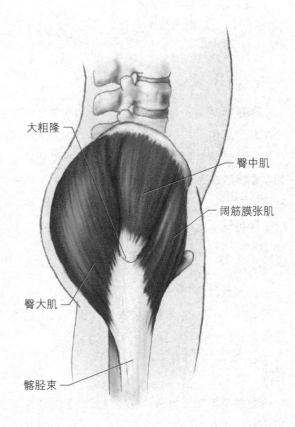

大粗隆

臀中肌

阔筋膜张肌

臀大肌

髂胫束

识别方法

关节内弹响很可能会引起步态异常和负重疼痛。如果运动员有明显疼痛或者髋关节活动范围不稳定，应该做影像学诊断，以排除关节内骨片或髋臼盂唇撕裂。髋关节在活动范围内被动活动或走路时，可能会感觉到发生在大粗隆的关节外的弹响。训练师可以和运动员一起行走，将一只手放在大粗隆处来检测弹响。继发性股骨粗隆部滑囊炎引起大粗隆压痛，以患侧躺下时也出现疼痛。检查方法是保持内收姿势并旋转髋部，感觉髂胫束从大粗隆滑过发出的弹响。从屈曲的姿势开始伸展髋部，让髂腰肌肌腱从耻隆突滑过，这也可能会引起弹响。

治疗方法

髋关节弹响综合征的治疗重点是伸展和加强髋外展肌和内收肌、髋屈肌和髂胫束。运动员应该休息，避免与弹响有关的活动。治疗疼痛或相关滑囊炎时，可能需要用消炎药物。如果症状长期存在，可能需要向滑囊或弹响部位注射可的松。如果髋关节问题仍然存在，可能需要手术修复。

重返体育运动

通过坚持参加积极的拉伸与力量训练计划，大多数运动员的症状会减轻，而且在 2 ～ 3 周内可重返体育运动。如果运动员在这段时间内症状未得到改善，可能需要注射皮质类固醇，并转向物理治疗，参加正式的拉伸运动计划。

髋嵴挫伤

常见原因

髋嵴挫伤（也称为髂嵴疼痛）是沿着骨盆发生的挫伤，尤其是髂嵴前部和髋关节侧部。这种损伤一般是别的运动员给髂嵴造成直接创伤所导致（比如在美式橄榄球中被头盔击中，在足球中被踢中，或者在棒球中被投球击中），或者是与坚硬表面发生碰撞所导致（撞到曲棍球场的周围挡板，摔倒在冰冻的草皮上，被推倒在篮球场上，或者在棒球运动中发生猛烈滑动）。

识别方法

髋嵴挫伤的标志性症状是髂嵴沿线发生局部性疼痛，而且通常发生在只有很少软组织覆盖的骨盆外侧。髋嵴挫伤可发生在骨盆周围其他任何骨头突起部位。通常情况下，受伤的运动员反映，在做仰卧起坐或躯干在阻力下转动或髋关节在阻力下外展时（远离中线方向侧向伸腿）会出现疼痛。

损伤部位出现肿胀和瘀青通常暗示着更严重的损伤。触摸疼痛和严重瘀青意味着可能发生了骨折，应该立即让医生进行诊断评估。核磁共振成像能够最好地确定骨折的部位及损伤程度，为康复计划的策划提供重要信息。

治疗方法

初始治疗包括冰敷，敷 5 分钟停 5 分钟，如此交替进行 30 ～ 40 分钟，每天

4次。根据需要，冰敷可持续72小时以控制疼痛、表面肿胀和血肿形成，而且在两次冰敷期间应该用压迫带缠绕。接下来要轻柔地拉伸髋部肌肉，但如果有大面积瘀青，则要推迟1周进行。运动训练师或理疗师在接下来的治疗中可能会使用电刺激以收缩受伤部位周围的肌肉，达到减轻水肿和延缓萎缩的目的。在7～10天后，可能需要使用超声波来加热深层受伤组织，使它们变得容易拉伸并增加流向该部位的血液。

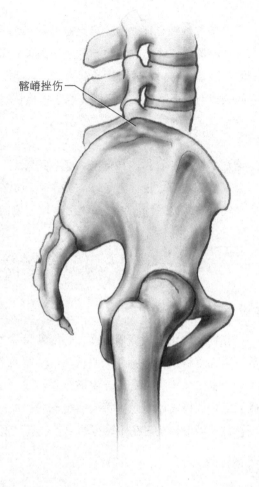

髂嵴挫伤

在偶尔情况下，髂嵴挫伤非常严重，使得步行时异常疼痛。对于这种情况，在患肢侧使用拐杖保护1周左右，减轻体重对其产生的压力。这种做法通常是有帮助的。如果发生大面积瘀青，并怀疑有大血肿，则将运动员转诊给康复医生或骨科医生。早期实施吸引术（用针头和注射器吸出积血）可能对大血肿有好处。吸引术可以减少组织肿胀、促进更完全的吸收和加速愈合。

重返体育运动

轻微的髂嵴挫伤可能会在1周内消退，让髋部和躯干可以舒适地负重和进行无痛全范围活动。在这种情况下，运动员可能马上就可以重返体育运动。对于更严重的髂嵴挫伤，特别是形成了血肿或周围肌肉轻微撕裂的情况，可能需要2～4周的愈合才能恢复无疼痛活动和让周围肌肉恢复力量。在受伤之后1个月左右，应该使用黏弹性或其他耐压缩护垫保护受影响的髂嵴。有限度地使用长效麻醉药（只在比赛日使用），将其注入疼痛部位可能会让运动员更早重返比赛，而且可大大降低进一步受伤的风险。不推荐高中生运动员使用该疗法。

耻骨骨炎和运动疝

常见原因

耻骨骨炎是耻骨联合（左、右耻骨在骨盆前部的交会点）发生炎症或退行性疾病。运动疝是导致该部位疼痛的另一个原因，而且与附着并作用于骨盆的许多肌腱的拉伤或撕裂或者肌肉的无力有关，这会造成骨盆不稳定。耻骨骨炎和运动疝可以单独发生，或者，其中一种病症可以影响另一种病症的发展。

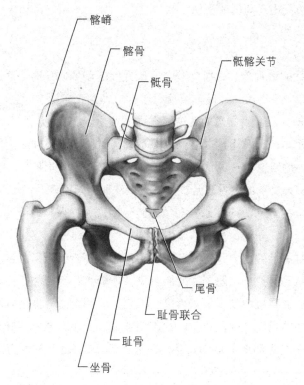

髂嵴
髂骨
骶骨
骶髂关节
尾骨
耻骨联合
耻骨
坐骨

根据定义，运动疝是一种疼痛的病症，但是耻骨骨炎导致的耻骨退行性病变可能疼痛，也可能不疼痛。

耻骨骨炎和运动疝在接触类体育运动（比如美式橄榄球、英式橄榄球、曲棍球）和非接触类体育运动（比如足球、越野跑、滑雪和花样滑冰）中都很常见。运动疝发生在网球、壁球和篮球运动中，在游泳运动中则比较罕见。

耻骨骨炎损伤的原因可能是耻骨联合反复受到应力或剪力。当用一条腿短暂支持骨盆，另一条腿有力地摆动时，就会给耻骨联合带来剪力，比如在足球或橄榄球中踢球，在跑步、曲棍球或滑冰中突然转向或冲刺，以及在花样滑冰中跳跃。头盔撞击耻骨、在猛烈的擒抱中挤压耻骨或者侧身摔倒都可能导致这种损伤。

一般认为运动疝更多地发生在一部分精英运动员身上。这部分运动员正遭受将腹肌连接到骨盆前部的肌腱被拉伤或撕裂的痛苦，主要是腹直肌肌腱。躯干在外展或伸展的臀部上反复执行各种旋转动作，比如挥动球棒；或者躯干用力伸展（向后弯曲），比如在改变方向时运动的背部突然遭到擒抱；或者四分卫在身体重心处于后面一条腿上时被头朝地擒抱倒地，这些情况都可能导致腹直肌肌腱受伤。当冰球运动员快速向对方球门滑去，而且在猛地"站起"的过程中遭到对方后卫阻截时，也会出现同样的创伤。

识别方法

对于有症状的耻骨骨炎，耻骨联合开始逐步出现局部疼痛。疼痛可能伴随轻微肿胀，但一般很少有瘀青，除非疼痛是该部位遭到直接撞击所致。

遭受耻骨骨炎的运动员通常反映，在尝试快步走、慢跑或跑步时出现疼痛，尤其是在受到阻力的情况下内收髋关节（运动员试图跷二郎腿，而医生、教练或治疗师试图把他的双腿分开）或者躺在地面上在受到阻力的情况下抬起一条腿时。所有这些动作都给受伤的耻骨联合施加应力，从而引起疼痛。

患有运动疝的运动员通常最初在中下腹部出现急性而不是慢性不适，如果放任不管，可能开始在一侧或两侧大腿内侧和腹股沟部位感到疼痛。有一种理论认为，腹直肌肌腱的撕裂削弱和重新分配了腹部和臀部髋带肌肉对盆骨关节稳定性支撑的平衡，从而导致长收肌、股薄肌以及其他髋带和下腹部肌肉收紧，以保持骨盆的稳定性。在罕见的情况下，疼痛会放射到会阴处，即生殖器和肛门之间的区域。在受阻力情况下内收髋关节、抬起双腿或在受阻力情况下旋转躯干，可以重现疼痛。在患有运动疝的运动员中，只有 25% 左右在耻骨联合上有压痛，有 33% 左右在耻骨下部沿线有压痛（内收肌肌腱附着处）。在医生检查时，受伤的运动员可能在腹股沟管沿线有压痛，但是很少发现真正的疝。

诊断测试方法可能包括拍 X 线片，它可以显示耻骨骨炎的耻骨联合退行性病变，或并发髋关节炎，这是导致腹股沟和大腿内侧疼痛的另一个原因。骨盆核磁共振成像能够显示腹直肌张力不对称、远端腹直肌肌腱炎症或撕裂、耻骨联合不规则或炎症以及其他非特异性结果，这些结果关联起来可能提供有用的信息。

治疗方法

耻骨骨炎和运动疝的初始治疗都涉及避免引起问题的活动（有力的侧踢、极度旋转躯干、冲刺和跳跃）、服用对乙酰氨基酚或布洛芬，以及在带来舒适的情况下间歇冰敷或热敷患处。这种保守治疗应持续长达 14 天。如果运动员在该治疗阶段结束之后疼痛仍然存在，应该在有资质的运动训练师或注册理疗师的引导下开始正式康复疗法，或者根据医生的规定进行。

在使用理疗介质（比如超声波）的同时，拉伸内收肌和髋关节可能有助于恢复这些结构的柔韧性和活动性，从而减轻对耻骨联合和下腹部肌肉的拉力。有趣的是，治疗性按摩对治疗这些病症有帮助，大概按摩能够进一步伸展筋膜和肌肉、重置牵张反射和减轻受影响肌肉的水肿。可在受伤大约 4 周后加入治疗性按摩。如果症状持续存在，则可能要注射皮质类固醇，如果是耻骨骨炎，注射到耻骨联合；如果是运动疝，注射到耻骨下半部分的近端内收肌肌腱附着处。

一旦症状已经消退，就可以开始适应性训练。应该从骑固定式脚踏车、水上行走或慢跑以及在平地上行走开始。

如果运动员可以连续几天做抗阻髋关节内收训练，而且没有现场疼痛或次日残留疼痛，那么就可以加强和平衡髋部和腹部肌肉。医疗卫生保健专业人员应该小心地进行一条龙评估，从脚到腿到臀部再到腹部和脊柱，要评估它们的力量、活动范围和柔韧性缺陷，因为这条路线（动力链）出现任何薄弱环节都可能导致持续或反复损伤。

运动员以中立姿势（臀部和躯干对齐，没有任何扭转）开始这些初始增强力量训练，双脚站在地面或训练设备上。这些训练完成之后，接下来就是允许下肢离开地面的训练。然后，只要力量允许，依次加入跑步、急转方向和体育运动专项训练。

如果运动员在 6 ~ 8 周内对这里描述的治疗方法没有积极响应，他们应该进行全面的医学检查，以排除其他原因导致的疼痛，包括泌尿生殖系统感染、结直肠肿瘤和隐匿疝（男性和女性）；子宫内膜异位症、卵巢囊肿，良性或恶性的子宫肿痛或卵巢肿瘤（女性）；前列腺炎，前列腺或睾丸肿瘤（男性）。

在罕见的情况下，耻骨骨炎的退行性病变导致耻骨联合严重不稳定，此时必需做外科融合手术。如果运动疝在保守治疗措施下效果不理想，需要求助于在该方面有丰富经验的外科医生，可能需要做修复手术和重新连接弱化的腹部和骨盆底肌肉系统。对于持久性大腿内侧疼痛，还需要释放内收肌筋膜（该肌肉周围的致密结缔组织）。不管是耻骨骨炎还是运动疝，在实际治疗中腹带或骨盆带几乎没有什么用。

重返体育运动

只要运动员在休息和各个康复阶段都没有出现疼痛，就可以重返体育运动。在重返比赛之前，运动员必须能够在训练中全力执行自己所从事的体育运动的各个方面。在重返体育运动之后，还应该继续做康复训练，以最大限度地增强核心肌肉和髋部肌肉力量，防止再次发生损伤。

尾骨骨折

常见原因

尾骨由 4 个融合的骨块组成，分别通过骶尾韧带连接到骶骨最底部和通过骶棘韧带连接到骨盆。尾骨通过柔韧的纤维软骨与骶骨连接，因此它是可以活动的（尽管是极小的活动）。尾骨很少会受伤，但遭到直接创伤除外，比如在坐着的时候跌落在坚硬的表面，屁股直接落地或被快速移动的物体击中（例如曲棍球、棒球、冰球或鞋）。尾骨骨折在一些情形中并不少见，比如体操运动员从平衡木上坠下或跌落在单杆边缘上，或者骑自行车的人的尾骨撞在车把上。

识别方法

尾骨骨折通常与骶尾韧带损伤有关联。初次拍 X 线片可能发现不了骨折，因为骨折部分可能没有移位。核磁共振成像或 CT 扫描可以明确诊断尾骨骨折及周围的软组织损伤，但是很少需要这样做，除非疼痛症状持续超过 1 个月。外伤也可能导致尾骨脱位，而且这种情况在 X 线片上可清楚看到。在受伤的时候，尾骨骨折或脱位会让运动员感到中度至重度疼痛，而且受伤部位有瘀青和肿胀。刚开始时由于疼痛，简单的步行都非常困难，但是这种情况通常在一两天内消退。接下来，受伤的运动员坐在坚硬的表面上或转动臀部会感到尾骨部位疼痛；一些运动员在未来几天内排硬便或擦屁股时会感到尾骨部位疼痛；穿男舞蹈演员托底腰带和紧身衣也可能刺激到受伤部位；性交也可能会有暂时不舒服。

治疗方法

治疗这种损伤是使用冰敷和非处方止痛药来减轻疼痛和肿胀。与正常的坐姿相比，让重心偏向坐骨结节，或者坐在枕头、可充气圈状软垫或尾骨下方切开一个小孔的楔形泡沫垫上，会更加舒适。坐着时向后倒往往会造成疼痛。如果症状持续时间超过四周或变得更糟，应该看医生。对于经久不退的疼痛，注射麻醉剂和利多卡因可能有帮助。通过手法治疗（直肠指诊）可以重新对齐尾骨骨段。这种疗法可能极有助于减轻疼痛。只有慢性尾骨问题极为顽固时，运动员需要考虑做尾骨切除手术。

重返体育运动

重返体育运动的时间取决于运动员忍受疼痛的能力。只要运动员不再次以同样的方式摔倒，在体育运动中不会加剧这种损伤。

体育疝

常见原因

体育疝是以慢性腹股沟疼痛为特征的病症，由腹股沟后壁无力所致。它的发病通常是缓慢渐进式的，因此延误诊断和治疗。研究认为体育疝的原因有多种，包括骨盆发生剪力、过度使用和肌肉不平衡。体育疝是腹腔内部的特定肌肉无力引起的。即便是腹部肌肉强壮的运动员也可能发生体育疝，因为体育疝不会形成于腹直肌这样的厚肌肉组织的薄弱部位，而是形成于过薄的腹壁组织。人们经常会混淆运动疝和体育疝。具体来说，体育疝是腹横筋膜或联合腱缺陷所致，运动疝由腹直肌无力所致。体育运动中不断的拉伸、跳跃和扭转动作给这些先天很薄的组织施加反复应力，可能导致下腹内部的组织突出形成疝。

例如，腹横筋膜（腹股沟部位的后部屏障）缺陷可导致膀胱或肠突出或挤入腹股沟部位。

识别方法

与体育疝相关的症状包括逐渐加重的下腹或腹股沟疼痛，有时可能与内收肌拉伤相混淆。在男性运动员中，疼痛可能出现在睾丸上，通常是骨盆部位的髂腹股沟神经损伤所致。该神经位于腹横筋膜下，会随着腹横筋膜的拉伸而拉伸。踢、跑、急转方向或跳跃会让疼痛加剧，而且可放射到腹股沟韧带、腹直肌、内收肌和睾丸。强力闭气呼气动作，比如咳嗽、打喷嚏或排便，可使症状恶化。运动员可出现腹股沟压痛和内收肌痉挛。

虽然很多人认为疝是一个可感觉到的凸块，咳嗽或用力时可以摸到疝，但情况并非总是如此。更常见的情况下是根本摸不到凸块。医生必须评估症状和进行检查，以排除其他可能导致症状的原因，然后才可确诊体育疝。通常用超声波来诊断疝。

治疗方法

采用遵循 PRICE 原则和逐步重返体育运动的保守治疗方法来治疗体育疝通常是不成功的。物理治疗有时会很有帮助。如果这些保守措施失败，可以考虑手术干预。在手术修复后，大约有 90% 的运动员可以全面重返体育运动之中。手术修复涉及开腹或使用腹腔镜来修复腹股沟后壁缺陷。手术后，必须对局部肌肉群进行伸展和增强力量训练。

重返体育运动

手术后，运动员得到手术医生的批准后就可重返体育运动。重返体育运动的时间存在差异，取决于手术的范围。运动员可能需要暂停体育运动少至 6 周或多达 6 个月。在手术矫正疝后，大多数运动员在大约 6 ~ 8 周后可重返体育运动。在重返体育运动时，如果有的话，也只容许有极其轻微的不适。

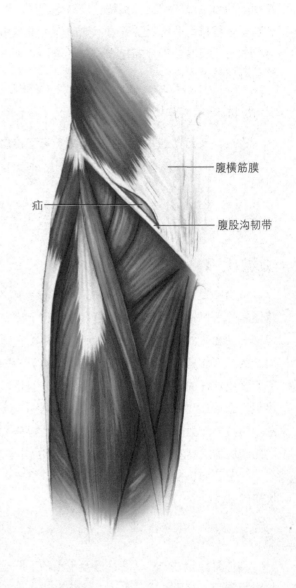

疝

腹横筋膜

腹股沟韧带

骶髂关节损伤

常见原因

    骶髂关节是由脊柱的最低节（骶骨）和两块相邻的髂骨构成的关节。这个关节由一条非常强的、弥漫性的复合韧带连接在一起，使得它非常稳定。骶髂关节损伤可能由突然发生的单一创伤所致，比如在滑滑板、滑雪或溜冰时着陆失误；在美式橄榄球中被头盔击中；也可能由重复性创伤所致，比如长距离跑步、越野滑雪或划船。

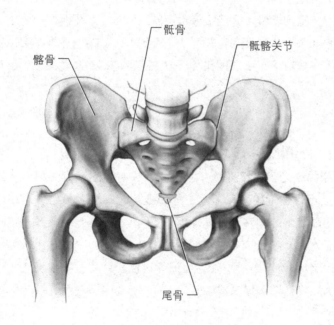

髂骨　骶骨　骶髂关节　尾骨

识别方法

    骶髂关节帮助转移、吸收和分散从地面向上传递经过腿、臀部、骨盆到达脊柱的作用力。在跑步期间，脚跟每次触地都会产生相对于身体质量几倍的向上作用力。尽管肌肉和脚、腿和大腿关节吸收了一部分作用力，但是仍然有相当大的作用力经过骶髂关节。在反复活动中，可能会导致韧带和关节本身被拉伤和损伤。当骶髂关节被迫承受沉重的质量时，比如做深蹲起立，或者受到长力臂扭力时，比如做弓箭步或跨栏和在武术中扫高踢腿时，也可能会发生骶髂关节损伤。骶髂关节的直接创伤更有可能损坏关节面和引发早期骨关节炎，不太可能导致韧带断裂，虽然可能发生轻微的姿势异常。怀孕妇女（她们松弛耻骨的激素水平较高，增加了骨盆韧带的弹性，为分娩做好准备）和患有遗传性过度松弛综合征的人更容易遭受骶髂关节损伤。

这种损伤的疼痛通常位于骶骨的一侧或两侧，就在臀部中间夹缝的侧边。疼痛通常是钝痛，但是发生急性损伤时疼痛可能非常剧烈，而且可能放射到臀部和大腿后侧，少数情况下甚至放射到小腿后侧。疼痛还可能绕过大腿放射到腹股沟的外壁（外侧）。与腰椎神经根受挤压或发炎引起的疼痛不同——通常有类似放射模式，这种疼痛除了限制力量之外，没有任何麻木、刺痛或无力症状。久坐或伸展脊柱的运动（向后弯曲）会导致症状加剧，因为它们增加了关节的负荷。受伤运动员可能指向骶骨疼痛侧或臀部皮肤上的一个小酒窝（小坑），说这是最疼的地方。除非关节本身遭到直接创伤，否则上层软组织通常不会出现肿胀和瘀青。在急性损伤情况下，以患侧腿跳跃或快速活动躯干和髋关节，都可能让疼痛加剧。

治疗方法

骶髂关节损伤的治疗从评估关节和周围组织损伤的程度开始。如果运动员不能以患侧的腿无剧烈疼痛地单独站立，或者发生了大面积肿胀或瘀青，应由医生立即进行评估（因为可能发生骶骨或髂骨骨折）。如果运动员感到生殖器、直肠或小腿麻木或刺痛，应怀疑相邻的腰椎或骶神经根受到损伤；同样地，运动员应该看医生。在没有这些症状的情况下，在最初的 72 小时内每小时冰敷 20 分钟（敷 5 分钟停 5 分钟），并根据需要使用对乙酰氨基酚或布洛芬。如果跑步或其他撞击性活动涉嫌造成伤害，运动员应避免这些活动，直至能够无疼痛步行。

对于骶髂关节，轻微伸展髋带肌肉都可能开始影响到腿部和骨盆的柔韧性以及导致大腿和臀部肌肉失去平衡，这两者都会给该关节产生不利影响。小心不要将腿用作长力臂来伸展髋部（坐着做拉伸运动，双腿伸直，双脚搁在凳子或咖啡桌上），因为给关节造成过多压力。同样的道理，不要让踝关节负重，当伸直双腿时会对骶髂关节产生相当大的压力。髋带增强力量锻炼（包括平板撑和让髋部和脊柱自然对齐的拱身训练）能够很好地加强周围的肌肉。

如果症状持续几周，运动员应该找技术精湛的推拿医生（整骨疗法、对抗疗法或整脊疗法）或者手法治疗经验丰富的理疗师。这种疗法可以帮助纠正任何潜在的不对齐、腿长度不一致或者相关的肌肉疼痛或痉挛。对于关节过度松弛的情况，使用骶髂关节压迫带可能有助于减轻症状和保持对齐。如果经过这些治疗疼痛仍然存在，可能需要在透视X线的引导下将糖皮质激素和麻醉剂注入骶髂关节，以减轻疼痛和炎症。在少数情况下，慢性骶髂关节损伤导致关节松弛持续存在，此时应该注入专用药物让韧带产生瘢痕和收紧（增生或硬化），该疗法可能有帮助。对于严重的关节分离，手术融合可能是必要的，但这种情况很罕见。

重返体育运动

在骶髂关节损伤后，重返体育运动的时间取决于休息时的症状和医生制订的训练计划的逐步进展情况。一般来说，在运动员尝试重返体育运动之前，应该纠正力量失衡和柔韧性不足。一旦运动员在做体育专项运动时没有训练后疼痛或延迟发生的疼痛，就可以开始重返体育运动。跑步和赛艇运动员应通过数周而不是数天来逐步达到受伤前的运动距离。举重运动员应逐渐增加举重质量，而且在达到无疼痛状态1个月之内应避免单腿下蹲。骶髂关节带或绷带技术可能在初始阶段有助于减轻由不稳定所导致的疼痛，但是不能指望它们在跑步或其他撞击性活动中能够可靠地保护骶髂关节免受损伤。

盆腔神经损伤

常见原因

在接触类体育运动中（比如美式橄榄球或英式橄榄球），腹壁遭到创伤性打击可能导致盆腔神经损伤，比如引起髂腹股沟神经或生殖股神经疼痛。运动员在受伤一段时间之后，当结疤或纤维化过程开始时，可能症状就出来了。造成髋关节疼痛的神经卡压没有那么常见，它会影响到臀部神经和股外侧皮神经（LFCN）。

识别方法

髂腹股沟神经损伤的症状包括下腹部有烧灼感，而且可能会向下放射到大腿和生殖器。从髂内棘通往髂前上棘的神经可能出现压痛。生殖股神经损伤可导致大腿内侧或生殖器有麻痹或烧灼感。伸展臀部或大腿可能导致症状加剧。保持屈曲的姿势可以缓解这些症状。可能需要通过神经阻滞来明确诊断。股外侧皮肤损伤可导致大腿前外侧有麻痹或烧灼感。

治疗方法

和大多数神经损伤一样，盆腔神经损伤的治疗方法包括限制活动和休息，让神经有时间恢复。尝试过早重返体育运动可能会导致更严重的神经损伤。局部用药，比如将利多卡因贴贴在烧灼部位，可能有帮助。股外侧皮神经损伤的症状可通过给髂前上棘（ASIS）附近的神经注射可的松来缓解。在罕见的情况下，可能需要通过手术释放周围组织对神经的压迫。

重返体育运动

运动员应该可在 4 ~ 6 周后重返体育运动。如果疼痛持续且做了神经减压手术，运动员可能需要暂停体育运动 3 个月。保守治疗和术后康复要侧重于活动范围训练和增强核心力量训练。

第 12 章

大腿和腘绳肌损伤

丽莎·M. 巴托丽，博士，外科硕士

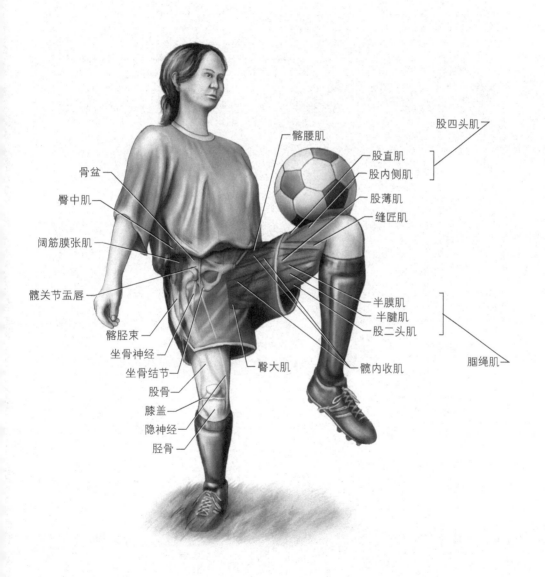

股四头肌

髂腰肌

股直肌

股内侧肌

骨盆

臀中肌

股薄肌

缝匠肌

阔筋膜张肌

髋关节盂唇

半膜肌

半腱肌

股二头肌

髂胫束

坐骨神经

坐骨结节

臀大肌

髋内收肌

腘绳肌

股骨

膝盖

隐神经

胫骨

在体育运动中，发生于腘绳肌群和股四头肌的腿部损伤非常常见。任何需要爆发力或快速改变方向的体育运动都可能导致这些肌群受伤。早期和全面的康复让运动员可以尽快重返体育运动，并降低再次发生这些损伤的风险。

大腿和腘绳肌损伤

腘绳肌腱撕脱

常见原因

撕脱是一种撕裂损伤。肌腱交界处的撕脱不如拉伤常见，通常发生于膝关节保持完全伸展的情况下髋关节被迫屈曲，比如在滑水运动中。通常整个肌腱都会从坐骨撕脱。一般而言，青少年的骨撕脱伤发生率更高。

识别方法

发生撕脱伤的运动员会出现严重的功能缺陷，包括速度、力量和柔韧性下降，以及很难恢复到之前的功能水平。他们会出现持续性疼痛、坐着疼痛、完全屈曲无力和腿控制力差，尤其是下楼梯或走下坡路时。此外，还可能损伤坐骨神经。X 线片通常可以确诊骨撕脱伤。核磁共振成像除了可以确诊撕脱伤之外，还可以显示肌腱断裂或撕裂的程度。

治疗方法

治疗急性撕脱时要遵循适用于所有常见急性损伤的 PRICE 原则（保护、休息、冰敷、加压和抬高）。如果腘绳肌与坐骨之间的移位大于 2.5 厘米，或者如果保守治疗失败了，运动员一定要做手术。目前的流行做法是通过手术修复急性撕脱伤，即使移位小于 2.5 厘米也是如此。据此越早做手术，运动员可越快重返体育运动。对许多运动员而言，早做手术比长时间保守治疗要好，因为后者可能多耽误几周。

重返体育运动

重返体育运动的标准与腘绳肌腱拉伤的一样（p.194）。手术修复需要在理疗师的监督下延长康复时间。运动员必须得到外科医生的批准才可重返体育运动。

腘绳肌腱拉伤

常见原因

拉伤是肌肉纤维发生一定程度的撕裂。腘绳肌肌肉撕裂或拉伤，特别是股二头肌长头，在体育运动中非常频繁，尤其是需要快速加速和急转方向的体育运动，比如英式橄榄球、美式橄榄球、足球和网球。虽然也可能发生完全撕裂，但大多数撕裂都是部分撕裂，而且是因为无法拉伸肌肉（离心收缩）而发生在肌腱交界处。

腘绳肌群包括三种不同的肌肉：股二头肌、半腱肌和半膜肌。该肌群经过两个关节：髋关节和膝关节。腘绳肌损伤通常发生在肌腱交界处。在腘绳肌群的三种肌肉中，股二头肌最容易受伤。导致运动员容易发生腘绳肌损伤的因素包括：热身运动不足、疲劳（在训练或比赛的后期以及赛季的后期更容易发生拉伤）、肌肉协调性差、骨盆过度倾斜、腘绳肌受伤史，以及腘绳肌和股四头肌之间的肌肉力量不平衡（其中腘绳肌较弱）。

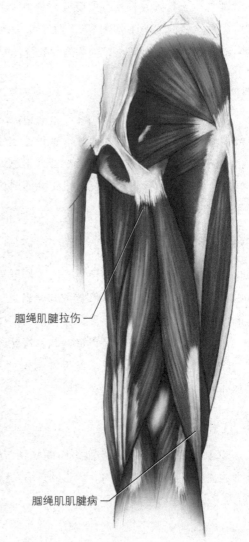

腘绳肌腱拉伤

腘绳肌肌腱病

髋屈肌和股四头肌的柔韧性差造成骨盆前倾，从而改变了脊柱骨盆的力学结构，并增加了的腰椎前凸（后背下部的弧线），这给腘绳肌腱施加了额外的张力。

不良的跑步姿势，若运动员过度前倾，会导致臀大肌（冲刺时的主要伸髋肌）

不能很好地发挥功能。这导致跨步过长，增加了腘绳肌腱的长度，因此更可能发生拉伤。

腘绳肌肌腱病是一种相关的过度使用损伤，会导致致密纤维化（肌肉纤维增厚），偶尔导致腘绳肌与坐骨的附着处发生玻璃样变性。它不同于肌腱炎，因为肌腱病更像慢性损伤，其中真正的肌肉纤维开始退化并经历结构改变。在肌腱炎中，肌肉纤维完好无损，只是急性损伤导致局部炎症。这种损伤常见于中长跑运动员。

识别方法

在大腿后侧发生疼痛的当下，运动员经常因为听到或感觉到腘绳肌腱部位发出"噗"的一声响而知道受伤了。这通常发生在短跑冲刺期间。

在损伤部位通常可以感觉到明显的缺陷。运动员可能会感觉到特定部位有压痛，特别是在受伤后不久。在受伤 24 小时后，压痛部位开始扩散，很难确定疼痛部位。隔离压痛部位的最简单方法是让运动员俯卧和屈曲膝盖，然后对腘绳肌腱进行触诊。让膝关节在受阻力情况下慢慢屈曲，就可以在受伤部位重现不适感。近端大腿后侧可能出现一个肿块，特别是在更严重的拉伤中。从功能上讲，如果腘绳肌受伤的运动员尝试跑步，他会缩短跨步长度来减轻疼痛。在 III 级拉伤中，受伤部位通常发生在坐骨上的腘绳肌腱的起端，而且该部位甚至可能伴随骨折（见腘绳肌腱撕脱，p.193），其中肌腱单元完全撕裂，导致严重的功能缺陷和无力。

进行坍落测试，以排除神经损伤导致大腿后侧疼痛的可能性。进行该测试时，让运动员坐下，然后分别单独伸展每条腿。接着让他把下巴收靠到胸部，并重复伸腿动作。当伸展腿和收靠下巴（而不是下巴不动）时，如果受影响侧疼痛加剧，则坍落测试结果为阳性，表示神经有问题。一些运动员会经历与背部相关的腘绳肌损伤，其中疼痛是逐渐发展的；在这种情况下，核磁共振成像通常显示不出腘绳肌损伤。在年龄较大的运动员中，更常发生 L_5/S_1 损伤和腰骶韧带肥厚。这种损伤导致 L_5/S_1 神经根受到刺激，从而导致 30 岁以上的运动员更容易发生大腿和小腿拉伤。

腘绳肌损伤的诊断主要是通过获得运动员损伤的详细信息，然后根据该信息进行体检。最初，受伤的运动员不管是被动伸展还是在受阻力情况下收缩腘绳肌腱，都会感到疼痛加剧。通常会出现点压痛和明显的筋膜缺陷或者撕裂的肌肉形成球块。受伤部位下方可能出现明显的、大片的瘀青。在怀疑腘绳肌或近端肌腱完全撕裂的情况下，做大腿核磁共振成像能够更准确地查明损伤程度，帮助确定治疗方法。通常情况下，核磁共振成像不仅对确定损伤的位置和损伤程度极其有用，而且也对预后和帮助确定重返体育运动的时间非常有帮助。普通X线片仅有助于排除坐骨结节撕脱（p.193）。超声波可能有助于确定受损位置和肌肉损伤程度。

患了腘绳肌肌腱病，坐骨神经可能受到卡压。如果发生这种情况，运动员经常会诉说坐着疼、臀部深处疼，或者快速跑步时大腿后侧疼痛。如果坐骨神经没有受到挤压，疼痛通常不会放射到大腿，只出现局部不适。直接压迫损伤部位，比如坐着，会引起症状加剧，因为神经和其他局部结构受到压迫。核磁共振成像对确定受伤部位及受伤程度有帮助。

治疗方法

采用分阶段的方法治疗腘绳肌拉伤和腘绳肌肌腱病。在第一阶段，目标是减少局部出血、肿胀、疼痛和炎症。非甾体类消炎药物可以帮助抑制炎症反应和加快康复，但是只能在受伤后使用3～7天，因为它们会延缓肌肉再生和干扰愈合。

在治疗的第一阶段，急性腘绳肌拉伤的保守治疗方法与大多数软组织损伤相同（PRICE原则；p.28）。开始冰敷并尽快使用布织绷带轻轻压迫患处。要保护受伤的腘绳肌，限制在山坡、坡道、楼梯和不平整表面上的活动。使用拐杖有助于减轻自身负重，但是借助拐杖屈曲膝盖让脚离地可能会加重损伤。建议使用辅助设备走扁平步态，直到能够无疼痛行走。如果正式的康复疗法可用，将电刺激和冰敷结合起来可能会加速愈合。

在受伤后的第7～8天，第二阶段开始。大多数专家同意，在该阶段可以引入电刺激、被动活动范围、肌筋膜放松和等距训练。在收缩过程中，运动员应该变换髋关节和膝关节的姿势。在保持骨盆前倾的同时伸展腘绳肌，每次伸展保持20秒，这种锻炼方法也是很有用的。脉冲超声波按摩疗法可能会进一步减轻肿胀和促进康复。一旦运动员已经重新获得肌肉的自主控制，就可以开始轻柔的拉伸运动了。

一旦运动员恢复75%～80%的正常活动范围，就可以开始抗阻拉伸技术练习，比如等距收缩放松训练、主动隔离拉伸运动和本体感受神经肌肉促进训练（PNF）。在开始加强力量训练阶段，采用向心抗阻训练（缩短肌肉挛缩），不管是等速（恒速）还是等张（恒重）训练，都要好于离心抗阻训练（伸长肌肉挛缩），因为前者发生再次受伤的风险更低。此时，如果疼痛在范围内的话，要加入游泳和骑健身车项目。所有训练都应该在无疼痛活动范围内进行。

第三阶段是重塑阶段，始于受伤后1～6周内的任何时间。无疼痛静态拉伸腘绳肌、腰大肌、股四头肌仍然是康复计划的重要内容。此外，还引入离心增强力量锻炼、等速增强力量训练和本体感受神经肌肉促进训练。一些拉伸运动和增强力量锻炼应该包括髋关节转动。这很重要，因为许多体育动作比如原地旋转、急转方向或改变方向都涉及髋关节在伸展的情况下向内、向外转动，从而给腘绳带来压力。

在治疗的最后阶段，目标是让运动员重返体育运动。这一阶段包括体育运动专项训练，侧重于让腘绳肌腱的力量和柔韧性恢复至受伤前水平或更好。

运动员要逐步地从慢跑提升到冲刺；不仅要做急转方向和原地旋转动作，还要训练快速加速和减速。

其他有益于治疗腘绳肌拉伤的方法包括超声波（治疗晚期）、深层摩擦按摩和神经活动法。针灸也是有益的，可在损伤发生后尽快使用，且可贯穿整个康复过程。

对于发生近端腘绳肌完全撕裂的运动员，如果保守治疗后仍然持续出现无力症状，通过手术修复撕裂并且随后参加康复计划，往往都能几乎完全恢复力量，加快重返体育运动的时间。

重返体育运动

对于腘绳肌腱拉伤和肌腱病，仅当运动员可以无疼痛参与体育运动专项训练之后，才可重返体育运动。一些专业人士建议运动员在等速测试中，包括慢速和快速测试，受伤腿的力量恢复至健侧的90%以上，而且柔韧性和耐力达到同等水平时，才可重返体育运动。为了防止旧伤复发，运动员应该继续定期进行拉伸运动和增强力量训练，而且总是应该正确地做热身运动。应该严格进行腘绳肌和其他髋带肌肉拉伸训练，继续加强股四头肌和腘绳肌力量的平衡，这些都有助于预防再次受伤。

腘绳肌拉伤的最大风险因素之一就是有拉伤史，所以全面和继续康复是必要的。恢复快的话1周就可以了，慢的话需要6周或更长时间，具体取决于拉伤的严重程度。

骨盆应力性骨折

常见原因

股骨颈骨折在所有下肢应力性骨折中只占到10%，而股骨干应力性骨折更少见。应力性骨折可发生在股骨干内侧的任何部位，但最常发生在近端交界处和中间1/3处。股骨此交界处是向前外侧弯的；此外，这也是股内侧肌的起点和内收肌群的附着处。

股骨颈应力性骨折的原因目前还不清楚，但是生物力学、激素影响和骨矿物质含量的变化都可能起到推动作用。通常情况下，参与耐力类体育运动的运动员会发生这种损伤，比如跑步和足球运动员。股骨颈和股骨干应力性骨折的危险因素包括增加跑步的里程、强度或频率。新跑道或新跑鞋也可能是影响因素之一。其他可能的影响因素包括低骨密度、股骨干短且薄、股骨不对齐、双腿长度不一、下肢肌肉无力、体重超重和女性闭经（Brunet & Hontas，1994；Provencher，Baldwin，Gorman，Gould & Shin，2004）。髋内翻（髋关节畸形）很可能是加剧股骨颈应力性骨折的风险因素。

识别方法

由于股骨颈骨折的并发症发生率极高（股骨头缺血性坏死、骨折移位、骨折畸形愈合和骨折不愈合），所以越早诊断越好。发生股骨颈应力性骨折的运动员一般感到腹股沟或臀部疼痛，他们可能会经历大腿和膝关节疼痛，疼痛在休息时减轻在活动时加重。

采用体检方法检查股骨骨折往往存在局限性。受伤部位可能出现压痛，但是通常是模糊的，因为上面有肌肉覆盖。可以使用各种临床测试（支点测试、拳头测试或单腿跳测试）来诊断股骨干骨折，但是影像学检查是最好的。股骨颈骨折可能导致疼痛或单腿跳动作受限、髋关节内旋和弯曲以及髋关节拉伸受阻。

在早期，X线片可能显示不出骨折线；在痊愈过程开始（最初疼痛后2～12周）和形成愈伤组织之前，在普通的X线片中可能无法看到骨折部位。在这个时候可能显示出有光亮的骨折线。放射性同位素骨扫描能够立即显示骨折，它历来是早期诊断应力性骨折的黄金标准。

治疗方法

发生在内侧或压迫侧的股骨颈骨折被认为更稳定，可以采取保守治疗。运动员通常使用拐杖来避免肢体负重。X线片可以帮助监测愈合。发生在张力侧（外侧）的股骨颈骨折有较高的位移概率，因此建议进行内部固定。手术内固定常常需要把钢钉放入骨折部位，对其进行固定。对于一些非移位的张力侧应力性骨折，严格的卧床休息和每周拍X线片检查能够得到不错的结果。

如果运动员的应力性骨折对齐不佳，应转诊给整形外科医生，做紧急复位和固定。

对于（压迫侧）内侧股骨干应力性骨折，运动员要使用拐杖，在1～4周负重只允许脚尖刚好碰地面，具体取决于愈合程度（通过拍X线片看出）和无疼痛行走。对于外侧（张力侧）骨折，如果不做手术，则至少在6～8周内不允许负重。

重返体育运动

在疼痛发生后8～16周才可重返体育运动。建议在伤后3个月内每月拍X线片1次，确保愈合正常和没有移位。运动员在恢复训练之前应确定应力性骨折的原因。在重返体育运动之前，闭经女性应该做骨密度检查和治疗闭经。应该纠正训练中的错误方法，而且要避免快速增加训练里程和训练强度。运动员在重返跑步之前，应该能够无疼痛地参加相当激烈的活动，比如骑自行车、游泳或在游泳池中跑步。

运动员在前三周应将跑步里程限制在5～8千米。如果在跑步中没有出现疼痛，可以在接下来的两周将里程增加至正常里程的一半。如果出现疼痛症状，运动员应停止，并回到之前未引起疼痛的活动（例如，如果跑步造成疼痛，运动员应回到骑自行车或游泳运动）。

股四头肌挫伤

常见原因

股四头肌挫伤是大腿（通常从膝盖到大腿根）受到钝性创伤引起的。最初，症状可能看起来微不足道，但是在接下来的24小时可能出现明显的肿胀和疼痛以及活动范围受限。钝性创伤通常导致与骨头相邻的肌肉层受损，因此通常伤害到的肌肉通常比拉伤更深。这种损伤在美式橄榄球、英式橄榄球、空手道、柔道、足球、曲棍球和长曲棍球中很常见。

识别方法

挫伤通常分为轻度、中度和重度；大部分为轻度至中度。在受伤 24 ~ 48 小时后进行分类，此时肿胀和血肿已稳定下来。分类基于膝关节的活动范围和体检结果。发生股四头肌轻度挫伤时，膝关节屈曲角度大于 90 度，有轻度压痛。

发生股四头肌中度挫伤时，膝关节屈曲角度在 45 ~ 90 度，大腿的压痛面积变大。发生股四头肌重度挫伤时，膝关节屈曲角度小于 45 度，有明显的肿胀，股四头肌收缩出现疼痛。如果膝关节屈曲角度小于 45 度，且有严重肿胀和剧烈疼痛，就认为挫伤情况很严重，应该考虑做筋膜室压力测试，以排除筋膜室综合征（p.203）。

初始的 X 线片可以排除骨折。在受伤 2 ~ 4 周后，还可以通过 X 线片来排除创伤性骨化性肌炎（p.202）。核磁共振成像应该能显示出具体损伤以及它的大小和确切位置。

治疗方法

尽早的、积极的治疗是快速重返体育运动和减少并发症的关键。只有膝关节屈曲角度大于 120 度时，运动员才可重返体育运动。因此，早治疗是关键，即在运动员的膝关节屈曲角度大于 120 度之前治疗。在该情况下，被动地屈曲和用绷带缠绕膝关节，以保持 120 度屈曲。运动员在该部位使用护具或者缠绷带 24 小时并使用拐杖（Aronen & Chronister, 1992）。让股四头肌受到张力应该会减慢肌出血并让股四头肌得到最大伸展。

在 24 小时后，可以拆除护具或绷带；接下来进行冰敷、电刺激和被动无疼痛股四头肌拉伸运动。鼓励运动员在全天内频繁做这些被动拉伸运动。运动员要使用拐杖，直到他们可以无疼痛执行等距股四头肌收缩，直到肿胀已消退且大腿恢复正常大小（Aronen & Chronister, 1992）。增强力量训练从屈曲训练开始，然后过渡到拉伸训练。随着动作能力和力量的恢复而不断地调整训练内容。

如果运动员在发生肿胀和肌肉痉挛后才治疗（此时让膝关节屈曲角度达到 120 度变得很困难或极其疼痛），尝试修改治疗办法。运动员俯卧执行无疼痛等距膝关节伸展训练，直到股四头肌疲劳，这样可以减少痉挛。一旦感到疲劳，开始做股四头肌被动无疼痛伸展训练。在开始时，无疼痛的舒展、放松和拉伸训练进行 3 次。然后将膝盖固定在有铰链的护膝中，让膝关节保持最大的无疼痛屈曲范围。

在接下来的治疗中，添加冰敷和电刺激，并重复该疗法。运动员要一直戴着护膝，直到膝关节屈曲角度达到 120 度（Aronen & Chronister, 1992）。

重返体育运动

只要运动员恢复全范围活动，而且受伤腿的力量恢复到健侧的水平，就可以重返体育运动。对于轻度至中度挫伤，返回时间通常在 1 周内。运动员应该使用防护垫，而且在余下的赛季都要坚持使用。未能积极地治疗大腿挫伤可能会将重返体育运动所需的时间推迟到 4 周。

股四头肌拉伤

常见原因

股四头肌由位于大腿前侧的 4 块肌肉组成：股内侧肌、股外侧肌、股中间肌和股直肌。股直肌跨越两个关节（髋关节和膝关节），同时起到屈髋肌和伸膝肌的功能。其他三块肌肉仅负责膝关节伸展。

股四头肌拉伤常见于美式橄榄球、英式橄榄球、足球、田径、篮球、曲棍球和其他需要反复冲刺、踢腿和跳跃的体育运动。拉伤一般是强有力地（接近最大值）收缩或伸展股四头肌引起的。股四头肌拉伤一般发生在肌腱交界处，可以是部分或全部拉伤。Ⅰ级拉伤发生轻微的肌肉纤维破裂，Ⅱ级拉伤发生更广泛的肌肉纤维撕裂并伴随出血，而Ⅲ级拉伤肌腱交界处完全撕裂。股直肌最经常发生拉伤，其次是股中间肌和股外侧肌。

识别方法

在髋关节伸展而不是屈曲的情况下，如果运动员屈膝会加重疼痛，则累及股直肌。触摸肌肉可以帮助找到损伤部位。膝关节伸展障碍或出现肿块常见于Ⅱ级和Ⅲ级损伤中。一旦发生肿胀和形成血肿，将很难触诊肌肉中的问题。核磁共振成像被认为是肌肉损伤成像的标准方法。在大多数情况下，核磁共振成像可以显示拉伤的确切位置和严重程度。

治疗方法

股四头肌拉伤的治疗类似于腘绳肌腱拉伤，并遵循类似的治疗阶段（p.194）。一旦运动员的治疗达到无疼痛活动阶段，就可以开始完全伸展等距训练，并升级到膝关节 90 度屈曲训练。在早期应该避免直腿抬高训练，因为这会给股直肌带来巨大的压力。在这一阶段，开始温和、谨慎的主动拉伸运动。运动员一般从俯卧位开始拉伸运动，根据可忍受程度主动对抗重力屈曲膝关节。在康复的最后阶段，加入力量吸收和产生训练，例如，从1英尺（约30.5厘米）高的箱子上跳下来，吸收冲击力，然后从该位置跳回到箱子上。

针灸（见第16章）也有助于减轻疼痛和肿胀，这反过来又促进活动范围的增加，让运动员康复得更快。应尽早进行针灸，并且在整个康复过程坚持针灸。

重返体育运动

在恢复完全活动范围且疼痛消失、在等速力量测试中受伤侧腿的力量达到健侧的90%以上，而且运动员可以毫无困难地完成敏捷测试和短跑时，就可以重返体育运动了。在整个赛季中，运动员应该继续使用有防护垫的压迫套筒。一般在发生损伤后的2～3周可以完全重返体育运动。

骨化性肌炎

常见原因

骨化性肌炎（肌肉周围的骨骼异位或错位）是一种并发症，通常发生在Ⅱ级和Ⅲ级股四头肌挫伤中，而且最常发生于股骨附近。在一项针对遭受大腿挫伤的新兵研究中，发现在治愈的挫伤中有20%发展成骨化性肌炎（Brunet & Hontas，1994）。

识别方法

在挫伤发生3～4周后，如果出现一个坚硬的肿块，可能就是骨化性肌炎。拍X线片应该可以确诊。在X线片中它显示为白色的聚积物。这堆聚积物可能连接到股骨，也可能不连接。一般来说，它的成熟需要3～6个月（最终停止生长）。在X线片尚显示不出骨化性肌炎的形成之前，超声波就可以检查出来。

治疗方法

骨化肌炎的治疗方法和挫伤基本上一样（p.199）。如果不加以治疗，就会导致活动范围持续变小，出现疼痛的骨块，可能严重影响运动功能。超声波有助于击碎肌炎结块。

其他可以考虑的治疗方法包括单次低剂量电离辐射和使用非甾类消炎药（特别

是吲哚美辛或萘普生）二到六周（Larson, Almekinders, Karas & Garrett, 2002；Wang, Lomasney, Demos & Hopkinson, 1999）。这两种方法都有助于抑制异位骨的进一步形成。辐射可能有助于分解异位骨。

在罕见的情况下，需要手术切除。如果是这样，则要让异位骨达到完全成熟状态之后，大约需要6个月，才可进行手术切除。如果在异位骨成熟之前将其切除，它可能会再次生长，甚至比原来还大。如果做了手术，建议运动员手术后开始辐射疗程，抑制异位骨重新形成。

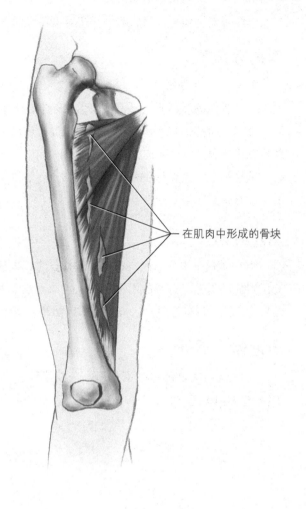

在肌肉中形成的骨块

重返体育运动

发生骨化性肌炎之后，重返体育运动的时间可能比挫伤更久。重返时间应由医生或理疗师决定。

筋膜室综合征

常见原因

在这种病症中，筋膜室是指筋膜或包裹股四头肌肌肉群的覆盖物。在接触类体育运动中，当膝盖、头盔或其他硬物有力地撞击到股四头肌或前部肌群时，就会引发筋膜室综合征。在少数情况下，股四头肌挫伤后的过度出血和水肿可能导致筋膜室综合征。当前筋膜室的肿胀增加时，筋膜室的压力就会升高。筋膜不能承受极度膨胀。因此，大量肿胀会导致压力增加，最终使得肌肉供血不足，从而引起肌肉的氧气和营养物质缺乏。如果该过程继续下去，可能会导致肌肉死亡。

识别方法

临床上，疼痛和损伤程度不成比例、休息时疼痛、被动屈曲膝关节时疼痛、出现弥漫性压痛和感觉大腿紧绷可能暗示着筋膜室综合征。隐神经沿线（膝盖和胫骨内侧）可能出现感觉障碍。出现运动障碍和无脉搏时已经是晚期症状，意味着更严重和永久性的肌肉损伤。

通过测量大腿前侧的筋膜室的压力进行诊断。可导致永久性损伤的临界压力的持续时间是 4 ～ 8 小时。

治疗方法

急性大腿压迫的治疗方法是筋膜切开术，即通过手术切开筋膜，让肌肉获得充足的血液供应。在肿胀消退之后，再次通过手术缝合筋膜。在手术减压后要开始早期康复，以抑制肿胀、疼痛和肌肉萎缩，提升活动范围。

重返体育运动

在完整的康复计划结束之后，只要得到医生的批准，大多数运动员可以在 8 ～ 16 周内重返体育运动。

第 13 章

膝关节损伤

迈克尔·凯利，医学博士；伊冯娜·约翰逊，理疗专家

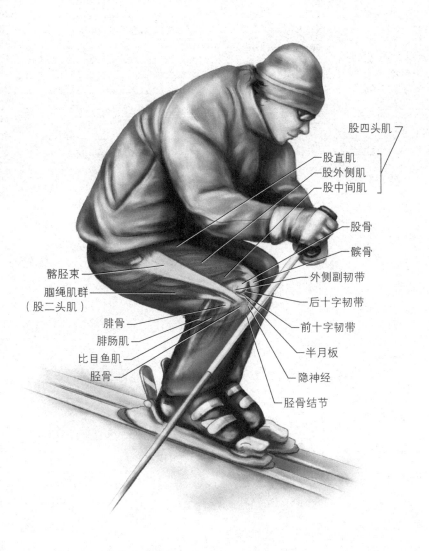

股四头肌

股直肌

股外侧肌

股中间肌

股骨

髌骨

髂胫束

腘绳肌群
（股二头肌）

外侧副韧带

后十字韧带

腓骨

前十字韧带

腓肠肌

半月板

比目鱼肌

胫骨

隐神经

胫骨结节

在"周末运动员"中，膝关节损伤将很快就会赶上并可能超越发病率最高的背部疼痛。膝关节受伤也可能导致运动水平下降，但是由于先进的诊断技术以及手术和非手术治疗方法，运动员通常可以相对及时地重返体育运动。

膝关节损伤

髌股关节疼痛

常见原因

髌股关节疼痛，也称为膝盖前疼痛，是膝关节最常见的疼痛，而且与在体育运动中过度使用的关联最大。髌股关节疼痛涵盖所有年龄组和所有体育运动，而且在屈曲膝关节的活动中会导致疼痛加剧，比如坐下、爬楼梯和驾车。

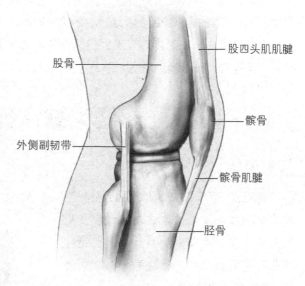

股骨
股四头肌肌腱
髌骨
外侧副韧带
髌骨肌腱
胫骨

识别方法

运动员的膝盖前部通常出现疼痛，但是在髌股关节退行性病变的情况下（在年龄较大的运动员中更常见），这种疼痛可能放射到膝盖后部。明显的肿胀很少见，不过可能发生膝盖发软。

局部压痛可能出现在髌骨的任何部位，前内侧关节线压痛很常见，应该评估髌股关节的轨迹。由股直肌和髌腱牵引形成的角度称为股四头肌角，而且在轨迹不佳的运动员中该角度可能变大。韧带测试有助于排除前十字韧带损伤。体检应包括对下肢对齐和同侧髋关节的总体评估。X线片可能会显示出髌股关节不对齐、骨发育障碍和退行性病变。

治疗方法

绝大多数髌股关节疾病都可以通过非手术疗法得到改善。通常建议参加家庭锻炼计划或接受正式的物理治疗。这些计划侧重于增加柔韧性和加强股四头肌和腘绳肌的力量。超声波和电刺激可能有助于康复。如果发生肿胀或剧烈的疼痛，非甾体类消炎药物可能有用。可调节护膝可能对一些运动员有用。在康复期间，运动员应避免锁定膝盖，也应避免任何极端的弯曲姿势（盘腿而坐、跪着或下蹲）或腿部过伸姿势（将腿伸靠在咖啡桌上）。如果在6个月的治疗后效果不明显，核磁共振成像有助于评估其他可能导致症状的原因。髌股关节疼痛的手术结果是不稳定的。

重返体育运动

　　运动员通常要停止参与活动几周到 6 个月，如果做手术可能需要 3 ~ 6 个月才能重返体育运动。在重返体育运动之前，运动员必须能够模拟体育运动动作而未出现明显疼痛。如果疼痛或无力仍然存在，建议继续治疗。可以使用髌股关节护具，但是它们只是辅助物品，不是治疗方法。

髂胫束综合征

常见原因

　　髂胫束（ITB）从膝盖侧面到胫骨附着处这段容易发炎，这往往与过度使用膝关节有关，常发生于自行车、跑步和铁人三项运动员中。髂胫束受损和训练量增加的关系最密切。

识别方法

　　疼痛局限于髂胫束在膝盖外侧的部位；膝盖的其余部位可能无症状。运动员通常在训练过程中感到疼痛，导致训练困难或无法完成训练。通常情况下，在活动开始的时候疼痛非常轻微，而且未发现有肿胀。

　　通过体检来诊断这种损伤。髂胫束在经过膝盖侧面沿线出现界限明确的局部压痛。通常没有局部软组织肿胀。在膝关节屈伸运动期间，髂胫束可能会绷紧，而且在由前向后活动中受到刺激。偶尔也可能发生髂胫束近端压痛，就在髋关节部位。

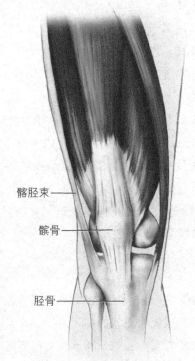

髂胫束——

髌骨——

胫骨——

膝关节外侧压痛部位应该与髌骨外侧和外侧关节线区分开。膝关节的活动范围正常，而且膝关节的其余部分也是正常的。在髂胫束部位可能出现某些局部的软组织发炎。膝关节X线片通常显示正常，但是应该通过X线片来排除其他损伤。

治疗方法

髂胫束综合征的治疗方法通常都是非手术方法，首先从休息开始。在治疗这种疾病时，在指导下进行物理治疗非常有用。运动员很难独自正确地拉伸髂胫束，因此最好有理疗师协助。除了拉伸髂胫束之外，局部理疗法也有帮助，比如对股骨髁外侧（膝盖的外侧）附近的压痛部位使用超声波和电刺激。运动员可以在采取恰当预防措施的情况下，尝试使用10天的消炎药物。注射可的松可能也有帮助。伸展下肢肌肉有助于消除肌张力和刺激。一天冰敷按摩几次。将冰块直接放在膝盖的外轮廓上，应该有助于消除症状。运动员应该通过训练提升下肢的力量，加强臀部肌肉。

重返体育运动

在这种病症中，运动技术（尤其是自行车运动员）可能是主要原因。需要大量骑自行车的运动员可能需要请教自行车专家，让他们检查自己的骑行姿势并提供改进建议，以减少在骑车过程中对髂胫束的刺激。对于跑步运动员，有益的做法是检查脚部，可能需要更换跑步鞋或添加鞋内的矫形物。一旦症状消退且运动员已经重返体育运动，应该在训练中加入长期的髂胫束拉伸计划。髂胫束损伤的修复时间至少需要六周，而且可能长达12周。在日常活动中没有或只有极少疼痛之后，比如爬楼梯或骑健身脚踏车，运动员可以考虑重返体育运动。重返体育运动必须循序渐进，在无疼痛的情况下递进。

半月板撕裂

常见原因

内侧半月板撕裂发生在所有年龄组中。30岁以下的运动员通常在膝盖遭到创伤的过程中发生内侧半月板撕裂；在极端情况下，他们可能无法完全伸直膝关节（也称为膝盖锁定）。在30～60岁的运动员中，他们可能不记得什么时候受过伤，只是说在活动结束之后出现疼痛。虽然内侧半月板撕裂的数量远大于外侧半月板撕裂，但是两者都是由扭转引起的。

半月板损伤在篮球、美式橄榄球和足球中的发生率比较高。

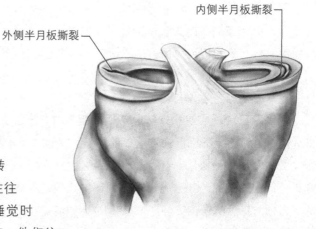

外侧半月板撕裂

内侧半月板撕裂

识别方法

运动员反映最多的是在活动之后出现局部疼痛和轻微肿胀。任何旋转腿部动作或极端的运动往往都会加剧疼痛。运动员睡觉时可能会感到膝盖位置疼痛。他们往往很难继续参与体育运动，不过疼痛症状并没有导致活动能力丧失（即使发生膝关节无法伸直，也应该先解决疼痛问题）。几乎所有导致膝关节疼痛的损伤都会引起下楼梯疼痛或不舒服。

在受牵连的关节线检查局部压痛。内侧半月板位于内侧膝关节线，而外侧半月板位于外侧膝关节线。（提醒：膝关节内侧是两个膝盖靠拢的一侧，膝关节外侧是膝盖的外侧。）转动法有助于诊断半月板撕裂，比如在向外和向内旋转腿部的同时弯曲和伸展膝关节，如果这些动作能够重现疼痛或症状，表明可能发生了半月板撕裂。在转动膝关节时如果听到咔嗒声，可能意味着半月板在活动。

外侧半月板撕裂有时与半月板囊肿有关，可以在膝关节的中间至外侧关节线摸到一个有压痛的软组织肿块。对于同时患有骨关节炎的年龄较大的运动员，膝关节可能出现轻度的棱角畸形。通过普通的X线片进行检查时，结果通常是正常的，虽然在年龄较大的运动员中可能显示出退行性病变。核磁共振成像对半月板撕裂的诊断相当准确。

治疗方法

由于流向膝关节半月板的血液相当有限，所以在这些损伤中发生的生物愈合非常少。偶尔情况下，非手术治疗方法也取得很好的效果，但是在大多数情况下都需要做手术。

医生通过关节镜手术切除能够解决问题的最少的半月板组织。在没有相关的退行性关节病的情况下，通过关节镜切除部分半月板的成功率是相当不错的。在切除部分半月板后出现的长期退行性关节病可能与切除的半月板的量有关，而这些影响在目前的关节镜技术下已经最小化。

手术通常是门诊手术，而且恢复迅速。运动员通常在 6 周内全面恢复功能。家庭训练计划或在监督下做物理治疗可以加速恢复。训练应侧重于加强下肢的力量，以减轻膝关节压力的髋关节训练为主。

重返体育运动

在采取保守治疗（不手术）的情况下，大约 30% 的运动员取得了很好的效果。他们可以在 8 ~ 12 周重返体育运动，偶尔会出现疼痛和膝关节不稳定。在手术之后，运动员通常可以更快重返体育运动，有时甚至在 4 周内就可以返回。尽管一些专业运动员可能更早重返体育运动（在短短 2 周内），但是要知道这些运动员每周做 5 ~ 6 天的康复训练，每天几个小时。和许多膝关节损伤一样，通常根据运动员的意愿使用膝关节套筒或软护具。这些装备通常比机器支撑设备提供更多的本体感受支持。

运动员在重返体育运动时要循序渐进，并留意肿胀和疼痛。如果发生疼痛或肿胀，在降低活动水平的同时，继续进行下肢力量训练计划，以髋关节训练为重点。髋关节的力量对于支持整个下肢非常关键。在训练后冰敷以减轻肿胀和疼痛。

内侧副韧带撕裂

常见原因

轻度至中度隔离性内侧副韧带撕裂（或者扭伤）的典型原因是膝关节遭到接触性或非接触性外翻力量（将膝关节置于"膝外翻"姿势）。这些损伤发生在各个年龄段的运动员中（特别是 16 ~ 50 岁的运动员），但是在年龄较大的运动员中比较少见。内侧副韧带损伤常见于滑雪、美式橄榄球和足球运动员中。当运动员双膝并拢时，如果膝关节受到由外向内的力量，就处于这种损伤危险之中。

识别方法

运动员经常反映听到发出"噗"的一声响或感觉到膝盖内部发生了撕裂。疼痛通常局限于膝关节的内侧，尤其是膝盖上部内侧副韧带的起端处。对于孤立的内侧副韧带损伤，检查膝关节几乎看不到任何肿胀，即便是有肿胀。

运动员可能偶尔出现活动范围受限，尤其是膝关节伸展的最后 10 度，因为内侧副韧带部位出现疼痛。内侧副韧带沿线出现局部压痛，可能包括内侧关节线。

明显压痛的最常见部位是膝关节上部的内侧副韧带附着处。

内侧副韧带应力测试和韧带检查可以确定关于内侧副韧带的诊断，帮助确定是否存在关联的前十字韧带撕裂或其他韧带损伤。核磁共振成像还可以确定损伤是仅局限于内侧副韧带，还是累及前十字韧带。膝关节在扭转应力测试中可能会出现疼痛。在进行这些测试时，发生半月板撕裂的运动员通常感到疼痛，内侧副韧带扭伤的运动员也会感到疼痛。

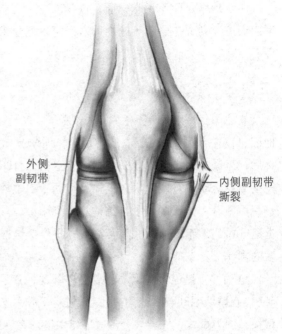

外侧副韧带

内侧副韧带撕裂

治疗方法

几乎所有孤立的内侧副韧带损伤都可以采用非手术治疗法（尽管多韧带复合损伤可能需要做手术）。对于轻微的内侧副韧带损伤，立即开始主动－被动活动范围训练、局部冰敷按摩、根据可忍受的疼痛骑自行车，以及进行股四头肌力量增强训练。在监测下做物理治疗应该能够加快恢复。没必要使用膝关节护具，但是内侧－外侧套筒可能会增加舒适性。运动员必须确保移动膝关节以恢复全范围活动（即使疼痛也要做），避免膝关节变得僵硬。

运动员睡觉的时候不要将枕头垫在膝盖下，因为这可能会妨碍走路时伸直膝关节。

对于更严重的孤立内侧副韧带损伤，可能有必要使用一段时间的膝关节护具，以帮助韧带愈合。带有铰链的膝关节护具可以锁定，最初张开30度角，然后逐渐解除锁定，随着痊愈的进展增加活动范围并进行物理治疗。4～6周后停止使用膝关节护具。这种损伤极少会伴随半月板撕裂，但是如果在3个月之后仍然没有明显好转，就需要做核磁共振成像来检查其他撕裂。

在治疗初期，膝盖的僵硬程度取决于撕裂的程度和膝盖使用护具的时间长度。最初目标是重新获得全范围活动，刚开始时可能出现疼痛和僵硬。随着治疗的进行，运动员应该完成一个下肢增强力量训练计划，侧重于增强臀部肌肉。在做内侧和外侧大腿力量训练时，运动员应该小心，不要给内侧副韧带造成压力。在训练后冰敷以减轻肿胀和疼痛。

重返体育运动

恢复可能需要3个月。重返体育运动取决于活动范围和力量的恢复以及疼痛的消退。在重返体育运动时，运动员通常使用给内侧和外侧提供支持的膝关节套筒。他们应该循序渐进，逐渐增加体育运动参与时间。在全面参与体育运动之前，运动员应完成跑动和急转方向训练。

前十字韧带撕裂

常见原因

前十字韧带（ACL）撕裂在女性中的发生率高于男性，从青少年到年纪较大的运动员都是如此。大部分前十字韧带撕裂都来自于膝关节非接触类损伤。需要原地旋转和急转方向的体育运动（足球和篮球）最常发生非接触性前十字韧带损伤，而美式橄榄球最常发生直接接触性前十字韧带损伤。前十字韧带撕裂可能伴随半月板撕裂或侧副韧带损伤。

识别方法

大多数运动员在十字韧带撕裂前时听到或感觉"噗"的一声响而且伴随疼痛，不久之后会出现肿胀，虽然在罕见情况下可能没有肿胀。膝关节快速肿胀通常是损伤导致内部出血引起的。前十字韧带损伤引起的疼痛可能很快就消退，但是这并不意味着撕裂或拉伤正在愈

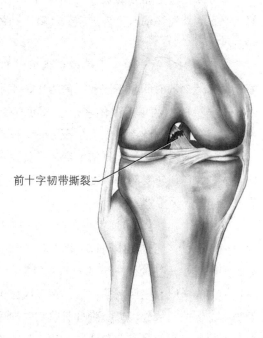

前十字韧带撕裂

合。在旋转或让膝关节受力时，运动员会感到膝关节不稳定或者不安全；偶尔感觉到的膝关节过度伸展也很常见。压痛通常发生在外侧关节线。

诊断前十字韧带损伤的关键是拉赫曼测试，该测试评估膝关节在屈曲30度下的前十字韧带松弛，并与未受伤的膝关节进行对比。如果韧带完好无损，起点可能出现像绷紧的弦一样的感觉。如果没有这种绷紧的感觉，通常暗示着前十字韧带撕裂。同时还要测试内侧、外侧和后侧韧带。评估活动范围也尤为重要。需要拍普通的X线片，但一般能够显示出来的东西不多。偶尔，从胫骨侧面拉扯下来的小块骨片可能显示在X线片上。这表示发生撕脱性骨折，而且通常与前十字韧带撕裂相关。核磁共振成像能够相当准确地诊断前十字韧带撕裂。通常情况下，使用核磁共振成像检查韧带撕裂，得到的结果包括大腿骨骨端、股骨和胫骨后侧有挫伤，肿胀，股骨附着处的前十字韧带异常。在前十字韧带撕裂中，伴随半月板损伤（p.209）的情况并不罕见，这也可通过核磁共振成像诊断。

治疗方法

在决定前十字韧带撕裂的治疗方法时，要考虑运动员的年龄、职业、喜欢的活动、体育运动参与程度和膝关节相关的各种损伤。

非手术治疗包括在监测下做物理治疗，以恢复活动范围、减轻肿胀和恢复力量。在重返体育运动时，参加激烈体育运动的运动员可能要使用抗旋转前十字韧带护具。

由于关节镜前十字韧带重建手术近年的进步，使得术后恢复较快，缩短了重返体育运动的时间，所以和以前相比，手术治疗前十字韧带撕裂更具吸引力。对于生长板脆弱的年轻受伤者，手术可能会推迟骨骼成熟，但是关于这点还存在一些争议。对于60岁以上的受伤者，一般推荐非手术治疗，但定期滑雪的80～90岁的老人可能选择前十字韧带重建手术。然而，虽然对于孤立的前十字韧带损伤，任何年龄组的人都可以考虑非手术治疗，但是这种方法在活跃的受伤者身上通常不太成功。

在手术之后，运动员通常可以在1周内返回学校或坐着工作。运动员将在1～2周内使用拐杖，而且基本可以立即开始物理治疗。要继续进行物理治疗和力量训练计划，直到受伤的膝关节的力量恢复至另一侧膝关节的90%以上。训练的重点是加强腘绳肌和股四头肌以及其他下肢肌肉。腘绳肌肌肉尤其重要，因为它们增加受伤膝关节的稳定性。腘绳肌收缩时向后拉胫骨，有助于抵消内在的前十字韧带不稳定引起的胫骨向前滑动。此外，膝关节完全伸展对长期膝关节功能非常重要，在治疗中应该总是优先考虑。重建前十字韧带的临床结果相当不错，再次受伤率很低。最常见的并发症是延迟性膝前痛。在治疗期间加强臀部的肌肉也是极其重要的，有助于恢复下肢的稳定性和减轻对重建韧带的压力。

重返体育运动

在手术和康复治疗之后，运动员通常可以在大约 6 个月内重返体育运动。在刚开始重返体育运动时，膝关节护具可能有帮助。是否使用护具通常取决于运动员的喜好和康复后的膝关节是否存在任何不稳定。一些医学专家通过一系列的功能测试来评估运动员手术后的前十字韧带，进而评估膝关节的力量和稳定性。需要用到等速力量测试机器和一系列的跳跃测试。运动员必须逐步恢复体育活动，而且在全面重返体育运动之前，需要模拟体育运动中的动作，比如跑步、急转方向、扭转身体和跳跃。

后十字韧带撕裂

常见原因

当胫骨上端受到由前向后的直接外力时，就可能导致后十字韧带损伤。这种损伤的发生原因通常包括膝关节屈曲时摔倒、伸直的膝盖的前部受到创伤，或者膝盖过度伸展。后十字韧带损伤最常见于接触类体育运动，比如美式橄榄球，以及急转方向和原地旋转体育运动，比如篮球。在这些运动中，膝盖可能伸展过度。这些损伤通常被忽视，未得到确诊，因为疼痛可能是唯一的症状。

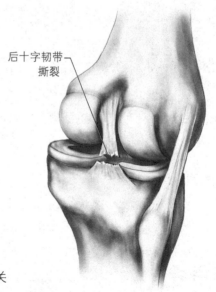

后十字韧带 撕裂

识别方法

后十字韧带损伤远比前十字韧带损伤少见。后十字韧带受伤的运动员会诉说膝关节局部疼痛，可能会有肿胀，但未反映膝关节不稳定。后十字韧带损伤会削弱运动员的能力，使他们不能全力跑步，可能因为疼痛或因为对膝关节存在不信任。运动员可能会说，"膝盖感觉不对劲"。可通过核磁共振成像确诊。

治疗方法

大多数后十字韧带损伤都采取保守治疗。除非相关的损伤造成了膝关节不稳定或增加了生物力学压力，否则通常不需要做手术。然而，有必要做全面的康复训练。康复的重点是加强股四头肌的力量，因为这些肌肉能够增加膝关节的后十字韧带的稳定性。

重返体育运动

如果采取保守（非手术）方法治疗后十字韧带损伤，预计需要3～6个月的康复治疗。如果通过手术修复膝关节后十字韧带损伤，至少需要恢复6个月。和前十字韧带损伤一样，仅当膝盖疼痛几乎消失、活动范围恢复良好而且可以完成一系列的膝关节功能测试之后，运动员才可以重返体育运动。如果运动员愿意或是出现了任何膝关节不稳定，建议使用膝关节护具。运动员必须逐步恢复体育活动，而且在全面重返体育运动之前，需要模拟体育运动中的动作，比如跑步、急转方向、扭转身体和跳跃。

外侧副韧带撕裂

常见原因

外侧副韧带损伤的原因往往是膝关节受到从内侧转向外侧的外力。这种损伤的发生场景包括膝关节在接触类体育运动中遭到直接打击、踏错步或在转向体育运动中原地急速旋转。

识别方法

发生外侧副韧带损伤的运动员会感到膝关节外侧沿线有局部不适。如果运动员坐着屈曲受伤的膝盖，然后将膝盖受伤那侧的脚放在另一个膝盖上，腓骨顶部就会出现剧烈疼痛。用手可以摸到向膝盖上部延伸的绷紧带状组织，它就是外侧副韧带。

外侧副韧带应力测试和韧带检查可以确定关于外侧副韧带的诊断，并有助于诊断相关的前十字韧带撕裂或其他韧带损伤。

也可以通过核磁共振成像来确定损伤是否仅局限于外侧副韧带。扭转手法包括对膝关节进行压力测试，可能会引起疼痛。这些测试在半月板撕裂的运动员中通常呈阳性，但是也可能在外侧副韧带损伤的运动员中引起疼痛。

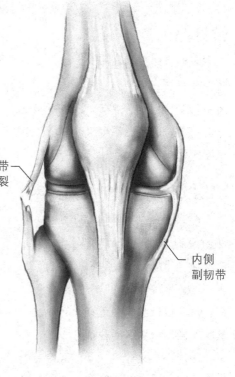

外侧副韧带
撕裂

内侧
副韧带

治疗方法

实际上，所有孤立的外侧副韧带损伤都可以采取非手术治疗方法（尽管多韧带损伤可能需要做手术）。对于轻微的外侧副韧带损伤，运动员应该立即开始主动－被动活动范围训练、局部冰敷按摩、以可忍受的疼痛骑自行车，以及进行股四头肌力量增强训练。在监测下做物理治疗应该能够加快恢复。没必要使用膝关节支撑，但是内侧－外侧套筒可能提供一些舒适性。对于更严重的孤立外侧副韧带损伤，可能有必要使用一段时间的膝关节护具，以帮助韧带愈合。带有铰链的膝关节护具可以锁定，最初张开30度角，然后逐渐解除锁定，随着痊愈的进展增加活动范围和进行物理治疗。4～6周后停止使用膝关节护具。如果在3个月后进展仍然受限，可能需要做核磁共振成像来检查其他损伤。

物理治疗应强调下肢增强力量和平衡训练，侧重于锻炼臀部肌肉，以减少膝关节的应力和压力。做髋关节训练时要谨慎小心，避免给腿外侧或外侧副韧带施加压力。

重返体育运动

完全恢复可能需要3个月。重返体育运动取决于活动范围和力量的恢复以及疼痛的消失。在重返体育运动时，运动员通常使用给内侧和外侧提供支持的膝关节套筒。在尝试全面重返体育运动之前，运动员必须慢慢逐步恢复体育活动，模拟他们之前在体育运动中的动作。

髌骨肌腱炎

常见原因

与髌骨肌腱炎相关的膝关节疼痛症状通常与跳跃和反复跑动有关。这种病症通常被称为"跳跃膝",最常见于篮球运动员。这种损伤也可能与膝关节过度使用有关。

识别方法

髌骨肌腱炎的特点是髌骨下部的髌腱近端出现局部疼痛。疼痛在跑步和跳跃时加重,而且通常不与任何单独的创伤性事件相关。疼痛很剧烈时,运动员可能会反映上楼梯和坐下不舒服。

肿胀很罕见,膝关节的其余部位检查正常。核磁共振成像可能显示髌骨肌腱近端部分发生病变,症状类似于部分撕裂,或者在慢性病例中出现肌腱增厚。

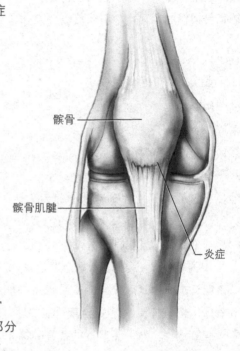

髌骨

髌骨肌腱

炎症

治疗方法

大多数运动员的髌骨肌腱炎在非手术治疗下能够取得好的结果。对于急性病例,建议批准使用 10 天非甾体类消炎药(如果可以忍受的话)。运动员应该进行一个增强力量训练计划,侧重于股四头肌的拉伸和加强。冰敷按摩可能会有一些好处。运动员应避免所有跳跃活动,大多数运动员在这种保守治疗方法下都会取得好的效果。手术治疗髌骨肌腱炎是非常常见的。在罕见的情况下,运动员在超过 6 个月的非手术治疗中未取得成效,而在核磁共振成像中显示髌骨肌腱异常,此时可能需要考虑手术。手术治疗之后的恢复期通常是 3 ~ 6 个月。这种损伤不推荐注射可的松。可的松会加速髌骨肌腱退化。

重返体育运动

如果采取非手术治疗髌骨肌腱炎，那么重返体育运动的时间是高度可变的。在 6 周之前，情况很少有改善。慢性症状并不少见，往往需要重复治疗。一些运动员报告称在髌骨肌腱中部使用绷带缠绕让症状和运动能力得到改善，类似于网球肘所用的绷带。对于极少数需要做手术的运动员，至少需要 6 个月才能重返体育运动。因为手术不能保证成功，重返体育运动的时间可能还要更长。

髌骨骨折

常见原因

髌骨骨折几乎都是膝盖遭到直接打击引起的。这种损伤可发生在任何体育运动中，并导致严重的活动受限。

识别方法

髌骨骨折会马上引起疼痛、肿胀和活动受限。肢体负重困难，如果怀疑髌骨骨折，应立即将运动员送往急救室，建议看骨科医生。X 线片能够帮助诊断，并为基础治疗方案提供信息。

治疗方法

如果骨折没有导致严重的髌骨错位，建议固定 4 ~ 6 周（使用护具或打石膏）。在此之后，参加渐进式物理治疗计划，以恢复运动、力量和膝关节的总体功能。如果需要手术，在术后固定较短的时间，可以更早进行活动范围训练。在大约 4 ~ 6 周内应避免负重，否则可能导致萎缩和膝关节无力。因此，通过各种姿势的直抬腿来保持下肢力量至关重要，每周至少 4 次，根据可忍受的疼痛增加阻力。从膝盖上方开始使用按压，然后只要膝盖未感受到压力，将按压逐渐下移到踝关节。

重返体育运动

重返体育运动至少需要 8 周。在试图重返体育运动之前，运动员受伤的膝关节必须恢复良好的活动范围和力量。取决于体育运动的类型，重返体育运动的时间可能需要 3 ~ 6 个月，尤其是接触类体育运动。

髌股关节不稳定

常见原因

髌股关节不稳定可以是急性损伤引起的,也可以是复发性半脱位或脱位引起的。

这种损伤可能来自于美式橄榄球等的直接打击,或者非接触类体育运动中的扭转身体动作。年轻运动员更容易发生髌股关节不稳定。有过这种受伤史的运动员必须采取预防措施,因为这种损伤往往会复发。

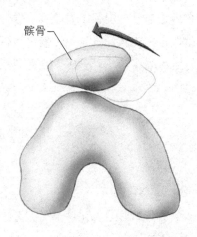

髌骨

识别方法

髌骨脱位是明显的受伤事件,会导致运动员无法活动。在许多情况下,运动员可能只回想起膝盖里面不对劲,因为大多数脱位都在伸膝时自然发生。在髌骨脱位之后,要检查膝关节内侧的局部压痛,这与髌骨内侧或髌骨内侧支持带受伤有关。膝关节内侧出现的压痛与内侧髌股韧带撕裂有关,这是髌骨非常重要的内侧稳定韧带之一。严重的髌骨脱位,髌骨滑出凹槽,可能导致髌骨或下面的股骨骨折;这就是所谓的骨软骨骨折。

治疗方法

急性髌骨脱位的治疗存在争议。在少数情况下,必须将运动员送到急诊室,对髌骨进行闭合复位。大多数运动员都可以采用保守的非手术方法进行治疗,首先是两周的固定,然后参加积极的康复计划,侧重于加强股四头肌和臀部肌肉的力量。X线片可能显示骨小斑点,这表示存在游离体的骨软骨骨折。核磁共振成像可能显示出积液、内侧支持带或内侧髌股韧带撕裂、骨挫伤,内侧髌骨或股骨外侧髁可能发生的骨软骨骨折。遭受骨软骨骨折且存在游离体或者内侧髌骨韧带严重撕裂的运动员,可能需要手术治疗。这些骨折很难修复,因为残留的骨头非常少。有些运动员需要修复撕裂的内侧结构。

重返体育运动

重返体育运动的时间取决于软组织损伤的程度。重返体育运动可能需要大约3个月,而且在开始活动的时候运动员要穿髌骨对齐护具。在术后恢复时期,需要穿护具一段时间，并使用拐杖 6 周，然后进行全面的康复训练，重返体育运动要推迟到至少 6 个月以后。手术对于防止髌骨进一步脱位往往有很好的效果，但是一些运动员可能会有轻微的术后疼痛。

胫骨结节骨骺炎综合征

常见原因

胫骨结节骨骺炎是影响成长中儿童的疼痛病症。几乎任何体育活动中的跑步和跳跃都会引发症状。疼痛与胫骨结节（膝盖骨正下方的凸块）的生长板有关，此处是非常结实的髌骨肌腱的附着处。一旦生长板闭合，症状就会消失。女性的生长板闭合早于男性。

识别方法

胫骨结节骨骺炎的特征是触痛局限于胫骨结节。查找轻微的软组织肿胀、温热处和结节突出。再说一次，这种病症在成长中的运动员中很常见。

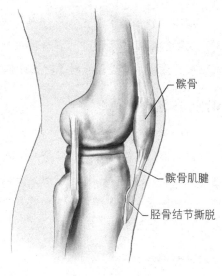

髌骨

髌骨肌腱

胫骨结节撕脱

在少数情况下，对于曾经有过胫骨结节骨骺炎的成年人，如果胫骨结节仍然存在一块融合性小骨（附着在髌骨肌腱上的一块小骨），可能胫骨结节会出现阵发性疼痛。这可以在侧位 X 线片上显示出来。

治疗方法

几乎所有胫骨结节骨骺炎综合征病例都可以采取保守治疗方法。在过去，建议固定患处，但是这不是必需的。治疗方法的选择取决于疼痛症状的严重程度。治疗内容包括在开始阶段停止相关的活动、通过冰敷按摩和拉伸运动进行局部治疗，以及增强力量训练。如果症状很严重，可以考虑使用消炎药物 7 天。如果成人患者的胫骨结节出现明显的未融合小骨，可能要考虑通过手术移除小骨。多数未融合小骨都是无症状的。对于只是外观受影响的异常大的胫骨结节，没有必要做手术。

重返体育运动

重返体育运动的时间取决于症状的严重程度以及年轻运动员执行自己的体育运动的能力。通常，他们重返体育运动时有轻微的复发症状。同样地，一旦运动员发育成熟、生长板闭合，这种病症就会自行消退。

剥脱性软骨炎

常见原因

剥脱性软骨炎（OCD）通常是重复创伤引起的。膝关节软骨下骨变得松弛，导致隐约的疼痛和活动受限。这种病症最常见于膝关节反复受力的运动员。体操运动员和棒球运动员最容易患剥脱性软骨炎。

识别方法

剥脱性软骨炎通常发生在 18 岁以下的运动员中，而且男性的发生率为女性的两倍。这种损伤最常见于股骨内髁的后侧和外侧（大约 80%），而在股骨外髁后侧不多见。沿着关节线有压痛，而且关节负重会引起疼痛。运动员有时在走路的时候会旋转小腿来缓解压力。在负重期间和受伤膝关节伸直时疼痛最明显。X线片通常显示股骨髁上有病变。

治疗方法

因为这种损伤的愈合需要尽可能去除压力，所以负重限制时间比平时更长。采取保守治疗时，受伤的膝关节可能需要几个月不能负重，而且需要长时间使用拐杖。如果选择了手术治疗，仍然需要在未来几个月内减少负重。在无负重与使用拐杖的情况下，腿会萎缩和变弱，因此运动员必须通过各种姿势的直抬腿来保持下肢力量，每周至少 4 次，根据可忍受的疼痛增加阻力。从膝盖上方开始使用按压，然后只要膝盖未感受到压力，将按压逐渐下移到踝关节。

重返体育运动

不管是采取保守疗法还是手术疗法，恢复时间至少需要 6 个月。在重返体育运动之前，建议通过拍 X 线片和门诊体检仔细进行重新评估。受伤的膝关节的活动范围应该无任何疼痛。

第 14 章

小腿和踝关节损伤

威廉·G.汉密尔顿，医学博士；安德鲁·A.布里夫，医学博士

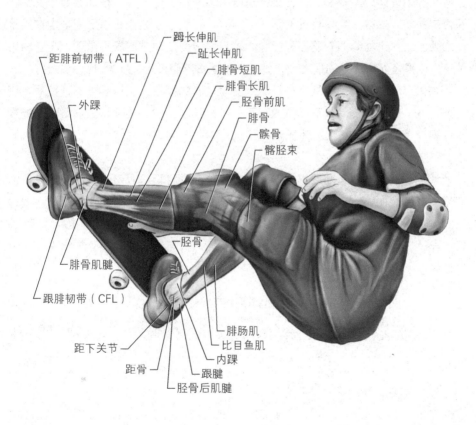

踝

踝关节损伤在体育运动中非常常见，特别是在旋转类和接触类体育运动中，比如篮球、足球和美式橄榄球。踝关节的独特解剖结构和软组织相对薄弱的支撑使得它尤其容易在体育运动中受伤。

踝关节由踝骨（距骨）组成，它被牢牢地固定在类似于倒置的盒子的结构中，该结构称为榫槽，就像雌雄榫一样，由小腿的两根骨头构成：胫骨和沿着小腿外侧的小骨头（腓骨）。距骨只能向上和向下活动，所以踝关节下方的第二个关节，即距下关节，能够向内和向外活动，弥补了踝关节本身活动方向的不足。该动作的动力来自于踝关节后面的跟腱、踝关节内侧的胫骨后肌腱、踝关节外侧的腓骨肌腱，以及踝关节前侧的伸指肌腱。这些肌腱让踝关节能够朝不同方向活动。

踝关节可以相对于膝关节向外转动约10～15度，它从结构上可以上下活动，但是几乎不能向内向外旋转。如果强迫踝关节向内向外旋转，往往会导致受伤，因为踝关节天生就不具备这样的活动能力。距下关节让我们可以顺利地走在不平整的地面上，比如鹅卵石路面或山坡。距下关节的活动方向极为重要，当它因为关节炎或损伤而失去活动能力时，就会极大地影响到行走。

踝关节（和脚）的主要目的是吸收脚着地时的能量，然后通过脚趾推动我们前进。这一过程通过踝关节下方的距下关节来实现，它有效地将来自跟腱的能量通过脚传递到地面。任何显著限制或干扰距下关节的这一动作的外因都会极大地影响到整个下肢的功能。

涉及跳跃的体育运动要求运动员的脚踝能够很好地吸收能量，而在重复性体育运动中，比如跑步（每1.6千米需要踏步1 000次，而且每步几乎都是完全相同的），微小的差异，比如双腿长度有细微差别或距下关节的僵硬程度稍微不同，都可导致重复性应力损伤。在本章，我们了解最常见的小腿和踝关节损伤，并讨论如何治疗它们。

小腿和踝关节损伤

胫骨骨膜炎

常见原因

　　胫骨骨膜炎和内侧胫骨应力综合征（一种更严重的胫骨骨膜炎）是胫骨周围组织的骨膜袖发炎引起的。这种类型的损伤经常发生在跑步或其他重复性心肺活动中，在运动员突然增加距离、持续时间或训练频率时发生。胫骨前肌、胫骨后肌和比目鱼肌的肌肉附着处经常受到影响。

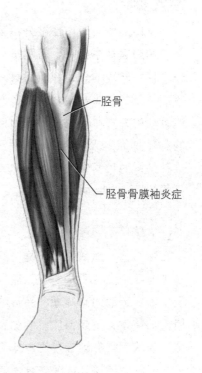

胫骨

胫骨骨膜袖炎症

识别方法

　　在比赛结束后，腿部或胫骨内侧（靠近身体中线）的症状通常包括烧灼感或疼痛。进行马拉松训练的跑步运动员或在新赛季之初进行适应性训练的年轻运动员最常反映这种疼痛。疼痛和压痛的部位通常分布在胫骨前侧或后侧边缘沿线三指宽处。在X线片中通常显示正常，但是骨扫描显示，胫骨边缘沿线有局部吸收。

治疗方法

　　胫骨骨膜炎的治疗涉及改变运动员的训练计划（例如，减少里程、频率或运动强度）。运动后冰敷受影响的部位在短期内有帮助。如果在降低活动水平的情况下疼痛持续存在或变得更糟，运动员应该寻求专业治疗，以排除更严重的损伤，比如应力性骨折（p.227）或疲劳性筋膜室综合征（p.226）。检查运动员的鞋和脚是否有其他问题。检查跑步鞋鞋底是否有过度和不均匀磨损，这可能暗示着生物力学缺陷。此外，如果运动员的脚过度内旋（在负重时双脚着地足弓变平），可能需要矫正。

重返体育运动

　　通常情况下，运动员暂停冲击性训练1～2周后可以快速重返体育运动。建议运动员在可以舒适地训练和无疼痛剧烈运动之后再重返体育运动。对于胫骨骨膜炎，使用绷带一般对恢复没有多大帮助。

小腿筋膜室综合征

常见原因

身体的所有肌肉都被分组到解剖结构筋膜室中，每个筋膜室都被一层称为筋膜的软组织所包裹。在这些紧凑的筋膜室中，肌肉在剧烈的运动中会膨胀扩大，压迫到自身的血液供应，危及肌肉组织的活性。这种损伤通常发生在长跑运动员或需要长时间跑步的运动员身上。

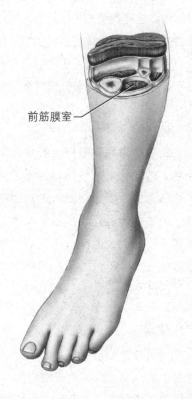

前筋膜室

识别方法

和其他小腿病症不一样，筋膜室综合征的症状更加广泛。通常情况下，在运动的高峰期，受影响的肌肉筋膜室会出现疼痛、肿胀和敏感。症状通常在训练过程中变得更糟，训练后消退。诊断这种病症的最准确方法是在运动期间在局部麻醉的条件下测量筋膜室的压力。

治疗方法

如果休息和调整活动来避免下肢受力都不能缓解症状，可能需要做小手术来释放累及的筋膜室周围的绷紧筋膜（筋膜切开术）。

重返体育运动

手术后，运动员通常逐渐恢复体育运动，在手术后 4 ~ 6 个月达到恢复的顶点。运动员通常可以在手术后 2 周开始下肢训练。采取保守治疗方法时，在进行重复性跨步（比如在跑步机上跑步）时疼痛几乎消失之前，运动员应避免跑步或全面参与体育运动。

小腿应力性骨折

常见原因

应力性骨折是正常骨组织受到异常压力时的响应过程。当骨头长时间内反复超负荷工作时，就可能发生这种类型的骨折。这特别容易发生在开始训练时比较脆弱的骨骼上。应力性骨折的高发人群包括骨质疏松症患者、饮食不当者、突然增加训练强度者或饮食失调者。

识别方法

应力性骨折的疼痛通常与活动有关。一段时间之后，骨折开始出现并破坏骨结构，但骨头还没有破裂；这被称为应力反应。一个恰当的类比是反复弯折曲别针让它变弱（应力反应）直到它断裂（应力性骨折）。一旦发生骨折，疼痛将大大增加，而且在检查时可能局限于非常特定的部位（一指宽）。如果骨头存在症状已经很长时间了，那么骨头受伤处可能会长出有压痛的小凸块（愈伤组织），因为骨头正在尝试愈合。在早期阶段，诊断应力反应或应力性骨折的最准确方法是骨扫描；这要在骨折一个月或更长时间之后，否则X线片可能显示不出任何东西。到目前为止，出现过在得了慢性应力性骨折之后继续跑步或跳跃导致骨头断裂的几个案例。

治疗方法

应力性骨折和应力反应的治疗方法通常是大量减少活动，使骨折得以愈合。如果症状严重，使用拐杖承担一部分质量，而且可能有必要使用骨刺激器（有助于沉淀新骨，加快愈合过程）。

女运动员得了慢性应力性骨折之后，一定要检查女性运动员三联征症状：饮食失调、闭经和骨量减少或骨质疏松症。如果存在这些相关问题，运动员应该在恢复过程中治疗它们。

重返体育运动

一旦开始治疗，应力性骨折的治愈时间往往要持续直到运动员运动无疼痛。对于一些运动员，这意味着 3 ~ 6 个月后才可重返常规训练和比赛。然而，运动员在骨折愈合期间通常可以参加非冲击性交叉训练（比如深水跑步和某些形式的力量举），以保持身体健壮。

小腿拉伤或撕裂

常见原因

　　小腿拉伤或撕裂，通常由锻炼或运动前的拉伸运动不当引起，或者小腿肌肉无法适应可发生在许多运动中的下肢突然变向产生的向心力（肌肉缩短）和离心力（肌肉伸长）所导致。小腿拉伤最常发生于网球（有时被称为网球腿）、壁球、板手球和大部分旋转改变方向和急转方向的体育运动。小腿拉伤在周末运动员和不定期参与体育运动者中更为普遍。

识别方法

　　运动员会感到小腿有弹响，然后是小腿的中间部分内侧肌肉出现界限分明的局部压痛。由于这种损伤立即产生疼痛，运动员受伤的腿通常无法负重。小腿拉伤的严重程度包括轻度（I级）、中度（II级）和重度（III级），具体取决于肌腹的损伤程度。

治疗方法

　　立即治疗方法是 PRICE（保护、休息、冰敷、加压和抬高），然后由医生进行评估。严重的小腿拉伤可能需要打石膏固定或使用可脱卸靴子固定。通常情况下，一个简单的腿套就够了。在完全愈合之后，物理治疗对于恢复力量和柔韧性以及防止复发非常重要。只要给予充足的愈合和康复时间，小腿拉伤的预后通常是良好的。很多遭受小腿拉伤的运动员都穿木底鞋或高跟的鞋，在愈合阶段减轻跟腱的张力，让受伤部位更舒服。

重返体育运动

　　在受伤之后至少 1 个月以内，运动员应避免所有心血管类训练。然后，应该根据可忍受的疼痛增加活动量。可根据实际需要用绷带或绳带缠绕小腿肚。关键是不要过早重返体育运动。运动员通常试图在仅仅 3 周之后就重返体育运动，但是如果过早重返体育运动，再次撕裂会让原本 4 ～ 6 周的恢复时间变成 3 个月。

跟腱断裂

常见原因

跟腱断裂是非常严重的损伤，它的发生通常与预先存在跟腱炎或运动开始前拉伸运动不足有关。这种损伤通常发生在一些体育运动的旋转改变方向或扭转身体动作时，比如美式橄榄球、足球和篮球等。

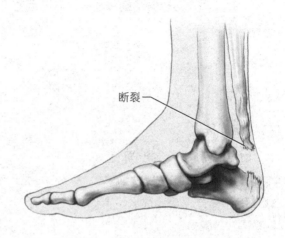

断裂

识别方法

运动员的踝关节背发出"噗"的一声响，在肌腱中出现断裂处，而且可以摸到。肌腱功能丧失。如果让受伤的运动员向下弯曲踝关节（"踩刹车板"），他们往往无法做到。

由于疼痛剧烈，运动员受伤的腿通常无法负重。

治疗方法

同样地，即刻的治疗方法是 PRICE（保护、休息、冰敷、加压和抬高）。然后由医生进行评估并制定治疗方案。如果只是部分撕裂或由缺乏经验的临床医生进行检查，很多跟腱断裂在受伤的时候都会被误诊。

跟腱断裂的两种基本治疗方法是：非手术治疗方法和手术治疗方法。它们各有其优点和缺点，而且有趣的是，这两种方法有相同的并发症发生率（19%）。非手术方法在脚跟部位打石膏固定，直到肌腱愈合，这需要 6 ~ 8 周。这种疗法的好处是避免手术和所有相关的并发症，缺点是损失肌腱强度，而且在肌腱愈合期间再次发生断裂的可能性更高。手术方法可以恢复肌腱的正常长度和强度，但是可引起静脉炎和伤口感染并发症。哪种方法是最好应由运动员和医生决定。无论哪种方式，康复训练在恢复过程中起着主要作用。

重返体育运动

跟腱断裂后的恢复过程强调重建肌肉力量和恢复活动范围。不管采取哪种治疗方法，都需要在受伤之后2～3个月才可重返健身房。在4个月之后才可以跑步，在6个月之后才可以参加旋转改变方向的运动。完全恢复可能需要1年，建议运动员遵守。

跟腱炎

常见原因

如果运动员没有定期拉伸跟腱和对跟腱进行适应性训练，跟腱因此变得僵硬，那么尤其容易导致跟腱损伤。

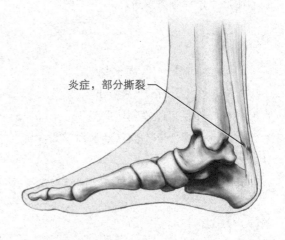

炎症，部分撕裂

识别方法

运动员的小腿背部和下部及脚踝经历慢性疼痛，而且不会消退。跟腱拉伤通常发生在两个位置之一：肌腱本身内部（通常在峡部或踝关节后方的最窄部位），或者脚跟肌腱的附着处（称为黑格隆德氏病）。

在急性阶段，跟腱出现发热、肿胀、压痛和疼痛症状，此时叫作肌腱炎。在慢性阶段，炎症过程已经平静，但并没有消失，此时叫作肌腱病。受伤肌腱通常长出一个疼痛的肿块。

治疗方法

跟腱炎的愈合过程往往是漫长的。在愈合阶段，运动员可能最好穿木底鞋或垫高跟的鞋，以防止再次拉伤跟腱。运动员应避免拉伸运动，直到疼痛完全消失。这种损伤可能需要数月才能痊愈，而且通常发生在非常活跃的运动员身上。通常可以通过症状的减轻和肿块压痛的减轻来评估痊愈程度。最终完全愈合时，仍然会留有一个硬肿块，但它通常是无症状的。

重返体育运动

运动员应延迟重返体育运动，直到疼痛完全消失。此时，应强调物理治疗和拉伸运动。

踝关节扭伤

常见原因

在美国的急诊室中，每10个患者就有1个是踝关节扭伤者。大部分这些扭伤都发生在接触类和旋转改变方向的体育运动中。

识别方法

踝关节扭伤会在运动员的踝关节外侧引起疼痛、肿胀和淤青。运动员的踝关节可能无法承受质量。踝关节拉伤的严重程度包括轻度（Ⅰ级）、中度（Ⅱ级）和重度（Ⅲ级），具体取决于损伤的程度。踝关节外侧有两条主要韧带将它固定住：距腓前韧带（ATFL）和跟腓韧带（CFL）（p.223）。在大多数的扭伤中，最常见的是距腓前韧带撕裂，其次是跟腓韧带撕裂。在Ⅰ级扭伤中，距腓前韧带只发生部分撕裂；在Ⅱ级扭伤中，距腓前韧带完全撕裂，跟腓韧带仍然完好无损；在Ⅲ级扭伤中，距腓前韧带和跟腓韧带都完全撕裂。幸运的是，Ⅲ级扭伤非常罕见。拍X线片可以帮助诊断踝关节是骨折还是扭伤。

治疗方法

急性踝关节扭伤的治疗方法类似于大部分急性损伤：PRICE（保护、休息、冰敷、加压和抬高）。许多扭伤都是轻伤，几天后就会改善，而且它们通常会自己愈合。然而，如果疼痛明显而且踝关节基本无法承受质量，应该看医生。这些损伤通常需要使用拐杖和某种护具来保护脚踝的愈合过程。恢复通常从愈合阶段开始，包括晚上睡觉的时候要用枕头将脚垫高以减轻肿胀、在受保护的条件下活动和根据可忍受的疼痛负重。在该阶段，超声波、按摩、针灸、非甾体类消炎药可能有帮助。随着愈合的进展，在康复阶段开始物理治疗，以恢复踝关节的运动、力量、本体感觉和功能。

踝关节扭伤痊愈之后通常会变得薄弱。如果不纠正薄弱问题，可能发展出复发性踝关节扭伤：踝关节薄弱使它容易崴到，而崴脚之后又会变得更加薄弱。踝关节扭伤的反复性问题的常见原因是不完全康复和残留的、未意识到的虚弱。久治不愈的脚踝扭伤通常涉及下列病症之一：

- 腓骨肌腱薄弱。这两个肌腱位于踝关节外侧，防止脚踝崴伤。
- 跗骨窦综合征。踝关节侧面有一个凹陷区域，而愈合产生的疤痕组织可能引起该区域疼痛。
- 腓骨肌腱受伤。慢性踝关节不稳定可发展出腓骨肌腱部分撕裂，这会引起疼痛和功能失常。核磁共振成像通常不能很好地显示撕裂，超声波扫描能够更好地显示损伤。

重返体育运动

Ⅰ级扭伤重返体育运动通常需要 1 ~ 2 周；Ⅱ级扭伤需要 2 ~ 4 周；而Ⅲ级扭伤需要 4 ~ 6 周。在快速愈合的阶段，缠绷带或踝关节护具能够提供稳定性。

踝关节骨折

常见原因

踝关节骨折通常是高能量损伤，比如源自高处摔落、机动车辆事故或接触类体育运动。

识别方法

踝关节骨折很像踝关节扭伤，只是更加严重，通常涉及踝关节疼痛、肿胀和淤青。大多数运动员在踝关节骨折后不能承受质量。

治疗方法

如果踝关节发生骨折，但是骨头没有移位，可能不需要做手术。如果骨头发生移位，几乎一定要通过手术来恢复踝关节的稳定性，以及确保骨折得到充分愈合。

重返体育运动

很像跟腱断裂的恢复过程，踝关节骨折需要几个月的康复。通常情况下，需要做手术的踝关节骨折运动员需要打石膏模型，而且踝关节在 2 个月内不能负重。

此后，开始物理治疗，受伤之后需要 2 ~ 3 个月才可重返健身房。在 3 ~ 4 个月之后才可以跑步，在 4 ~ 6 个月之后才可以参加旋转改变方向的运动。至少需要 1 年才能获得全面恢复，受伤者应该谨记这点。

胫骨后肌腱炎

常见原因

胫骨后肌腱（PTT）是脚踝内侧最大、最结实的肌腱，它为足弓的隆起提供支持。胫骨拉伤常见内旋（扁平足）跑步者或小腿外旋（鸭脚）者。

识别方法

运动员的踝关节内侧往往经历不断加重的疼痛或慢性疼痛。运动员可能反映扁平足畸形逐步恶化，或者足弓随着时间的推移而塌陷。与胫骨后肌腱扭伤有关的另一个问题是疼痛的附生性舟状骨（p.241）。

治疗方法

治疗方法通常包括穿靴子固定，如果疼痛剧烈，需要给足弓提供支撑物，比如鞋内的矫形物或缠绕绷带。注射可的松是危险的，因为它可能损伤胫骨后肌腱，而附生性舟状骨通常位于该肌腱内。在 40 岁以下的运动员中，损伤会随着时间的推移和治疗而愈合；而在超过 50 岁的运动员中，尤其是超重的女性运动员，通常很难治愈。对于这部分人，肌腱炎症可能逐步变得更严重，导致肌腱缓慢断裂和足弓坍塌（就像旧绳子，逐渐拉长并最终断裂）。可能需要通过手术重建缺陷肌腱。

重返体育运动

运动员在症状消退之后就可以重返体育运动。他们可以考虑在未来的体育运动中使用鞋内矫形器。

踝关节骨刺

常见原因

    跳跃类运动员的踝关节前部倾向于长出骨刺，因为该部位的骨头相互发生碰撞。骨刺是随着时间的推移慢慢形成的。

识别方法

    运动员的踝关节前部经历持续性疼痛和肿胀。这种病症的标志性症状是踝关节的向上运动（背屈）受到限制，这是骨刺相互摩擦导致的。

治疗方法

    如果症状严重到一定程度，可以通过关节镜或小切开术切除骨刺。对于没有那么严重的骨刺，可以根据症状采用局部冰敷和药物控制疼痛。

重返体育运动

    这些"清除"外科手术通常非常有效，但是踝关节是一个敏感的关节，在手术后康复往往比较慢。可能需要几个月，运动员才能够回到他们之前的活动水平。

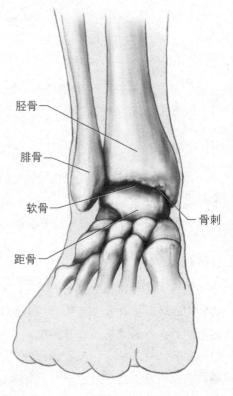

胫骨
腓骨
软骨
距骨
骨刺

第 15 章

脚和脚趾损伤

威廉·G.汉密尔顿，医学博士；安德鲁·A.布里夫，医学博士

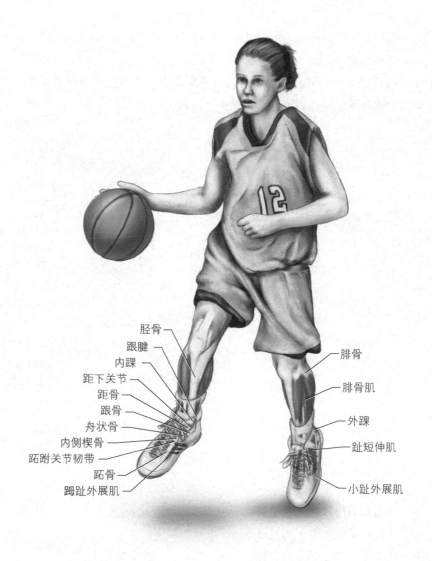

胫骨
跟腱
内踝
距下关节
距骨
跟骨
舟状骨
内侧楔骨
跖跗关节韧带
跖骨
踇趾外展肌

腓骨
腓骨肌
外踝
趾短伸肌
小趾外展肌

脚 由 26 块骨头和软组织组成。软组织包括皮肤、血管、神经、连接肌肉骨骼结缔组织（包括肌腱）和韧带，后者将骨骼连接起来，使关节只能向某些方向活动。足后部就是脚跟骨（也称为跟骨）。足中部或跗中骨头就像构建罗马拱的石头一样牢固地叠在一起，而足前部包含一些连接脚趾的长骨头，那就是跖骨。我们每个人的双脚都是由基因决定的。就足弓而言，一共有三种类型（见图 15.1）：

- 足弓正常——拱起离地面适当高度——是吸收能量的理想脚；它既不太硬，也不太柔软。

- 扁平足——拱起离地面过低——活动过大，不能很好地转移能量。这种脚容易过度拉伸和疲劳。

- 弓足过高——拱起离地面过高——太僵硬，不能很好地吸收能量。这种脚很容易出现应力性骨折和踝关节扭伤。

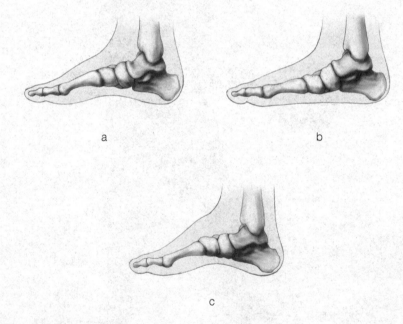

图 15.1 三种足弓类型包括（a）足弓正常，（b）扁平足和（c）足弓过高。

就足的形状而言，一共有几种类型（见图 15.2）

- 希腊脚有时被称为莫顿脚，其中第二个脚趾最长。

- 埃及脚是第一个大脚趾最长。

- 猴脚是形成姆囊炎的宽脚。

- 农民脚又宽又方正，跖骨几乎相等；它很稳定，能够很好地吸收能量。它是理想的运动脚。
- 模特脚比较窄，呈锥形。由于跖骨长度不相同，它不能很好地吸收能量，因此不适合冲击性体育运动。

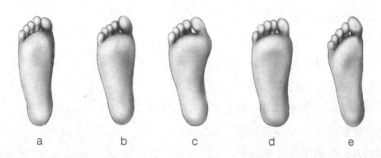

图 15.2 脚形包括（a）希腊脚，（b）埃及脚，（c）猴脚，（d）农民脚和（e）模特脚。

脚和脚趾损伤

足底筋膜炎

常见原因

　　足底筋膜是一条位于脚底的结实、坚韧的组织带，始于跖球，连接到脚跟底部。它可能被急性或慢性拉伤，但是慢性拉伤似乎更常见。足底筋膜炎常常是过度使用的结果，无论是无休息跑步时间过长还是用脚跟跳跃过多。拉伤有时发生在足弓中段，但更常见于脚跟附着处。偶尔情况下，足底筋膜可能在身体活动中部分或完全撕裂。

　　以前曾认为足底筋膜炎是导致跟骨骨刺（可在X线片上看到）的原因。然而，刺激实际上位于筋膜附着处上方，而不是在筋膜本身。骨刺很可能不是疼痛的原因。

　　必须将足底筋膜炎与足底纤维瘤病区分开。

　　虽然足底纤维瘤病影响到足底筋膜而且导致疼痛，但是问题的根

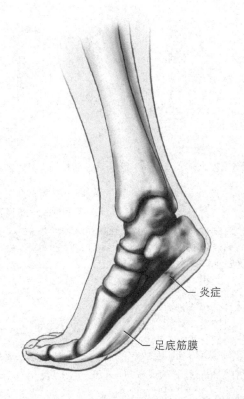

炎症

足底筋膜

源是形成于足底筋膜中的纤维状肿块，而不是炎症。足底纤维瘤病倾向于家族遗传，有时与手帕尔默筋膜上的类似病症相关。这种病症可以通过脚底上的软质可滑动肿块来识别，触摸时可出现疼痛，在站立或体育运动过程中可出现症状。该病灶会随着时间的推移而变大，但是通常不是快速生长的肿瘤。足底纤维瘤病是良性肿瘤，而且最好不要动它们，因为手术切除后有很高的复发率。患有足底纤

维瘤病的运动员要根据可忍受的疼痛参与体育运动。在切除手术后，应该至少一个月避免参加体育运动。

识别方法

足底筋膜炎的特点是脚跟底局部压痛，而且在早上起床的时候有特别的疼痛。运动员经常将这种疼痛感觉描述为"就像地毯钉钉在脚后跟一样。在刚开始的几步，我的脚跟不敢着地；然后才慢慢让它接触地板。"头几步不舒服可能是睡觉时跖骨处于弯屈姿势导致的（脚趾指向下方）。

因此，在头几步时，脚趾和脚向上伸展。这一动作导致足底筋膜紧张并刺激到发炎组织。

治疗方法

足底筋膜炎的治疗存在一些争议，因为在市场有几十种针对该病症的产品。美国足踝骨科协会所做的一项很好的研究表明，不管是否进行治疗，在九个月内都有 90% 的痊愈率。运动员可以尝试使用后跟垫、物理治疗和保持脚朝上的夜间夹板。这种夹板通常能够减少早上的疼痛，而且一旦晨痛缓解，病症通常会自然痊愈。愈合过程可能是缓慢和令人沮丧的，但是足底筋膜炎的最佳治疗方法就是休息。在少数的情况下，如果症状未好转，可能需要注射类固醇、使用冲击波疗法或做释放手术。

重返体育运动

运动员应该在完全无疼痛之后才重返体育运动。重返体育运动的时间表是可变的；可以短至几周或者长至整整 1 年。在手术后，运动员可能需要休息几个月才可重返比赛。

足底石伤

常见原因

脚跟疼痛的原因有很多；脚跟有许多神经末梢，对损伤非常敏感。足底石伤由石头或其他物体导致脚底瘀伤引起的。这种损伤可能听起来微不足道，但是它会产生剧烈的疼痛，具体取决于受伤的细胞数量。足底石伤最常见于运动员和其他活跃群体。很多时候，这些擦伤伴随细微骨裂，它在早期不会显示在 X 线片上，但是后面愈合开始时可能会显示。在跑步和其他重复性体育运动中，这种疼痛也可能是小腿应力性骨折引起的（p.227）。

识别方法

脚跟底部出现瘀伤，往往是极其疼痛且愈合缓慢。疼痛可能伴随肿胀和压痛。运动员的脚可能无法负重。

治疗方法

足底石伤的最佳治疗方法是尽量限制走路，直到损伤痊愈。应将脚固定并穿上靴子，直到症状消失，这需要 2 ~ 8 周。

重返体育运动

足底石伤的愈合比较慢。运动员应该在完全无疼痛之后才重返体育运动。这可能需要长达 8 周的时间，如果不小心，可能需要更长时间。

疼痛的附生性舟状骨

常见原因

大约有 5% ~ 10% 的人的足
弓内侧天生就有一块额外的骨头，
它与舟状骨相邻。如果运动员的
一只脚有附生性舟状骨，那么另
一只脚有 50% 的概率也会有。

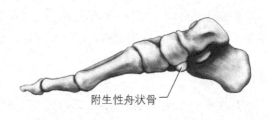
附生性舟状骨

它在出生时就有，只是足弓
上的一个异常突出物，通常不会引起麻烦。它的存在让足弓看起来是平的，实际
上不是。

识别方法

许多有附生性舟状骨的人一生中都不会因为它而遇到问题，但是有一少部分
人从幼年开始就出现症状。一些人在该部位扭伤或遭到直接撞击之后出现疼痛。
一旦该部位开始疼痛，疼痛可能最终会停止，但是往往会发展成疼痛畸形或扁平
足畸形。

治疗方法

最初的治疗是通过靴子或打石膏固定，并使用拐杖。有些人建议注射可的松
来控制炎症症状。如果这些措施失败，通过手术切除骨头，但是恢复时间通常很
漫长且令人沮丧，需要 3 ~ 9 个月。不过，做手术的运动员越年轻，恢复得越快。

重返体育运动

对于有症状的附生性舟状骨，应该进行固定直到症状消失。只有疼痛完全消
失，运动员才可重返体育运动，而且可能需要内侧足弓支撑或在网球鞋或跑鞋内
使用矫形物。

舟状骨应力性骨折

常见原因

　　舟状骨是一块形状像小船的骨头，它就在踝关节的正前方，横贯足中部。对于吸收能量较差的高足弓运动员，这块骨头易发生应力性骨折。

识别方法

　　舟状骨应力性骨折通常会在无损伤的情况下足中部经历严重的疼痛。和所有的应力性骨折一样，舟状骨应力性骨折在 X 线片上可能显示不出来，但它是很危险的骨折，因为如果不能发现和治疗，骨折线可能变长而且骨头碎片将会分离。如果怀疑舟状骨应力性骨折，骨扫描通常能够确诊。

治疗方法

　　这种损伤具有潜在的严重性，需要积极治疗，通常需要做手术，包括使用螺钉固定以促进愈合和防止复发。

重返体育运动

　　如果采用手术治疗，运动员的脚在术后 2 个月之内不能承受质量。重返体育运动的时间预计为 6 个月到 1 年。

跖跗关节扭伤

常见原因

　　足中部通常相当僵硬，因为它由一系列的结实的韧带绑在一起。在足前部（足中部前面），一共有 5 副骨头，每副由一根跖骨和一根脚趾骨组成。第一副骨头连接大脚趾，其他的依次连接第二至第五脚趾。第一副骨的下部有一根结实的韧带（跖跗关节韧带），将它和其他四副骨绑定在一起。如果该韧带被撕裂，五副骨之间的绑定就会松开，导致脚无力、不稳定。在美式橄榄球、足球和任何可能严重扭伤脚的体育运动中，这种扭伤特别常见。

识别方法

　　这种损伤有几种不同的类型和严重程度。重要的是不要忽略它，因为它可导致慢性疼痛和创伤后骨关节炎。拍双脚负重 X 线片有时能够显示出扭伤，但是需要做核磁共振成像和 CT 扫描来确诊。

治疗方法

　　通常需要做手术来稳定足中部，防止慢性疼痛。非手术替代疗法是让受伤的脚在两个月内不负重，但是仍然不能够有效地防止未来发生骨关节炎。

重返体育运动

　　这种损伤的恢复时间比较长。如果采用手术治疗，运动员的脚在 2 个月之内不能负重。在手术之后，重返体育运动所需的时间预计为 6 个月到 1 年。

应力性骨折

常见原因

"行军骨折"这个名字来自于它在长途行军的士兵中非常常见。这种损伤通常发生在足前部的第二或第三跖骨的中部。它在开始训练马拉松的跑步运动员中也非常常见。女性芭蕾舞演员，很可能是因为她们用脚尖跳舞，也可能遭遇这类骨折，但是骨折不是发生在骨径上，而是在第二跖骨的基部。

识别方法

疼痛和压痛通常局限于足中部的骨径上。和所有应力性骨折一样，它在开始的时候很少能在 X 线片上显示出来，但几周之后，它开始愈合并沉淀新骨时，就可以显示出来。早期诊断应力性骨折的最可靠方法是骨扫描。

治疗方法

运动员应避免活动，直到骨头痊愈。出现这种骨折的舞蹈演员应该筛查女运动员三联征，包括闭经、骨质疏松症以及饮食不当或饮食失调。

重返体育运动

通常在确诊 6 周之后才可重返负重训练。在 3 个月之后可以开始跑步。

第五跖骨骨折

常见原因

第五跖骨是紧挨踝关节下方的足前部外侧的一块小骨头。这块骨头受伤很常见，通常是在摔倒过程中突然扭伤脚导致。

识别方法

运动员可能感觉到发出"噗"的一声，受伤部位马上疼痛、变色和肿胀。骨折发生在该骨头的四个不同位置。

结节骨折发生最靠近踝关节的骨头基部，此处通常有一个凸块，肌腱通过它与骨头相连。这种骨折是第五跖骨骨折的最常见情形，也是最不严重的情形。琼斯骨折非常接近结节，但发生在血液供应较少的部位，愈合效果很差。它是这些骨折中最严重的。螺旋斜形骨折（也称为舞者急性骨折）发生在骨径靠下的位置，在远端的第三节。当舞蹈演员以跖球跳舞而且崴脚时，很容易发生这种骨折。拳击手骨折是骨头的远端破裂，靠近第五趾关节的关节骨。

治疗方法

通常用穿结实的鞋子和使用拐杖来治疗结节骨折，直至痊愈。它们很少需要手术。琼斯骨折往往无法愈合，会发展成骨折不愈合，导致慢性疼痛和活动受限，尤其是让运动员步行时。鉴于该原因，许多骨科医生喜欢用螺丝钉将骨头固定住，促进愈合和防止复发。另一种方法是使用拐杖6～8周，避免负重，直到骨折愈合。螺旋斜形骨折通常不需要手术就可痊愈，尽管可能发生一些移位。拳击手骨折除了遵循 PRICE 原则（保护、休息、冰敷、加压和抬高）和限制活动之外，很少需要治疗。

重返体育运动

不需做手术的第五跖骨骨折是稳定的。运动员通常可在受伤 2 个月之后全面重返体育运动。对于通过手术修复的琼斯骨折的运动员，需要在几个月之后得到外科医生的批准才可重返体育运动。

跚强直

常见原因

　　跚强直是大脚趾关节开始磨损并变得疼痛、僵硬和出现关节炎的病症。这可发生在一只脚也可发生在两只脚，而且很少是由具体的受伤事件引起的。女性的跚强直通常更加麻烦，因为穿高跟鞋会导致疼痛。

识别方法

　　遭受跚强直的运动员会感到大脚趾疼痛和僵硬。通常在关节的顶部形成一个肿块，而且常被误认为是跚趾囊肿（p.248）。跚强直很容易和跚趾囊肿区分开，因为前者会因为疼痛而无法活动。跚趾囊肿通常不会变得僵硬，而失去活动能力是跚趾囊肿的标志性症状。

治疗方法

　　一旦出现跚强直，它通常会慢慢发展，治疗了也是如此。非手术治疗方法包括穿着合适的鞋子，防止大脚趾关节被迫超出其活动范围。这通常意味着穿着经过修改的有摇椅效果的硬底鞋，在步行或奔跑时不会强迫大脚趾向上活动。

　　如果保守治疗无效，需要根据关节的磨损程度做跚强直手术。在早期阶段，骨关节炎出现在关节的最顶部，随着时间的推移会破坏整个表面。对于跚强直早期阶段，通过清除受伤炎症部位效果最好，但是一旦大部分或所有关节已经恶化，手术就没有效果了。对发展到严重阶段的跚强直做手术治疗会遇到一个难题。植入的金属或塑料随着时间的推移会松脱，而且这种方法已被证明不能解决问题。传统的治疗方法将该脚趾两侧的两根骨头融合在一起，让该关节消失，但是融合过程需要三个月，而且以后可能会导致一定的局限性。例如，在融合手术后，即使可以参与越野滑雪，也会变得极为困难，因为趾关节不会向上活动。此外，在融合手术后不能穿高跟鞋。

重返体育运动

　　患上这种病症的运动员，只要舒适性允许，可以活跃参与体育运动。此外，他们在需要跳跃（篮球）或爆发性短跑（网球）的体育运动中通常会受到限制。采用手术治疗方法，运动员要得到外科医生的批准才可重返体育运动。

草皮趾

常见原因

　　草皮趾是由非常暴力的损伤引起的，通常发生在接触
类体育运动中，比如美式橄榄球、篮球和足球。发生情
形为一个运动员跌倒在另一个运动员的脚上，导致
后者的第一跖骨趾关节向上移动极大的角度，
撕裂大脚趾基部下方的籽骨附着处。

识别方法

　　和许多骨科伤害
一样，草皮趾根据损伤
的程度分为 I 级、II 级或 III 级。
症状包括疼痛、肿胀、瘀青和跖球负重困难。

撕裂位置

治疗方法

　　草皮趾是严重的损伤，有可能导致长期残疾。通常情况下，需要做手术来恢
复骨头的正常解剖结构。保守治疗方法包括用绷带缠绕脚趾和穿硬底鞋，以减少
脚趾的活动和促进愈合。

重返体育运动

　　草皮趾至少需要暂停体育运动 1 个月。根据严重程度，受伤之后可能需要长
达 1 年的时间才可重返体育运动。

蹈趾囊肿

常见原因

　　蹈趾囊肿是遗传性疾病，导致大脚趾基部内侧形成一个肿块。这将导致大脚趾偏向一侧，有时插入第二个脚趾下方。蹈趾囊肿在女性中比在男性中更常见。过紧的跑鞋或训练鞋可能会加剧蹈趾囊肿的症状，但它们不是蹈趾囊肿的原因。

识别方法

　　很多人有蹈趾囊肿，但是一辈子都不会有任何症状。有一部分在穿鞋子的时候感到疼痛，或者训练的时候足前部疼痛。疼痛一般出现在肿块本身或者在脚掌的第二跖骨上，此处可能形成了愈伤组织。有一种误解，认为畸形是骨关节炎引起的，但实质并非如此。

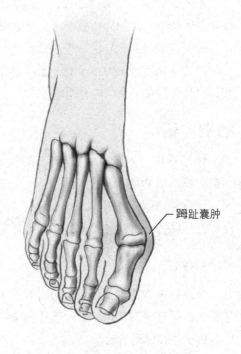

蹈趾囊肿

治疗方法

　　有蹈趾囊肿的运动员应该穿适合脚形的鞋子，因为大多数疼痛都是鞋子压迫肿块引起的。有蹈趾囊肿的女性通常可以通过购买更宽的运动鞋或者甚至男鞋来解决疼痛，它们比为女性设计的鞋更宽。也可以购买脚趾垫片，穿鞋子的时候放在第一和第二脚趾之间来减轻疼痛。许多有蹈趾囊肿的人选择通过手术纠正它们。结果通常很好，并发症发生率也很低。

重返体育运动

　　在大多数情况下，不需要停止体育运动。在不适与疼痛允许的范围内，运动员可以尽可能保持活跃。如果采取手术治疗，至少需要 3 个月才能重返体育运动。

籽骨损伤

常见原因

大脚趾关节下面的两个小骨头形状像芝麻；它们就是籽骨。它们位于趾屈肌肌腱内部，就像膝盖骨位于股四头肌肌肉内部。这些骨头受伤和疼痛形成的病症称为籽骨炎。许多因素可以导致籽骨受伤，包括骨折或应力性骨折、骨分离、缺血性坏死和骨关节炎。

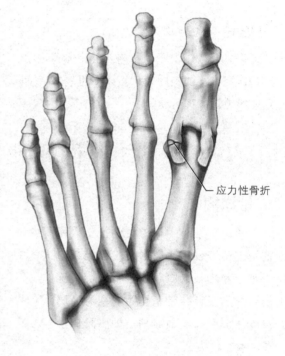

应力性骨折

识别方法

发生籽骨炎时，运动员会感到大脚趾下方疼痛逐渐增加。病症通常是自发的，不是受伤所致。这种病症相对比较容易诊断，因为在体检时可以发现它的典型症状，而且压痛位置比较固定。

然而，要确定问题是否是骨折、两块籽骨分离或扭伤（很多人天生有两块籽骨而不是一块）或籽骨缺血性坏死所导致的，可能会很困难。对于缺血性坏死这种情况，由于人们对其原因了解甚少，籽骨可能死亡和疼痛几个月之后才在 X 线片上显示出来。缺血性坏死通常发生在应力性骨折之后，此时的骨头不是愈合，而是分离。籽骨关节炎在年龄较大的运动员中可能引起疼痛。确切的诊断通常需要做骨扫描或核磁共振成像。

治疗方法

治疗方法取决于诊断结果，可能包括使用矫形器，矫形器限制关节的活动并将质量从疼痛部位转移开，让籽骨得到愈合。治疗方法还可能包括穿步行靴、使用拐杖或进行骨刺激。手术应该是最后的手段，但是如果非手术方法失败了，可以安全地做手术去除两块籽骨之一。

重返体育运动

在大多数情况下，不需要停止体育运动。对于遭受籽骨损伤的运动员，在不适和疼痛允许的范围内，可以尽可能保持活跃。如果采取手术治疗，至少1个月后才能重返体育运动。

网球趾

常见原因

网球趾是趾甲下方受到挫伤或瘀伤引起的黑趾甲，通常发生在第二个脚趾或者最长的脚趾。这种病症是穿的鞋太小或者鞋带系得不够紧导致脚过度靠前引起的血凝块。即脚趾向前滑动撞在鞋头上。

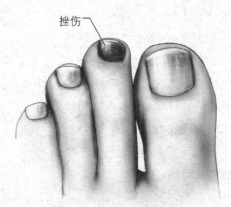

挫伤

识别方法

一旦趾甲变黑，需要检查脚作出诊断。运动员会感到疼痛，但伤势并不严重。

治疗方法

最好的治疗方法是不要管受伤的脚趾。一旦下面长出新的趾甲，旧的趾甲就会脱落。

重返体育运动

网球趾不需要停止体育运动。在不适允许的范围内，运动员可以尽可能保持活跃。

弗莱堡坏死

常见原因

　　在弗莱堡坏死中，第二跖骨的头部死亡。这种病症最常见于 20 多岁的女运动员。确切的原因还不知道，但是这种疾病是缺血性坏死的例子之一，即血液供应不足造成的骨死亡。缺血性坏死有时也出现在身体的其他骨骼中，包括脚、踝关节、膝关节或腕关节处。

缺血性坏死

识别方法

　　弗莱堡坏死的特征是慢性疼痛和足前部中间僵硬。在负重和体育活动中可能出现疼痛。最初 X 线片上可能显示是正常的，但是在几个月后还要拍 X 线片，因为症状持续出现可能表明存在这种疾病。如果弗莱堡氏坏死发生在脚部，它与其他部位的问题无关联。

治疗方法

　　如果矫正治疗不成功，可能需要通过手术来解决问题。

重返体育运动

　　在大多数情况下不需要停止体育运动。在不适与疼痛允许的范围内，运动员可以尽可能保持活跃。如果采取手术治疗，至少需要 2 个月才能重返体育运动。

前足神经瘤

常见原因

　　神经瘤是神经受挤压或受刺激引起的。一共有几种不同类型的神经瘤，它们可发生在身体的任何部位。莫顿神经瘤常见于女性。它最常发生在第三脚趾和第四脚趾之间的第三趾蹼（80%）中，其次是第二脚趾和第三脚趾之间的第二趾蹼中（20%）。莫顿神经瘤通常是穿太紧的鞋子引起的。乔普林神经瘤发生在大脚趾内侧下方与籽骨内侧相邻的部位，常见于步法内旋或跨步别到脚背的跑步运动员中。

莫顿神经瘤

乔普林
神经瘤的位置

识别方法

　　神经瘤导致独特的局部疼痛，经常被描述为麻木、刺痛、叮咬痛或沿着足部向上或向下放射的疼痛。在莫顿神经瘤中，疼痛放射到脚趾，典型的缓解办法是脱下鞋子和按摩足部。乔普林神经瘤常与籽骨损伤相混淆（p.249）；在这种情况下，疼痛倾向于沿着足部内侧向上和向下放射。

治疗方法

　　初始治疗包括穿更宽松的鞋或使用矫形器。如果这种方法无效，建议注射可的松。如果仍然无效，建议手术切除。手术结果并非总是好的。梅约诊所的大量的研究表明手术的成功率为80%。乔普林神经瘤的治疗方法包括穿更宽松的鞋，防止鞋子摩擦疼痛的神经。

重返体育运动

　　这种病症不需要停止体育运动。在不适和疼痛允许的范围内，运动员可以尽可能保持活跃。如果采取手术治疗，至少需要恢复1个月。

鸡眼

常见原因

鸡眼的类型包括硬鸡眼、软鸡眼和核鸡眼。硬鸡眼形成在脚趾的表面上，就在皮肤和鞋之间发生摩擦的位置。它们往往随着时间的推移而变大。软鸡眼发生在脚趾之间的趾蹼中，通常在第四和第五脚趾之间。它们是穿鞋挤压脚趾引起的。核鸡眼与胆固醇斑块相关，是一种长在脚掌上的特殊鸡眼。

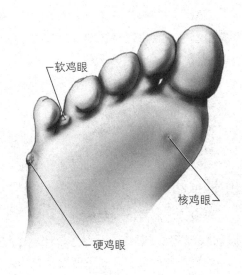

软鸡眼

核鸡眼

硬鸡眼

识别方法

所有鸡眼都会导致明显的疼痛和不适。硬鸡眼和软鸡眼通常像洋葱一样有皮肤层堆积而成。

不过，核鸡眼深入到皮肤里面，形成一个白色的小病灶，非常像一根刺。核鸡眼很容易识别，在鸡眼的中心有一个小白点。

治疗方法

可以通过穿鸡眼垫和偶尔用浮石打磨鸡眼来控制它。它们通常会需要进行修整，而且常常可以在脚趾之间放小羊的羊毛或棉花加以控制。对于慢性鸡眼，可能需要手术。对于核鸡眼，在医务室由专业人员将白色的小病灶去除，症状马上就能得到缓解。

重返体育运动

这种病症不需要停止体育运动。在不适和疼痛允许的范围内，运动员可以尽可能保持活跃。

真菌感染

常见原因

  足癣和甲癣都是由真菌感染引起的。足癣通常在潮湿的场所传播，比如更衣室和淋浴室。甲癣是一种特别的足癣，它长在脚趾甲下面，非常难治愈。它通常不是严重的问题，但是有碍美观。

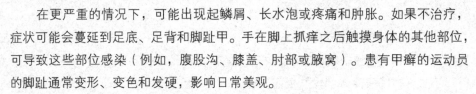

足癣

识别方法

  足癣导致脚趾之间的皮肤干燥、发痒和剥落。

  在更严重的情况下，可能出现起鳞屑、长水泡或疼痛和肿胀。如果不治疗，症状可能会蔓延到足底、足背和脚趾甲。手在脚上抓痒之后触摸身体的其他部位，可导致这些部位感染（例如，腹股沟、膝盖、肘部或腋窝）。患有甲癣的运动员的脚趾通常变形、变色和发硬，影响日常美观。

治疗方法

  应保持良好的足部卫生。脚要保持清洁和干燥，每天换袜子，再次穿鞋之前让鞋通风晾干，在有潜在感染风险的地方行走要穿凉鞋或人字拖鞋，比如更衣室。通常需要使用外用抗真菌药物。根据症状的慢性和严重程度，可能需要服用处方口服抗真菌药物。

  关于甲癣的治疗，已经尝试过各种局部给药，但都失败了。摆脱这种感染的唯一有效的方式是定期口服抗真菌药物至少 3 ~ 6 个月。然而，这些药物可能损害肝脏，所以服用这种药的人需要每 6 周做 1 次肝功能测试，以确保未损伤肝脏。由于这种潜在的副作用，很多人觉得治疗的影响比不治疗更严重。

重返体育运动

  在治疗期间，有足癣或甲癣的运动员应避免赤脚在更衣室行走，防止感染蔓延。除此之外，在不适和疼痛允许的范围内，运动员可以尽可能保持活跃。

跗管综合征

常见原因

踝关节上有两个突起（足踝），一个在外侧，一个在内侧。在内侧突起后方有一条管道，有多种组织都从中经过，包括胫后神经。当这条管道受到挤压并刺激到胫后神经时，就会发生跗管综合征。跗管综合征的常见原因是生物力学的改变和创伤。促成因素包括过度内旋、胫后缺陷和先天性扁平足。

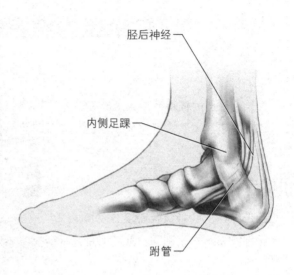

胫后神经

内侧足踝

跗管

识别方法

患有跗管综合征的运动员的踝关节内侧通常经历隐约疼痛。此外，踝关节内侧还可能出现麻木、刺痛、烧灼感和"奇怪的感觉"。这些症状可能放射到足弓。症状在休息之后通常得到改善，而在进行跑步或其他活动时会加剧。

治疗方法

对于生物力学问题引起的症状，矫形器可有助于纠正症状，比如过度内旋或扁平足。将类固醇注射到管道中有时有助于让炎症消退。如果保守治疗无效，可能有必要做管道减压手术。

重返体育运动

对于患有跗管综合征的运动员，重返体育运动的时间取决于致病的根本原因。只要运动员能够无疼痛地做各种动作和参与活动，而且症状没有复发，就可以重返体育运动。采取保守治疗方法时，只要症状减轻，运动员只需短短的2~3周就可以重返体育运动。根据手术的类型，采取手术治疗可能要求运动员停止体育运动两三个月。

本节撰稿人：罗伯特·S.高特林，医学博士。

鞋带压力综合征

常见原因

如果运动员的鞋带系得太紧或者鞋舌和鞋的顶部太紧，就可能发生鞋带压力综合征。

识别方法

鞋带综合征会导致鞋带下方的脚背出现疼痛、麻木或刺痛。症状可能放射到脚趾。

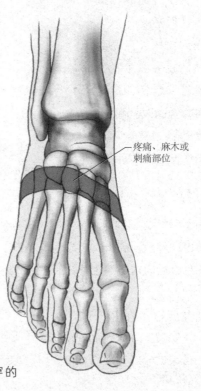

疼痛、麻木或刺痛部位

治疗方法

一旦通过适当的诊断研究排除了其他原因，只需要将鞋带绑松点就可缓解症状。请记住，在白天脚会膨胀变大。运动员应该在傍晚购买跑步鞋或运动鞋，而且要穿类似于跑步期间或参加体育运动期间所穿的袜子。

重返体育运动

如果没有其他问题，运动员可以穿合适的鞋子重返体育运动。

本节撰稿人：罗伯特·S.高特林，医学博士。

蓝趾综合征

常见原因

蓝趾综合征类似于网球趾（p.250），但会影响到整个脚趾而不是只是趾甲。它是鞋头重复撞击脚趾导致的。这种重复性创伤会导致甲床下方轻微出血。蓝趾综合征常见于长跑运动员和鞋头狭窄的运动员。

识别方法

蓝趾综合征会导致脚趾变成紫色，而且出现阵痛。脚趾可能多少会肿胀。第一个和第二个脚趾最常受到影响。

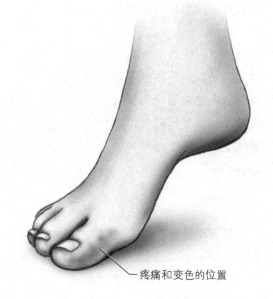

疼痛和变色的位置

治疗方法

PRICE 原则很有帮助。对鞋做适当的修改通常是有必要的，以提供更多的支持和消除脚趾的压力。鞋头不应太僵硬。可能还需要使用鞋内的矫形物。通常情况下，这种病症只与过度使用有关（即跨步次数过多）。

重返体育运动

一旦运动员恢复完全的无疼痛活动范围，而且致病根本原因得到解决（比如鞋子和生物力学问题），就可以重返体育运动。

本节撰稿人：罗伯特·S.高特林，医学博士。

足跟瘀斑

常见原因

重复性跳跃、急转方向、扭转身体或转身都给足跟皮肤内的小血管带来切变应力。当这些血管出血时，它们会导致脚跟变黑，因此得名足跟瘀斑或黑脚跟。它最常见于年轻运动员、跑步运动员、举重运动员、网球运动员和登山运动员。

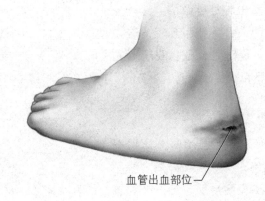

血管出血部位

识别方法

足跟瘀斑通常会导致脚跟后部或底部出现无痛蓝黑色斑点或变色。尽管运动员可能感觉不到足跟瘀斑，但是可能会注意到它们并产生忧虑。

治疗方法

这些无症状的变色一般不需要治疗，但是足跟垫有助于病症更快消失。如果病症持续超过1周，运动员应咨询医生，以确保不是其他更严重的问题，比如恶性皮肤癌。

重返体育运动

对于这种无症状的病症，运动员可以继续参与体育运动。

本节撰稿人：罗伯特·S.高特林，医学博士。

第 16 章

中西医结合治疗

罗伯塔·李，医学博士

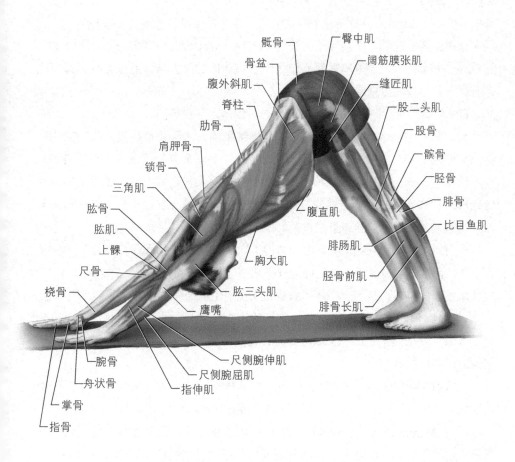

骶骨
臀中肌
骨盆
阔筋膜张肌
腹外斜肌
缝匠肌
脊柱
股二头肌
肋骨
股骨
肩胛骨
髌骨
锁骨
胫骨
三角肌
腓骨
肱骨
比目鱼肌
肱肌
腹直肌
上髁
腓肠肌
尺骨
胫骨前肌
胸大肌
桡骨
腓骨长肌
肱三头肌
鹰嘴
腕骨
尺侧腕伸肌
舟状骨
尺侧腕屈肌
掌骨
指伸肌
指骨

中西医结合（IM）是疾病治疗和健康维护领域的一个相对较新的方向，它将传统和非传统医学结合在一起。中西医结合由安德鲁·韦尔博士在 20 世纪 90 年代提出，其定义为"以痊愈为目标并考虑到整个人（身体、思想和精神）的医学，包括生活方式的所有方面。它强调治疗关系和利用一切适当的治疗方法，包括传统中医和常规西医"（Weil，2001）。基于该定义，中西医结合给运动医学带来了更大的价值，因为它不仅解决个人的疾病或损伤，还解决生活方式因素，比如营养需求、运动模式和压力对健康的影响。

运动医学是一门学科，其重点是提高运动成绩和减少与体育相关的损伤（Roy & Irvin，1983），其提前预防为主的目标与补充医学（CAM）中的许多方法是一致的。CAM 疗法在大多数研究中被定义为"未在医学专科学校广泛教授的、不出现在普通美国医院的医学和治疗实践"（Eisenberg et al.，1993；Barnes et al.，2004）。综合 CAM 干预和常规运动医学的中西医结合方法，通过减少疼痛和炎症有益于急性和慢性损伤的治疗。

CAM 医学的最常见分类是 CAM 疗法，包括以下内容。

- **植物医药**。植物医药领域包括种类繁多的、作医药目的用的植物制剂。植物某些用法来自复杂的传统医疗实践，比如中医。在其他情况下，基于植物的药物使用来自草药医生的经验和知识，比如在欧洲实行西式草药。使用这些制剂的运动员应该知道其成分可以与其他药物相互作用，这点和真正的西药一样，而且要确保提供卫生保健的人员知道他们所使用的植物药物。
- **传统医学**。传统医学通常从功能上定义健康。这些医疗体系已经存在了几千年，而且许多专家表示它们的治疗方案往往是有效的。因此，在某些情况下，包括急性损伤事件，这些医疗体系的从业人员提供的治疗可能有效果。
- **肌肉骨骼推拿**。无论是由脊椎指压治疗师还是由骨科医生执行，肌肉骨骼推拿都可以增强运动员的柔韧性或改善其灵活性，从而有助于各种肌肉骨骼损伤的治疗或康复。
- **瑜伽和太极**。在日常训练中引入包括瑜伽和太极等养生运动可以增强柔韧性。这两种运动分别源自古代阿育吠陀医疗体系和传统中医。
- **精神身体训练**。精神身体训练或精神意象疗法，比如催眠、冥想和引导想象，也是其他非传统疗法，有助于提高运动成绩。这些训练可以鼓励运动员潜意识地把重点放在体育中的预期目标上，也可以帮助减少焦虑。

饮食营养的一大贡献，也是传统医学和非传统医学（目前称为中西医结合）共同的预防性目标，即能够降低运动员对各种影响健康的疾病的易感性。目前几乎公认，运动员的体力消耗对营养需求的增加会增加卡路里消耗量。然而，营养需求的增加必须通过精心选择食物来满足肌肉重组和组织修复的需求。

对于所有年龄段的运动员，应该将提供低卡路里含量的食物来源替换为含有等价卡路里值的食物，而且这些食物要富含抗氧化剂和矿物质。教练员至少要建议所有运动员服用普通多种维生素补充剂和欧米加-3脂肪酸补充剂，以增加抗氧化剂和必需脂肪酸。以这种方式，运动营养可能在综合运动医学方法中起到重要作用。

将综合疗法看作是可以分层实施的介入疗法非常有用。例如，如果运动员有轻度踝关节扭伤，除了使用非甾体类消炎药（NSAID）等药物和适当的机械支持（比如，夹板和护套）之外，也可以同时启动针灸。针灸可缩短恢复时间、减轻疼痛和加快症状消退。在本例子的基础上再进一步，如果受伤的运动员对非甾体类消炎药的肠胃耐受性差，那么可以把草药制剂作为备选方案，比如姜黄或姜（生姜），用于促进愈合和降低炎症。此外，如果受伤与重复性动作有关，可以让骨科医生进行步态评估，检查细微的双腿长度差异。

还有很多治疗方法和传统医疗体系未能在本章讨论。本章并不是非传统疗法和医学的全面概述，而是在运动医学中结合使用传统和非传统医学的概述。最后，运动员的偏好、可用的专业技术和医疗条件将决定最好的行动方针。然而，在中西医结合方法中加入非传统疗法，而且更加注重营养、柔韧性和肌肉骨骼支持，可以大大改善身体健康和降低易受伤率。此外，明智地加入了许多非传统疗法和消炎替代疗法也可能优化急性和慢性体育运动损伤中的疼痛治疗效果。

植物和膳食补充剂

在美国，每年花在与体育运动相关的补充剂上的金额达到大约119亿美元，而且公众广泛使用这些补充剂。在美国，补充剂和植物性治疗药物是作为食物而不是药物管理的，所以应该咨询专业人员这些产品的质量，以对其进行评估和检测，或者通过其他途径验证产品质量（例如，参考文献和独立测试实验室）。

通过食补卫生与教育法令（DSHEA）对这类产品进行管理，导致了产品质量参差不齐的局面，主要是因为产品质量的控制主要由制造商自由决定。不过，存在一些信誉良好的植物性治疗药物和补充剂公司，而且越来越多的研究正在表明，补充剂可能有药用价值，特别是对于治疗运动损伤。选择采用植物性治疗药物的运动员要注意，可能需要 1 ~ 2 个月才能实现最大疗效。和传统医药相比，植物性治疗药物中天然存在的药理活性成分的含量低。低剂量需要更多的时间来达到治疗效果。此外，对于所有的口服制剂，必须考虑其特异过敏反应和与传统药物发生的相互作用。人们经常错误地认为，因为很多补充剂都是"天然的"，所以它们不会带来什么危险。但是已有因为误导和剂量使用不当而导致严重药物反应和滥用补充剂导致极大危害的报告。

消炎植物性药物

许多消炎植物性药物可能对体育运动损伤非常有用。因为植物性治疗药物可能需要 2 个月，才能达到最佳疗效，所以一个治疗策略是在损伤的亚急性期使用植物性治疗药物，而且要在使用传统的非甾体类消炎药进行消炎控制之后。

姜黄

姜黄是咖喱中五种香料之一，它是一种植物的根，其活性成分具有显著的消炎特性。这种香料中的活性成分是姜黄素和姜黄酮，它们对前列腺素、白细胞三烯和环氧合酶的影响和传统非甾体类消炎药物是一样的。姜黄的常规口服剂量是每次 500 毫克，每天 4 次。在饮食中添加这种香料将产生一些积极的消炎影响，但是为了最大化这种天然的、类似阿司匹林的香料的药用疗效，应该服用浓缩姜黄补充剂。没有关于在烹饪中的等效剂量的推荐，尽管亚洲人平均每天食用大约 2 克姜黄，该剂量被认为应该有一定的消炎作用。

生姜

另一种具消炎功效的根茎是姜（生姜）。几个小临床试验表明，姜能够有效减轻骨关节炎疼痛（Srivastava & Mustafa，1992）。在另一个试验中，它还能有效地减轻类风湿关节炎疼痛（Srivastava & Mustafa，1989）。鉴于这些研究的结果，我们可以推断，生姜作为膳食补充剂有益于任何有炎症反应的或者被建议使用非甾体类消炎药物的体育运动损伤。

姜的活性成分是姜酮和姜烯酚，它们都集中在根部。生姜的耐受性良好，但如果每日食用超过 5 克，可能导致胃灼热。在饮食中作为消炎植物性药物的推荐剂量是 250 毫克，每天 2 次。可能有消炎功效的另一个生姜饮食来源是蜜饯生姜，它含有大量可以抑制炎症的姜烯酚。

魔鬼爪

非洲原生植物魔鬼爪（南非钩麻）是另一种具有很好消炎疗效的植物性治疗药物。对魔鬼爪的单独使用或联合非甾体类消炎药使用已有研究，初步结果表明它对骨关节炎疼痛症状有一定的缓解作用。此外，将非甾体类消炎药与魔鬼爪结合使用的研究表明，可降低非甾体类消炎药的高使用剂量（Chantre et al.，2000）。2006 年在针对下腰背疼痛研究中发现有力的证据，就短期改善疼痛而言，每天定量摄入 50 ~ 100 毫克的玄参苷（魔鬼爪提取物）比使用安慰剂和急救药物效果好。

根据研究，魔鬼爪还能够适度降低血糖、降低血压、增加胃酸和促进胆汁分泌。因此，服用这种补充剂可以减轻低血糖症、胃酸过多症和高血压的不利影响。和其他非甾体消炎药一样，魔鬼爪有可能加剧胃食管反流病（GERD）。然而，因为非甾体类消炎药活性较弱，所以不太可能诱发或加重该问题。对于有临界性高血压或胃酸反流的人群，使用魔鬼爪可能加倍有益。治疗骨性关节炎的剂量是 2.6克每天，作为每日的饮食补充剂，该剂量相当于 57 毫克玄参苷和 87 毫克环烯醚萜苷类成分。

荨麻

有一些临床证据表明，荨麻也是一种具有消炎效果的备选草药。希腊医师奥斯和盖伦曾经长期将这种草药用作利尿剂和泻药。和本小节讨论的其他植物性治疗药物一样，荨麻的地上部分在维特罗的研究中得到证明，具有减轻炎症和少量降低血糖和血压的作用（Randall et al.，2000）。在每日膳食中作为消炎补充剂的剂量是 9 克。因为荨麻含有大量的维生素 K，正在服用香豆素的运动员应该在医生的密切关注下服用荨麻。

柳树皮

关于欧洲草药师在历史上使用的天然消炎物质柳树皮的减轻背痛的功效已有研究，结果发现，有效浓度为每日服用 240 毫克。这种草药也被证明对骨关节炎患者有一定的疗效，尽管效果比不上其他非甾体类消炎药，比如双氯芬酸钠。

和服用传统的非甾体消炎药的运动员一样，也应监测服用柳树皮的运动员是否有出血过多的情况。柳树皮的剂量应该能够每日提供 120 ~ 240 毫克水杨苷。应该密切监测服用抗凝血剂和抗血小板药物的运动员是否有出血增加的情况。

S- 腺苷 -L- 蛋氨酸

S- 腺苷 -L- 蛋氨酸（SAME）是人体自然产生的分子，它参与一系列生化反应，从改变大脑中与抑郁症（血清素）有关的化学物质，到激活或代谢蛋白质、激素和核酸。SAME 同样已被证明在每日服用 400 毫克的情况下可减轻疼痛和炎症。其消炎作用与一系列反应有关。它似乎对恢复肝脏中的谷胱甘肽非常重要，起到间接减轻炎症的作用。此外，体外的初步证据表明，SAME 可能刺激软骨生长和修复炎症导致的受损组织。SAME 也有抗抑郁功效，因为它可以增加血清素代谢、多巴胺和去甲肾上腺素。对于正在使用抗抑郁症药物和其他已知会增加血清素的药物（比如百忧解）的人群，应谨慎使用 SAME。将 SAME 用作饮食消炎药物的推荐剂量是 400 ~ 600 毫克每天。

辣椒属植物

辣椒素来自于红辣椒，已被发现外用可以减轻带状疱疹、带状疱疹感染、扭伤、擦伤、钝性外伤导致的组织损伤、各种肌肉酸痛、纤维肌痛等致的疼痛和不适。辣椒属植物的果实含有辣椒素，吃的时候有热辣的感觉。涂抹在皮肤上时，辣椒素会清除一种名为 P 的物质，它会将疼痛感觉传递到大脑。含有辣椒素的药膏或膏体可在大部分药店和保健食品商店买到，它们有助缓缓扭伤导致的疼痛或者体育活动期间过度使用导致的酸痛（Takahashi et al.，2001）。辣椒素通常作为与体育有关的损伤的外用药物。运动员应知道它在外用时可能会刺激皮肤。

提高成绩膳食补充剂

运动员使用几种补充剂来增加身体耐力或者肌肉的质量和力量。提升体育运动成绩的药物从类固醇到维生素不等。任何暗示能够提升体育运动成绩的药物都是诱人的，对青少年尤其如此。这些药物的功效非常有吸引力，由国家药物滥用研究所进行的一份调查反映了这点。调查发现，大约有 350 万青少年使用类固醇来提升成绩（Evans，2004）。不幸的是，大多数这些功效都未得到临床试验的证实。许多研究人员在很久以前就意识到使用类固醇往往会带来巨大的身体风险。

肌酸

肌酸是一种主要天然存在于骨骼肌中的化学物质，同时也出现在心、脑、睾丸和其他组织中。人体每天在肝脏、肾脏和胰腺从食物来源（主要是肉和鱼）合成 1～2 克肌酸。肌酸在肠道的吸收非常高效，因为几乎 100% 的肌酸都是在肠道内作为食物吸收的。到目前为止，对于肌酸的作用，在动物和人类身上的研究结果并不一致。似乎肌酸补充剂对耐力训练的效果并不稳定，可能出现的不良反应包括胃肠道疼痛、恶心、腹泻和体重增加。也有肌酸导致肾功能异常的报道，但是在肾脏功能健康的运动员中很罕见。肌酸的使用方法通常是在第一天大量使用 20 克（每千克体重 0.3 克），然后在接下来的 5 天内每天 2 克，作为维持剂量。在使用肌酸补充剂期间，每天要饮水 1.8 千克，减轻脱水对肾的损害。国际奥林匹克委员会（IOC）和全国大学体育协会（NCAA）允许使用肌酸，但是 NCAA 不再允许高校用学校经费给学生提供肌酸。

乳清蛋白

乳清蛋白是奶酪制造的副产品，它含有碳水化合物、矿物质和蛋白质。凯利和邦焦尔诺指出，"乳清含有 24 种支链氨基酸，身体能够随时利用它们产生能量"。乳清蛋白含有丰富的谷胱甘肽，这是一种随着运动而消失的强大抗氧化剂（Kelly & Bongiorno, 2006）。乳清蛋白的不良反应通常能够轻松忍受。每天 2～6 克的高剂量可引起腹胀、恶心、口渴、抽筋、疲劳和头痛。牛乳过敏患者应避免使用乳清蛋白。

磷脂酰丝氨酸

磷脂酰丝氨酸是一种脂溶性磷脂，天然存在于人体中，在人类大脑中的含量最丰富。阻力训练运动员使用磷脂酰丝氨酸补充剂，因为它被认为可以防止肌肉组织退化和运动导致的压力（Fahey & Pearl, 1998）。目前已经发现，在运动过程中使用磷脂酰丝氨酸时，血浆肾上腺素、皮质醇和生长激素会显著上升。在一项研究中，要求受试者每天服用磷脂酰丝氨酸 800 毫克，连续服用 10 天，结果发现，在体育运动中降低的是皮质醇而不是生长激素（Monteleone et al., 1992）。虽然初步工作取得了喜人的结果，但是仍然需要更多的研究来证实它们。因为担心使用牛肉提取磷脂酰丝氨酸的安全性，大多数制造商现在仅使用大豆或白菜提取磷脂酰丝氨酸。不良反应很罕见。剂量超过 300 毫克每天更可能发生胃肠道不适，而已有每天超过 600 毫克导致失眠的报道。预防肌肉疲劳的常规剂量在 300～600 毫克每天（Kelly & Bongiorno, 2006）。

运动员也一直使用其他补充剂，比如谷氨酰胺、鸟氨酸阿尔法酮戊二酸、硼、铬、硒、锌、人参、西伯利亚人参（刺五加）、肉碱、胆碱、辅酶 Q10（泛醌）、吡哆醛 - α 酮戊二酸和丙酮酸，因为他们认为这些补充剂可以提升耐力和力量。

关于许多这些补充剂的研究虽然取得了算是正面的结果，但是就目前的研究结果而言，还不足以在运动医学中建议使用它们。

针灸

针灸从 20 世纪 70 年代开始已越来越多地应用在西医中，而且其对许多疾病和病症的疗效得到越来越多的认可。1997 年，由美国国立卫生研究院赞助的科研小组召开会议，一致肯定针灸的价值。他们在结论中指出，除了其他用途之外，"针灸对成人术后恶心、呕吐有疗效"以及"有不少研究（虽然有时只是个人研究）显示针灸能够缓解各种疼痛病症"（National Center for Complementary and Alternative Medicine，2002）。在综合运动医学疗法中，针灸可能是有助于以下病症的治疗。

- 恶心
- 骨折、跌打损伤、闭合性损伤或挫伤引起的疼痛
- 肌肉拉伤引起的肌肉疼痛
- 过度使用引起的急性关节炎
- 退行性疾病或炎性关节病引起的关节炎

针灸的疗法需要将实心毫针准确地插入经络穴位中。这种疗法的主要指导原则基于健康和疾病分别是阴阳平衡与不平衡的结果这一理念。阴代表生活中的女性方面：滋养、寒、不足、内在、接纳、保护、柔弱和顺从。阳代表生活中的男性方面：坚硬、主导、精力充沛、上面、热、过度、外在和创造。

针灸的作用机制尚不完全清楚。根据一篇关于针灸镇痛的研究综述，彭慕兰和斯达克斯（1989）提出三种解释针灸疗效的机制。

1. 针灸的毫针刺激肌肉中阻断将疼痛信号传递给脊柱和大脑的神经纤维。

2. 针灸向特定的大脑区域发出信号，使其将神经激素释放到脊椎，以抑制可能感知疼痛部位的疼痛信号。

3. 针灸刺激垂体释放内啡肽，这是一种创造愉悦感的神经激素。

功能性核磁共振血管造影（MRA）显示，在针灸过程中大脑的特定区域变得活跃。这些发现让许多科学家进一步理解针灸对减轻疼痛的直接生理效应（Cho et al.，2002）。

其他机构，比如美国医学针灸学会（AAMA）也在网站上发表类似的报告。在运动医学中，针灸对急性和慢性肌肉骨骼损伤的疗效已经得到了广泛认可。然

而，针灸对许多病症无疗效或疗效甚微，包括使用皮质类固醇激素没有改善的脊髓损伤、神经退行性病变、丘脑介导疼痛、严重的慢性疲劳、慢性炎症性疼痛和免疫介导疾病（Helms，1998）。

在怀孕期间应该避免针灸，因为它可能会刺激子宫收缩。此外，也不应在月经期间进行针灸。对于对针有恐惧症、不能静坐和行为控制不好的人群，比如神志不清的病人，也应避免针灸。已知对金属过敏者、服用抗凝血剂者，以及有出血性疾病者应该采取针对性针灸治疗方案。

在临床实践中，一些健康专家习惯使用针灸来减轻疼痛和治疗肌肉骨骼损伤，而其他人更倾向于将针灸看作最后的手段。赛尔皮纳和弗伦克尔认为，"更合理的方法是在治疗可能致残的疾病的早期阶段观察针灸的潜在效果"（2005）。在试用阶段连续做 4 ～ 10 次比较合适；如果患者对针灸无响应，可以考虑其他治疗方法。

肌肉骨骼推拿

肌肉骨骼推拿是由熟练的技师执行的被动的推拿，即"使患者的活动范围超越弹性极限但不超过解剖学极限"（Greenman，1996）。最知名的两种推拿手法是整骨疗法和整脊疗法，两者都创始于 19 世纪 90 年代。每种推拿都有完全不同的医学模型作为其手法治疗的基础。

整骨疗法

整骨疗法将肌肉骨骼系统功能障碍看作大多数疾病的演变基础。"整骨疗法思想和中国传统医学存在相似性，它们都意识到致病的原因是主体容易受外来因素的影响"（Grimshaw，2002）。转变疾病的模式包括改变饮食结构、改变生活方式和做骨骼推拿。整骨疗法用到各种各样的技术，而且在美国整骨疗法协会维护的网站上有介绍。接下来是推拿技术概述。

- **亲身接触**。所有治愈者都承认接触性推拿有治疗价值。由整骨疗法专业医生开始做推拿时，不管诊断结果是什么，都会感觉到损伤在身体接触过程中好转。

- **软组织技术**。这种疗法沿脊柱应用有节奏的压力、牵引和拉伸。其目的是让肿胀部位的多余组织液消散，减轻存在损伤或压力的部位的肌肉和纤维组织的张力。

- **肌筋膜放松**。这种疗法是指通过手动按摩技术来伸展筋膜（结缔组织）和放松筋膜与肌肉和骨骼之间的纽带，目的是保持身体平衡、消除疼痛和增加活动范围。肌筋膜放松疗法（MRT）活化受限的肌筋膜结构。以恒定的力量按压患处，直到"放松"发生。在实现放松之后，通过被动运动引导或"重新训练"存在功能障碍的组织，恢复其柔韧性。

- **颅骨整骨疗法**。硬脑膜（覆盖大脑的组织）和产生并保持脑脊液的中枢神经系统组织会发出有节奏的颅脉冲（CRI），也称为第三波脉冲。根据颅骶整骨疗法的原理，当身体受到伤害时，这个固有的节奏或第三波脉冲也受到了干扰或损伤。颅骶整骨疗法的温柔手法能够恢复头部和脊椎的自然节奏，从而恢复身体整体的健康。

- **淋巴技术**。这种技术是手动刺激淋巴液流动的过程。在实施过程中，医生通过他或她的手给淋巴系统施加压力。运动员俯卧，医生的手向其胸部上方移动。当运动员吸气时，增加手压；当其呼气时，松开手的压力。该动作会产生负压力，并让更多的淋巴液通过胸导管自然回流到右心房。

- **推力技术**。推力技术是一种高速推拿技术，其目标是恢复关节的自然活动。这种手法能够"重置"神经反射。这种疗法可以恢复关节活动并减轻疼痛、僵硬和压痛。

- **肌肉能量技术**。肌肉能量技术是一种手动干预，要求运动员采取精确的肌肉位置。医生运用反作用力改变或重置受伤部位的神经肌肉不对称，以恢复关节的灵活性和活动范围。

- **摆位放松术**。这一手法用于治疗因疼痛或动作严重受限而不能采取更猛烈手法的急性损伤。医生将运动员从受伤导致的限制姿势改变为舒适姿势。如果运动员没有疼痛，那么医生在这种无痛状态下施加"拉力"。该手法能够重置受限的活动范围和增加柔韧性（McPartland，2004）。

医学文献综述表明，在运动损伤中，整骨疗法更适合急性的非手术背部拉伤和颈部拉伤，以及体育运动导致的其他部位的急性肌肉紧张或足底筋膜炎（Grimshaw，2002）。整骨推拿或脊椎按摩疗法的风险是椎动脉综合征。这是一种椎动脉内膜衬损伤，是颈椎在伸展和转动时受到突然的推力引起的。该损伤导致向上移动的血栓的形成，并流入小脑后下动脉。目前没有任何检测方法可以帮助预测谁存在这种损伤风险。对于高速度、低振幅的治疗手法，损伤的记录是百万分之一（Assendelft，Bouter & Knipschild，1996）。

整骨疗法不适用于有某些疾病的患者，比如不寻常的过度松弛或韧带松弛。例如，在颈部有严重的类风湿性关节炎的人不应该接受整骨疗法，因为存在韧带断裂和潜在瘫痪的风险。同样地，关节出现明显的脓毒症（大量细菌感染引起的疾病）迹象或活动性出血的运动员，也不应接受整骨疗法，直到在常规检查中病情稳定下来。对于那些关节可能导致颅内压增高的运动员也是如此。

脊椎按摩疗法

脊椎按摩疗法是由丹尼尔·帕默创立的。丹尼尔是一位自学成才的自然主义治疗师，他通过观察发现，脊椎按摩手法似乎有助于各种疾病的痊愈。脊椎按摩疗法干预不仅包括脊柱推拿，还包括生活方式建议、营养管理和许多物理治疗，比如超声波、电刺激、牵引、热介质理疗和手法治疗。

根据文献报道，脊椎按摩疗法有助于改善急性或亚急性腰背部和颈部拉伤，以及体育运动中过度使用导致的其他肌肉紧张和酸痛。

脊椎按摩疗法的并发症报道很罕见，一般包括椎基底动脉（涉及流向大脑的血液减少）和脑反应、椎间盘突出症和马尾神经综合征（涉及神经受挤压和瘫痪）。一半的马尾神经综合征病例由麻醉状态下推拿所导致——一种推拿师极少执行的做法。根据兰德报告的估计，脊椎按摩疗法的颈椎并发症发生率为：椎基底损伤事件千万分之五到千万分之十，严重损伤千万分之三到千万分之六，死亡事件在千万分之三以下（Coulter et al.，1996）。不适用（应避免）脊椎按摩疗法的病例与整骨疗法相同。

瑜伽和太极

瑜伽是一门始于印度河流域并发展了 4 000 多年的学科，它是阿育吠陀的精髓。阿育吠陀是一个完整的医疗体系，通过饮食、草药、精神、身体沉思训练（呼吸练习和冥想）和瑜伽米治疗疾病。瑜伽远不止通过身体姿势来健身。在最高境界的瑜伽中，将有意识的精神反思与身体安康结合在一起。

有许多类型的瑜伽。一些瑜伽非常消耗体力（阿斯汤加、白克拉姆和艾杨格瑜伽），而另一些更注重沉思（整体瑜伽和克里帕鲁瑜珈）。哈他瑜伽是美国最受欢迎的瑜伽形式，主要侧重于姿势、呼吸练习和冥想的柔和结合。瑜伽在运动医学中的最大应用是它能够提升柔韧性。速度较慢、沉思较多的瑜伽有助于运动员的心理方面，能够促进体育活动中的安宁和平静。对于灵活性受限的运动员，可以在支撑物，比如椅子和枕头的支持下，正确地执行一些精心挑选的姿势，在做适应性训练的同时避免导致损伤或不适。对于更有活力、更耗体力的瑜伽类型，在体育运动中可用于锻炼身体耐力。关于瑜伽的益处的报道包括改善慢性疼痛、头痛、腰背部和肌肉骨骼问题、哮喘、纤维肌痛和痛经（Greenfield，2002）。

太极由中国陈氏于1820年创立，目前有多种流派。虽然太极的招式来自于武术，但是其目的是长寿和健康。练太极的人推崇柔软的姿势，这和武术中主要是为了自卫的姿势完全不同；防卫性武术姿势强调每个招式都让肌肉极度紧张。

和瑜伽一样，太极强调冷静、敏捷和平衡。和瑜伽一样，太极需要保持姿势的能力，但是太极的所有姿势都是站立的。对于很难静坐，需要在体育活动中获得平衡、安静和集中精力的运动员，太极可能很有帮助。

精神身体训练

精神身体训练在运动医学中有许多潜在的用途，比如催眠。催眠是一种意识状态，而且所有人都可以自然实现该状态。催眠状态可以在个人有意识或无意识的情况下实现，但是在个人未许可的情况下不易诱发。催眠专家建议能够达到催眠状态的个人要明确或暗暗地许可催眠师诱发这种心态，即使被催眠者可能未意识到这种许可。获得认证的催眠师有一套专业的伦理法则，向被催眠者概述诱发催眠状态的规则，而试图催眠不愿意接受催眠的人，则被认为是没有职业道德的行为。

催眠可以用于提升运动成绩、减少焦虑、减少慢性疼痛的痛觉和促进急性和慢性损伤的愈合。在将催眠作为治疗方法实施之前，要仔细筛查正在经历身体或心理创伤的个人，因为催眠状态可能重新引入被有意识抑制的记忆经历。

更多资源

以下资源提供关于多个主题可靠的、深入的信息，包括植物医药、营养、整骨疗法、减轻压力和精神身体医学。

中西医结合和自然医学教材

Kligler，B.，and R. Lee.2004.*Integrative medicine*：*Principles for practice*. New York：McGraw-Hill.

Pizzorno，J. and M. Murray. 2006. *Textbook of natural medicine*（3rd ed.；vol. 1 and 2）. London：Churchill Livingstone / El Sevier.

Rakel D. 2003. *Integrative medicine*. Philadelphia：Saunders.

植物医药资源

Blumenthal，M.A. Goldberg，and T. Kunz.2003.The ABC *clinical guide to herbs*. Austin，TX：The American Botanical Council.

Fugh-Berman，A. *The Five-Minute Herb* & *Dietary Supplement Consult*.1998. Eclectic Medical Publications.

马里兰大学草药数据库（The University of Maryland herbal database）

针灸资源

针灸和东方医学联盟（AOMA）

美国医学针灸协会（AAMA）

瑜伽和太极资源

美国瑜伽协会（American Yoga Association）

瑜伽研究与教育基金会（Yoga Research and Education Foundation）

整骨疗法和脊椎按摩疗法资源

美国整骨疗法学会（American Academy of Osteopathy）

美国脊椎按摩疗法协会（American Chiropractic Association）

美国医疗按摩协会（American Medical Massage Association）

Upledger 研究所

医学中心（Medical Center）

精神身体训练资源

美国临床催眠治疗学会（American Society of Clinical Hypnosis）

致谢：特别感谢玛莎·亨德尔女士协助准备本章内容。

索引

第1章 体能训练和保养

Blahnik, J. 2004. *Full-body flexibility*. Champaign, IL: Human Kinetics.

Bompa, T.O. 1999. *Periodization training for sports*. Champaign, IL: Human Kinetics.

Boyle, M. 2004. *Functional training for sports*. Champaign, IL: Human Kinetics.

Chek, P. 2000. *Movement that matters*. Encinitas, CA: C.H.E.K. Institute.

Chek, P. 2002a. Lost in space. In *Chek marks for success*. Vol. 2. Edited by Cara Burke, Penthea Crozier, Holli Spicer, and Bryan Walsh. Encinitas, CA: C.H.E.K. Institute.

Chek, P. 2002b. Should athletes train like body builders? In *Chek marks for success*. Vol. 1. Edited by Cara Burke, Penthea Crozier, Holli Spicer, Bryan Walsh, and Christina Walsh. Encinitas, CA: C.H.E.K. Institute.

Chu, D.A. 1998. *Jumping into plyometrics*. Champaign, IL: Human Kinetics.

Cook, G. 2003. *Athletic body in balance*. Champaign, IL: Human Kinetics.

Dudley, G. and R.T. Harris. 2000. Neuromuscular *adaptations to conditioning*. In *Essentials of strength training and conditioning* (2nd ed.). Edited by Thomas R. Baechle and Roger W. Earle. Champaign, IL: Human Kinetics.

Fleck, S.J. and W. J. Kraemer. 1997. *Designing resistance training programs*. Champaign, IL: Human Kinetics.

Frederick, A. and C. Frederick. 2006. *Stretch to win*. Champaign, IL: Human Kinetics.

Gambetta, V. 2007. *Athletic development*. Champaign, IL: Human Kinetics.

Gotlin, R. 1997. The lower extremity. In *Sports medicine: principles of primary care*. Edited by G. Scuderi, P. McCann, P. Bruno. Philadelphia: Mosby.

Gray. G. 2002. Functional Video Digest Series Wynn *Marketing News Articles*.

Gray, G.W. 2000. Functional biomechanics. *Wynn Marketing News Articles*.

Gray, G.W. with Team Reaction. 2001. *Total body functional profile*. Adrian, MI: Wynn Marketing.

National Academy of Sports Medicine. 2003. *Advanced sports fitness course* (2nd ed.). Calabasas, CA: National Academy of Sports Medicine.

Potach, D.H. and D.A. Chu. 2000. Plyometric training. In *Essentials of strength training and conditioning* (2nd ed.). Edited by Thomas R. Baechle and Roger W. Earle. Champaign, IL: Human Kinetics.

Radcliffe, J.C. and R.C. Farentinos. 1999. *High-powered plyometrics*. Champaign, IL: Human Kinetics.

Romanov, N. 2004. *Pose method of running*. Miami, FL: Pose Tech Press.

Verstegen, M. and P. Williams. 2004. *Core performance: The revolutionary workout program to transform your body and your life*. New York: Rodale.

Wharton, J. and P. Wharton. 1996. *The Wharton's stretch book*. New York: TimesBooks (Random House).

第2章 预防和治疗方法

American Academy of Orthopaedic Surgeons. 2003. *The use of knee braces*. Position Statement of the American Academy of Orthopaedic Surgeons.

Arnold, B.L. and C.L. Docherty. 2004. Bracing and rehabilitation—what's new. *Clin. Sports Med*. January. 23(1):83-95.

Bruckner, P. and K. Khan. 1993. *Clin. Sports Med*. Sydney: McGraw-Hill.

Fleck, S.J. and W.J. Kraemer. 1997. *Designing resistance training programs* (2nd ed.). Champaign, IL: Human Kinetics.

Fox E.L., R.W. Bowers, and M.L. Foss. 1988. *The physiological basis of physical education and athletics* (4th ed.). Dubuque, IA: Brown.

Frontera, W.R. 2003. *Rehabilitation of sports injuries: Scientific basis*. Malden, MA: Blackwell Science.

Gaesser G.A. and L.A. Wilson. 1988. Effects of continuous and interval training on the parameters of the power-endurance time relationship for high-intensity exercise. *Int J. Sports Med*. Dec. 9(6):417-21

Kibler, W.B. and T.J. Chandler. 1994. Sport-specific conditioning. *Am. J. Sports Med*. 22 (3):424-432

Kraemer, W.J. 2003. Strength training basics: designing workouts to meet patients' goals. *Phys. Sportsmed*. 31(8):39-45.

Krivickas, L.S. 1999. Training flexibility. In *Exercise in rehabilitation medicine*. Edited by W. Frontera, D. Dawson, D. Slovik. Champaign, IL: Human Kinetics.

Martin, T.J. and Committee. 2001. Technical report: Knee brace use in the young athlete. *Pediatrics* 2001; 108:503-507.

McIntosh, A.S. 2005. Preventing head and neck injury.

Brit. J. Sports Med. 39(6):314-18.

Meredith, R.M. and J.D. Butcher. 1997. Field splinting of suspected fractures: Preparation, assessment, and application. *Phys. Sportsmed.* October. 25(10):29.

Mujika I. and S. Padilla. 2001. Muscular characteristics of detraining in humans. *Med. Sci. Sports Exerc.* 33 (8):1297-1303.

Okuyama, H., Y. Ichikawa, Y. Fujii, and M. Ito. 2005. Changes in dietary fatty acids and life style as major factors for rapidly increasing inflammatory diseases. *World Review Nutr. Diet* 95:52-61

Orchard J., H. Seward, J. McGivern, and S. Hood. 2001. Intrinsic and extrinsic factors for anterior cruciate ligament injury in Australian footballers. *Am. J. Sports Med.* 29(3):196-200.

Protective Eyewear Certification Council

Renstrom, P. 1993. *Sports injuries: Basic principles of prevention and care.* Boston: Blackwell Science.

Renstrom, P. 1994. *Clinical practice of sports injury prevention and care.* Boston: Blackwell Science.

Schwellnus, M. 2003. Flexibility and joint range of motion. In *Rehabilitation of sports injuries: Scientific basis.* Edited by W.W. Frontera. Malden, MA: Blackwell Science.

Sharpe, S.R., J. Knapik, and B. Jones. 1997. Ankle braces effectively reduce recurrence of ankle sprains in female soccer players. *J. Athl. Train.* January. 32(1):21-24.

Verhagen E.A.L.M., W. van Mechelen, and W. de Vente. 2000. The effect of preventative measures on the incidence of ankle sprains. *Clin. J. Sports Med.* October. 10(4):291-296.

Wilkerson, G.B. 2002. Biomechanical and neuromuscular effects of ankle taping and bracing. *J. Athl. Train.* December. 37(4):436-445.

Wilkinson, J.G. 1997. Carbohydrate metabolism. In *Nutrition in Exercise and Sport.* Edited by I. Wolinsky. Ann Arbor Michigan: CRC Press.

Wilmore J.H. and D.L. Costill. 2005. *Physiology of sport and exercise* (3rd ed.). Champaign, IL: Human Kinetics.

Witvrouw, E., N. Mahieu, L. Danneels, and P. McNair. 2004. Stretching and injury prevention: an obscure relationship. *Sports Med.* 34(7):443-449.

第3章　损伤的类型和评估

Gotlin, R. 2005. The lower extremity. In *Sports medicine: A comprehensive approach.* (2nd ed.). Edited by G. Scuderi and P. McCann. Philadelphia: Mosby.

Hirata, I. 1968. *The doctor and the athlete.* Philadelphia: Lippincott.

Klafs, K.E. and D.D. Arnheim. 1969. *Modern principles of athletic training.* Philadelphia: Mosby.

O' Donoghue, D.H. 1984. *Treatment of injuries to athletes.* (4th ed.). Philadelphia: W.B. Saunders.

Rawlinson, K. 1961. *Modern athletic training.* Englewood Cliffs, NJ: Prentice Hall.

Williams, J.G.P. and P.N. Sperryn. 1976. *Sports medicine.* Baltimore: Williams and Wilkins.

第4章　脑震荡和头部损伤

Aubry M., R. Cantu, J. Dvorak, T. Graf-Bauman, K.M. Johnston, J. Kelly, M. Lovell, P. McCrory, W. Meeuwisse, and P. Schamasch. 2002. Summary of the first international conference on concussion in sport. *Clin. J. Sports Med.* 12:6-11.

Cantu, R.C. 1993. Functional cervical spinal stenosis: A contraindication to participation in contact sports. *Med Sci Sports Exer.* 25:316-317.

Cantu, R.C. 1997. Stingers, transient quadriplegia and cervical spinal stenosis: Return to play criteria. *Med. Sci. Sports Exer.* 29:S233-235.

Cantu, R.C. 1998. Return to play guidelines after a head injury. *Clin. Sports Med.* 17(1):45-60.

Cantu, R.C., J.E. Bailes, and J.E. Wilberger Jr. 1998. Guidelines for return to contact or collision sport after a cervical spine injury. *Clin. Sports Med.* 17(1):137-146.

Cantu, R.C. and R. Voy. 1995. Second impact syndrome: A risk in any contact sport. *Physician and Sportsmed.* 23:27-34.

Collins, M.W., M. Field, M.R. Lovell, G.L. Iverson, K.M. Johnston, J.C. Maroon, and F.H. Fu. 2003. Relationship between post-concussion headache and neuropsychological test performance in high school athletes. *Am. J. Sports Med.* 31:168-73.

Collins M.W., G.L. Iverson, M.R. Lovell, D.B. McKeag, J. Norwig, and J.C. Maroon. 2003. On-field predictors of neuropsychological and symptom deficit following sports-related concussion. *Clin. J. Sports Med.* 13:222-229.

Collins, M.W., M.R. Lovell, G.L. Iverson, R.C. Cantu, J.C. Maroon, and M. Field. 2002. Cumulative effects of sports concussion in high school athletes. *Neurosurg.* 51:1175-1181.

Grant H.D., R.H. Murray Jr., and J.D. Bergeron. 1986. *Emergency care.* (4th ed.). Englewood Cliffs, NJ: Prentice Hall.

Guskiewicz, K.M., N.L. Weaver, D.A. Padua, and W.E. Garrett Jr. 2000. Epidemiology of concussion in collegiate and high school football players. *Am. J. Sports Med.* 28(5):643-650.

Kelly, J.P., J.S. Nichols, C.M. Filley, K.O. Lillehei, D. Rubinstein, and B.K. Kleinschmidt-DeMasters. 1991.

Concussion in sports. Guidelines for the prevention of catastrophic outcomes. JAMA 266(20):2867-2869.

Pavlov, H., J.S. Torg, B. Robie, and C. Jahre. 1987. Cervical spinal stenosis: Determination with vertebral body ratio method. *Radiology* 164:771-775.

Pickles, W. 1950. Acute general edema of the brain in children with head injuries. *NEJM.* 242:607-611.

Takeda T., K. Ishugami, S. Hoshina, T. Ogawa, J. Handa, K. Nakajima, A. Shimada, T. Nakajima, and C.W. Regner. 2005. Can mouthguards prevent mandibular bone fractures and concussions? *Dental Traumatol.* 21(3):134-140.

Torg, J.S., T.A. Corcoran, L.E. Thibault, H. Pavlov, B. Sennett, R.J. Naranja, and S. Priano. 1997. Cervical cord neuropraxia: Classification, pathomechanics, morbidity, and management guidelines. *J. Neurosurg.* 89:687-690.

Torg, J.S., R.J. Naranja, H. Pavlov, B. Galinat, R. Warren, and R. Stine. 1996. The relationship of developmental narrowing of the cervical spinal canal to reversible and irreversible injury of the cervical spinal canal in football players: An epidemiological study. *J. Bone Joint Surg. Am.* 78:1308-1314.

Torg J.S. and J.A. Ramsey-Emrhein. 1997a. Management guidelines for participation in collision activities with congenital developmental or post-injury lesions involving the cervical spine. *Clin. Sport Med.* 16:501-530.

Torg J.S. and J.A. Ramsey-Emrhein. 1997b. Suggested management guidelines for participation in collision activities with congenital, developmental, or postinjury lesions involving the cervical spine. Med, Sci. *Sports Exer.* 29(suppl):S256-S272.

Torg J.S., B. Sennett, H. Pavlov, M.R. Leventhal, and S.G. Glasgow. 1993. Spear tackler's spine: An entity precluding participation in tackle football and collision activities that expose the cervical spine to axial energy inputs. *Am. J. Sports Med.* 21:640-649.

Quality Standards Subcommittee. 1997. Practice parameter: The management of concussion in sports. *Neurology* 48:581-585.

Vaccaro A.R., B. Watkins, T.J. Albert, W.L. Pfaff, G.R. Klein, and J.S. Silber 2001. Cervical spine injuries in athletes: Current return to play criteria. *Orthopedics* 24:699-703.

White, A.A., R.M. Johnson, M.M. Panjabi, and W.O. Southwick. 1975. Biomechanical analysis of clinical stability in the cervical spine. *Clin Orthop.* 109:85-96.

Wojtys, E.M., D. Hovda, G. Landry, A. Boland, M. Lovell, M. McCrea, and J. Minkoff. 1999. Concussion in sports: *Am. J. Sports Med.* 27: 676-686.

第5章　颈部和颈椎损伤

Cantu, R.C. 1993. Functional cervical spinal stenosis: A contraindication to participation in contact sports. *Med Sci Sports Exer.* 25:316-317.

Cantu, R.C. 1997. Stingers, transient quadriplegia and cervical spinal stenosis: Return to play criteria. Med. *Sci. Sports Exer.* 29:S233-235.

Cantu, R.C., J.E. Bailes, and J.E. Wilberger Jr. 1998. Guidelines for return to contact or collision sport after a cervical spine injury. *Clin. Sports* Med. 17(1):137-146.

Pavlov, H., J.S. Torg, B. Robie, and C. Jahre. 1987. Cervical spinal stenosis: Determination with vertebral body ratio method. *Radiology* 164:771-775.

Torg, J.S., T.A. Corcoran, L.E. Thibault, H. Pavlov, B. Sennett, R.J. Naranja, and S. Priano. 1997. Cervical cord neuropraxia: Classification, pathomechanics, morbidity, and management guidelines. J. Neurosurg. 89:687-690.

Torg, J.S. and T.A. Gennarrelli. 1994. Head and cervical spine injuries. In *Orthopaedic sports medicine: Principles and practice.* Edited by J.C. DeLee and D. Drez. Philadelphia: Saunders.

Torg, J.S., R. J. Naranja, H. Pavlov, B. Galinat, R. Warren, and R. Stine. 1996. The relationship of developmental narrowing of the cervical spinal canal to reversible and irreversible injury of the cervical spinal canal in football players: An epidemiological study. *J. Bone Joint Surg. Am.* 78:1308-1314.

Torg J.S., and J.A. Ramsey-Emrhein. 1997a. Management guidelines for participation in collision activities with congenital developmental or post-injury lesions involving the cervical spine. *Clin. Sport Med.* 16:501-530.

Torg J.S., and J.A. Ramsey-Emrhein. 1997b. Suggested management guidelines for participation in collision activities with congenital, developmental, or postinjury lesions involving the cervical spine. Med, Sci. *Sports Exer.* 29(suppl):S256-S272.

Torg J.S., B. Sennett, H. Pavlov, M.R. Leventhal, and S.G. Glasgow. 1993. Spear tackler's spine: An entity precluding participation in tackle football and collision activities that expose the cervical spine to axial energy inputs. *Am. J. Sports Med.* 21:640-649.

Vaccaro A.R., B. Watkins, T.J. Albert, W.L. Pfaff, G.R. Klein, and J.S. Silber. 2001. Cervical spine injuries in athletes: Current return to play criteria. *Orthopedics* 24:699-703.

White, A.A., R. M. Johnson, M.M. Panjabi, and W.O. Southwick. 1975. Biomechanical analysis of clinical stability in the cervical spine. *Clin Orthop.* 109:85-96.

第6章　肩部损伤

Bracker, M. 2001. *The 5-minute sports medicine consult.* Philadelphia: Lippincott Williams & Wilkins.

Brukner, P. and K. Khan. 1993. *Clinical sports medicine.* Roseville, Australia: McGraw-Hill.

Itoi, E., R. Sashi, H. Minagawa, T. Shimizu, I. Wakabayashi, and K. Sato. 2001. Position of immobilization after dislocation of the glenohumeral joint. A study with use of magnetic resonance imaging. J. 83-A (5):661-7.

Joffe, H.V. and S.Z. Goldhaber. 2002. Upper-extremity deep vein thrombosis. *Circulation* 106:1874-1880.

Johnson, T. 1997. Shoulder. In *Essentials of musculoskeletal care.* Edited by Robert Snider. Rosemont, IL: American Academy of Orthopaedic Surgeons.

Moorman III, C., R. Warren, and D. Altchek. 1996. Shoulder Instability. In *Sports medicine, The school-age athlete.* (2nd ed.). Edited by Bruce Reider. Philadelphia: Saunders.

Norris, T. 1997. *Orthopaedic knowledge update, shoulder and elbow.* Rosemont, IL: American Academy of Orthopaedic Surgeons.

Safran, M., S. Salyers, and F. Fu. 1996. Injuries Involving the Clavicle. In *Sports medicine, The school-age athlete.* (2nd ed.). Edited by Bruce Reider. Philadelphia: Saunders.

Warren, R., C. Edward, and D. Altchek. 1999. *The unstable shoulder.* Philadelphia: Lippincott-Raven.

第7章　手臂和肘部损伤

Benjamin H.J., I. Boyarsky, C. Rank, and E.R. Washington. 2005. Little League elbow syndrome. *Emedicine Sports Medicine online textbook.*

Bradshaw D.Y. and J.M. Shefner. 1999. Ulnar neuropathy at the elbow. *Neurol Clin.* 17(3):447-61.

Cain, E.L. Jr. and J.R. Dugas. 2004. History and examination of the thrower's elbow. *Clin. Sports* Med. 23(4):553-566.

Chumbley, E.M., F.G. O'Connor, and R.P. Nirschl. 2000. Evaluation of overuse elbow injuries. *Am. Fam.* Physician 61(3):691-700.

Creighton R.A., B.R. Bach Jr., and C.A. Bush-Joseph. 2006. Evaluation of the medial elbow in the throwing athlete. *Am J. Orthop.* 35(6):266-269.

Disabella, V.N. 2005. Elbow and forearm overuse injuries. *Emedicine Sports Medicine online textbook.*

Kibler, W. and A. Sciascia. 2004. Kinetic chain contributions to elbow function and dysfunction in sports. *Clin. Sports Med.* 23(4):545-552.

Kibler, W.B. and M. Safran. 2005. Tennis injuries. Med Sport Sci. 48:120-37

Parziale, J.R. and W.J. Mallon. 2006. Golf injuries and rehabilitation. *Phys Med Rehabil Clin N Am.* 17(3):589-607

Perkins, R.H. and D. Davis. 2006. Musculoskeletal injuries in tennis. *Phys Med Rehabil Clin N Am.* 17(3):609-31.

Sciascia, A. and W.B. Kibler. 2006. The pediatric overhead athlete: What is the real problem? *Clin J Sport Med.* 16(6):471-7.

Washington, R.L. and D.T. Bernhardt. 2001. American Academy of *Pediatrics*: Risk of injury from baseball and softball in children. Pediatrics. 107(4):782-784.

第8章　手和腕关节损伤

Cabrera J.M. and F.C. McCue III. 1986. Nonosseous athletic injuries of the elbow, forearm, and hand. *Clin Sports Med.* Oct 5(4):681-700.

Kahler D.M., and F.C. McCue III. 1992. Metacarpophalangeal and proximal interphalangeal joint injuries of the hand, including the thumb. *Clin Sports Med.* Jan 11(1):57-76.

McCue, F.C. III, W.H. Baugher, D.N. Kulund, and J.H. Gieck. 1979. Hand and wrist injuries in the athlete. *Am J Sports Med.* Sep-Oct 7(5):275-286.

McCue, F.C. III, M.W. Hakala, J.R. Andrews, and J.H. Gieck. 1974. Ulnar collateral ligament injuries of the thumb in athletes. *J Sports Med.* Mar-Apr 2(2):70-80.

McCue, F.C. III, R. Honner, M.C. Johnson, and J.H. Gieck. 1970. Athletic injuries of the proximal interphalangeal joint requiring surgical treatment. *J Bone Joint Surg Am.* Jul 52(5):937-956.

McCue, F.C. III and V. Mayer. 1989. Rehabilitation of common athletic injuries of the hand and wrist. *Clin Sports Med.* Oct 8 (4):731-776.

McCue, F.C. III and K. Meister. 1993. Common sports hand injuries. An overview of aetiology, management and prevention. *Sports Med.* Apr 15(4):281-289.

McCue, F.C. III, T.M. Webster, and J. Gieck. 1972. Clinical effects of proteolytic enzymes after reconstructive hand surgery. A double-blind evaluation of oral trypsin-chymotrypsin. *Int Surg.* Jun 57(6):479-482.

McCue, F.C. III and S.L. Wooten. 1986. Closed tendon injuries of the hand in athletics. *Clin Sports Med.* Oct 5(4):741-755.

Redler, M.R. and F.C. McCue III. 1988. Injuries of the hand in athletes. *Va Med.* Jul 115(7):331-336.

Saliba, S. and F.C. McCue III. 2005. Wrist, hand, and finger pathologies. In *Athletic training and sports medicine* (4th ed.). Starkey and Johnson editors. Sudbury, MA: Jones and Bartlett.

第9章　胸部和腹部损伤

Abrogast, K.B., J. Cohen, L. Otoya, and K. Winston.

2001. Protecting the child's abdomen: A retractable bicycle handlebar. *Accident Analysis & Prev.* 3(6):753-757.

Ashrafian, H. 2003. Sudden death in young athletes. NEJM. 349(11):1064-1075.

Bundy, W., and D.M. Chilton. 2003. Delayed hemothorax after blunt trauma without rib fractures. *Military* Med. 68(6):501-502.

Drake, D.F., S.F. Nadler, L.H. Chou, S.D. Toledo, and V. Akuthothau. 2004. Sports and performing arts medicine, traumatic injuries in sports. *Arch Phys Med Rehabil.* 85(3suppl1):S67-71.

Geddes, L.A. and R.A. Roeder 2005. Evolution of our knowledge of sudden death due to commotio cordis. *Am. J. of Emergency Med.* 23(1):67-75.

Gregory, P.L., A.C. Biswas, and M.E. Batt. 2002. Musculoskeletal

problems with chest wall in athletes. *Sports Med.* 32(4):235-250.

Nicholls, R.L., B.C. Elliott, and K. 2004. Miller. Impact injuries in baseball: Prevalence, etiology and the role of equipment performance. *Sports Med.* 35(1):17-25.

Pilato, M.L. 2005. Seemingly innocuous blunt chest trauma as a cause of death in athletics (commotio cordis), *J. Emergency Med.* 28(2):228-9.

Rifat, S.F. and R.P. Gilvydis. 2003. Blunt abdominal trauma in sports. *Current Sports Med. Reports* (2):93-97.

Ryan, J.M. 1999. Abdominal injuries in sports. Br. J. *Sports Med.* 33(3):155-160.

Wan, J., T.F. Corvino, S.P. Greenfield, and C. Discala. 2003. Kidney and testicle injuries in team and individual sports: Data from National Pediatric Trauma Registry. *J. Urol.* 170(4PT2):1528-1533.

第 10 章　下腰背损伤

Andersson, G.B. and R.A. Deyo 1996. History and physical examination in patients with herniated lumbar discs. *Spine* 15:21(24 Suppl):10S-18S

Bellah, R.D., D.A. Summerville, S.T. Treves, and L.J. Micheli. 1991. Low back pain in adolescent athletes: Detection of stress injury to the pars interarticularis with SPECT. *Radiology* 180:509-512.

Braddom, R.L. 2000. *Physical medicine and rehabilitation* (2nd ed.). Philadelphia: Saunders.

Cacayorin E.D., L. Hochhauser, and G.R. Petro. 1987. Lumbar and thoracic spine pain in the athlete: Radiographic evaluation. Clin. Sports Med. 6:767-783.

Day A., W. Friedman, and P. Indelicato. 1987. Observations on the treatment of lumbar disc disease in college football players. *Am. J. Sports Med.* 15:72.

DeLee, J.C. and D. Drez. 2003. *DeLee and Drez's orthopaedic sports medicine* (2nd ed.). Philadelphia: Saunders.

DeLisa, J. A., B.M. Gans, N.E. Walsh, W.L. Bockenek, W.R. Frontera, L.H. Gerber, S.R. Geiringer, W.S. Pease, L.R. Robinson, J. Smith, T.P. Stitik, R.D. Zafonte. 2005. *Physical medicine and rehabilitation: Principles and practice* (4th ed.). Philadelphia: Lippincott Williams & Wilkins.

Denis, F. 1984. Spinal instability so defined by the three-column spine concept in acute spinal trauma. *Clin. Orthop.* 189:65.

Fortin, J.D., P.A. Dwyer, W. West, and J. Pier. 1994. Sacroiliac joint: Pain referral maps upon applying a new injection/arthrography technique, part I: Asymptomatic volunteers. *Spine* 19(13): 1475-1482.

Frontera, W.R. 2002. *Essentials of physical medicine and* rehabilitation (1st ed.). Philadelphia: Hanley & Belfus.

Jackson, D. 1979. Low back pain in young athletes. *Am. J. Sports Med.* 7:364.

Jackson, D., L. Wiltse, R. Dingeman, and M. Hayes. 1981. Stress reactions involving the pars interarticularis in young athletes. *Am. J. Sports Med.* 9:305.

Jacobs, R.R., M.A. Asher, and R.K. Snider. 1986. Thoracolumbar spine injuries. *Spine* 5:463.

Kortelainen, P., J. Puranen, E. Koivisto, and S. Lahde. 1985. Symptoms and signs of sciatica and their relation to the localization of the lumbar disc herniation. *Spine* 10: 88-92.

Kujala, U.M., J.J. Salminen, S. Taimela, A. Oksanen, and L. Jaakkola. 1992. Subject characteristics and low back pain in young athletes and nonathletes. Med. *Sci. Sports Exerc.* 24(6):627-632.

Micheli, L. 1979. Low back pain in the adolescent: Differential diagnosis. *Am. J. Sports Med.* 7:362.

第 11 章　髋关节损伤

Akermark, C. and C. Johansson. 1992. Tenotomy of the adductor longus tendon in the treatment of chronic groin pain in athletes. *Am. J. Sports Med.* 20: 640-643.

American College of Rheumatology Subcommittee on Osteoarthritis Guidelines. 2000. Recommendations for the medical management of osteoarthritis of the hip and knee. *Arthritis Rheum.* 43(9): 1905-1915.

Anderson K., S.M. Strickland, and R. Warren. 2001. Hip and groin injuries in athletes. *Am. J. Sports Med.* 29:521-533.

Braddom, R.L. 2000. *Physical medicine and rehabilitation* (2nd ed.). Philadelphia: Saunders.

Cook, J.L. 2003. Rehabilitation of lower limb tendinopathies. *Clin. Sports Med.* 22(4):777-789.

Czerny, C., J. Kramer, A. Neuhold, M. Urban, C. Tschauner, S. Hofmann. 2001. Magnetic resonance imaging and magnetic resonance arthrography of the acetabular labrum: Comparison with surgical findings. *Roto Fortschr Geb Rontgenstr Neuen Bildgeb Verfahr* 173:702-707.

Defrin, R. 2005. Conservative correction of leglength discrepancies of 10mm or less for the relief of chronic low back pain. *Arch. Phys. Med. Rehabil.* 86(11):2075-2080.

DeLee, J.C. and D. Drez. 2003. *DeLee and Drez's orthopaedic sports medicine* (2nd ed.). Philadelphia: Saunders.

Frontera, W.R. 2002. *Essentials of physical medicine and rehabilitation*. Philadelphia: Hanley & Belfus.

Gorsline, R.T. and C.C. Kaeding. 2005. The use of NSAIDs and nutritional supplements in athletes with osteoarthritis: Prevalence, benefits, and consequences. *Clin. Sports Med.* 24(1):71-82.

Gupta, K.B., J. Duryea, and B.N. Weissman. 2004. Radiographic evaluation of osteoarthritis. *Radiol. Clin. North Am.* 42(1):11-41.

Holmich P., P. Uhrskou P., and L. Ulnits. 1999. Effectiveness of active physical training as treatment for long-standing adductor-related groin pain in athletes: Randomised trial. *Lancet* 353:439-443.

Kelly, B.T., R.J. Williams, and M.J. Philippon. 2003. Hip arthroscopy: Current indications, treatment options, and management issues. *Am. J. Sports* Med. 31:1020-1037.

Klingele, K.E. and P.I. Sallay. 2002. Surgical repair of complete proximal hamstring tendon rupture. *Am. J. Sports Med.* 30:742-747.

Lawrence, R.C., C.G. Helmick, F.C. Arnett, R.A. Deyo, D.T. Felson, E.H. Giannini, S.P. Heyse, R. Hirsch, M.C. Hochberg, G.G. Hunder, M.H. Liang, S.R. Pillemer, V.D. Steen, and F. Wolfe. 1998. Estimates of the prevalence of arthritis and selected musculoskeletal disorders in the United States. *Arthritis Rheum.* 41(5):778-799.

McCarthy, J.C. and B. Busconi. 1995. The role of hip arthroscopy in the diagnosis and treatment of hip disease. *Orthopedics* 18:753-756.

Melamed, H. and M.R. Hutchinson. 2002. Soft tissue problems of the hip in athletes. *Sports Med. Arthrosc. Rev.* 10:168-175.

Meyers, W.C., D.P. Foley, W.E. Garrett, J.H. Lohnes, B.R. Mandelbaum, and PAIN (Performing Athletes with Abdominal or Inguinal Neuromuscular Pain Study Group). 2000. Successful management of severe lower abdominal or inguinal pain in high performance athletes. *Am. J. Sports Med.* 28:2-8.

Morelli, V. and V. Weaver. 2005. Groin injuries and groin pain in athletes: Part 1. *Prim. Care* 32(1):163-183.

Orchard, J., J. Marsden, S. Lord, and D. Garlick. 1997. Preseason hamstring muscle weakness associated with hamstring muscle injury in Australian footballers. *Am. J. Sports Med.* 25:81-85.

Reid, D.C. 1992. Soft tissue injures of the thigh. In *Sports injury assessment and rehabilitation*. Philadelphia: Churchill Livingstone.

Scopp, J.M. and C.T. Moorman. 2001. The assessment of athletic hip injury. *Clin. Sports Med.* 20:647-659.

Topol, G.A. 2005. Efficacy of dextrose prolotherapy in elite male kicking-sport athletes with chronic groin pain. *Arch. Phys. Med. Rehabil.* 86(4):697-702.

Vingard, E, L. Alfredsson, I. Goldi, and C. Hogstedt. 1993. Sports and osteoarthritis of the hip: An epidemiological study. *Am. J. Sports Med.* 21(2):195.

第 12 章　大腿和腘绳肌损伤

Aronen, J.G. and R.D. Chronister. 1992. Quadriceps contusions: Hastening the return to play. *Physician and Sportsmed.* 20(7):130-136.

Brunet, M.E. and R.B. Hontas, 1994. The thigh. In *Orthopaedic sports medicine: Principles and practice*. Edited by J.C. DeLee and D. Drez. Philadelphia: Saunders.

Clough, T.M. 2002. Femoral neck stress fracture: The importance of clinical suspicion and early review. *Br. J. Sports Med.* 36:308-309.

Colosimo, A.J., H.M. Wyatt, K.A. Frank, and R.E. Mangine. 2005. Hamstring avulsion injuries. *Operative Techniques in Sports Med.* 13:80-88.

Crosier, J.L. 2004. Factors associated with recurrent hamstring injuries. *Sports Med.* 34(10):681-695.

Cross, T.M., N. Gibbs, M.T. Houang, and M. Cameron. 2004. Acute quadriceps muscle strains MRI features and prognosis. *Am. J. Sports Med.* 32(3):710-719.

Diaz, J.A., D.A. Fischer, A.C. Rettig, T.J. Davis, and K.D. Shelbourne. 2003. Severe quadriceps muscle contusions in athletes. *Am. J. Sports Med.* 31(2):289-293.

Drezner, J.A. 2003. Practical management: Hamstring muscle injuries. *Clin. J. Sports Med.* 13:48-52.

Fredericson, M., W. Morre, M. Guillet, and C. Beaulieu. 2005. High hamstring tendinopathy in runners. *Physician and Sportsmed.* 33(5):1-14.

Hoskins, W. and H. Pollard. 2004. The management of hamstring injury—part 1: Issues in diagnosis. *Manual Therapy.* 10:96-107.

Hoskins, W. and H. Pollard. 2005. The management of hamstring injury—part 2: Hamstring injury management—part 2: Treatment. *Manual Therapy* 10:180-190.

Konin, J.G. 2004. Functional rehabilitation for hamstring strains: Emphasizing rotation. *Athl. Therapy Today.* 34-35.

Larson, C.M., L.C. Almekinders, S.G. Karas, and W.E Garrett. 2002. Evaluating and managing muscle contusions and myositis ossificans. *Physician and Sportsmed.* 2002: 30(2):41-50.

Levine, W.N., J.A. Bergfeld, W. Tessendorf, and C.T. Moorman. 2000. Intramuscular corticosteroid injection for hamstring injuries. *Am. J. Sports Med.* 28(3):297-300.

Malliaropoulos, N., S. Papalexandris, A. Papalada, and E. Papacostas. 2004. The role of stretching in rehabilitation of hamstring injuries: 80 athletes follow-up. *Med. Sci. Sports Exerc.* 36(5):756-759.

Nicholas, S.J. and T.F. Tyler. 2002. Adductor muscle strains in sport. *Sports Med.* 32(5):339-344.

Orchard, J.W., P. Farhart, C. Leopold, and T.M. Best. 2003. Lumbar spine region pathology and hamstring and calf injuries in athletes: Is there a connection? *Br. J. Sports Med.* 38:502-504.

Petersen, J. and P. Holmich. 2005. Evidence based prevention of hamstring injuries in sport. *Br. J. Sports Med.* 39:319-323.

Provencher, M.T., A.J. Baldwin, J.D. Gorman, M.T. Gould, and A.Y. Shin. 2004. Atypical tensile-sided femoral neck stress fractures. *Am. J. Sports Med.* 32(6):1528-1534.

Salminen, S.T., H.K. Pihlajamaki, T.I. Visuri, and O.M. Bostman. 2003. Displaced fatigue fractures of the femoral shaft. *Clin. Ortho and Related Research.* 409:250-259.

Sherry, M.A. and T.M. Best. 2004. A comparison of 2 rehabilitation programs in the treatment of acute hamstring strains. *J. Ortho. Sports Phys. Therapy* 34:116-125.

Verrall, G.M., J.P. Slavotinek, and P.G. Barnes. 2005. The effect of sports specific training on reducing the incidence of hamstring injuries in professional Australian rules football players. *Br. J. Sports Med.* 39:363-368.

Wang, S.Y., L.M. Lomasney, T.C. Demos, and W.J. Hopkinson. 1999. Radiologic case study: Traumatic myositis ossificans. *Orthopedics* 22(10):991-1000.

Weistroffer, J.K., M.P. Muldoon, D.D. Duncan, E.H. Fletcher and D.E. Padgett. 2003. Femoral neck stress fractures: Outcome analysis at minimum five-year follow-up. *J. Orthopaedic Trauma* 17(5):334-337.

Wen, D.Y., T. Propeck, and A. Singh. 2003. Femoral neck stress injury with negative bone scan. JABFP 16(2):170-174.

第 13 章　膝关节损伤

Callaghan, J.J., A.G. Rosenberb, H.E. Rubash, P.T. Simonian, and T.L. Wickiewicz. 2002. *The adult knee.* Philadelphia: Lippincott Williams and Wilkins.

Fulkerson, J.P. 2004. *Disorders of the patellofemoral joint.* Philadelphia: Lippincott Williams and Wilkins.

Safran, M.R., S.P. Van Camp, D.B. McKeag. 1998. *Manual of sports medicine.* Philadelphia: Lippincott Williams and Wilkins.

Thompson, J.C. 2001. *Netter's concise atlas of orthopedic anatomy.* Philadelphia: Saunders.

Yurko Griffin, L. (ed.) 2005. *Essentials of musculoskeletal care* Rosemont, IL: American Academy of Orthopedic Surgeons.

第 14 章　小腿和踝关节损伤

Bare, A.A. and S.L. Haddad. 2001. Tenosynovitis of the posterior tibial tendon. Foot *Ankle Clin.* 6(1): 37-66.

Bates, P. 1985. Shin splints—a literature review. *Br. J. Sports Med.* 19(3):132-137.

Bong, M.R., D.B. Polatsch, L.M. Jazrawi, and A.S. Rokito. 2005. Chronic exertional compartment syndrome: diagnosis and management. *Bull. Hosp. Jt. Dis.* 62(3-4):77-84.

Chao, W. 2004. Os trigonum. *Foot Ankle Clin.* 9(4): 787-796, vii.

Chiodo, C.P. and S.A. Herbst. 2004. Osteonecrosis of the talus. *Foot Ankle Clin.* 9(4): 745-755, vi.

Clanton T.O. and P. Paul. 2002. Syndesmosis injuries in athletes. *Foot Ankle Clin.* 7(3): 529-549.

Hamilton, W.G. 1982a. Sprained ankles in ballet dancers. *Foot Ankle* 3:99-102.

Hamilton, W.G. 1982b. Stenosing tenosynovitis of the flexor hallucis longus tendon and posterior impingement upon the os trigonum in ballet dancers. *Foot Ankle* 3:74-80.

Hamilton, W.G. 1985. Surgical anatomy of the foot and ankle. *Ciba. Clinical Symposia.* 37(3):1-32.

Hamilton, W.G. 1988. Foot and ankle injuries in dancers. *Clin Sports Med.* 7:143-173.

Hamilton, W.G., F.M. Thompson, and S.W. Snow. 1993. The Bröstrom/Gould repair for lateral ankle instability. *Foot Ankle* 14(1):1-7, 1993. (Published erratum appears in *Foot Ankle* 14(3):180.)

Hamilton, W.G., M.J. Geppert, and F.M. Thompson 1996. Pain in the posterior aspect of the ankle in dancers:

Differential diagnosis and operative treatment. *J. Bone Joint Surg. Am.* 78(10):1491-1500.

Horst, F., B.J. Gilbert, and Nunley, J.A. 2004. Avascular necrosis of the talus: Current treatment options. *Foot Ankle Clin.* 9(4):757-773.

Jarvinen, T.A., P. Kannus, N. Maffulli, and K.M. Khan. 2005. Achilles tendon disorders: Etiology and epidemiology. *Foot Ankle Clin.* 10(2):255-266.

Movin T., A. Ryberg, D.J. McBride, and N. Maffulli. 2005. Acute rupture of the Achilles tendon. *Foot Ankle Clin.* 10(2):331-356.

Richie, D.H. Jr. 2001. Functional instability of the ankle and the role of neuromuscular control: a comprehensive review. *J Foot Ankle Surg.* 40(4):240-251.

Saltzman, C.L. and D.S Tearse. 1998. Achilles tendon injuries. *J. Am. Acad. Orthop. Surg.* 6(5):316-325.

Schachter, A.K., A.L. Chen, P.D. Reddy, and N.C. Tejwani. 2005. Osteochondral lesions of the talus. J. *Am. Acad. Orthop. Surg.* 13(3):152-158.

Schepsis, A.A., H. Jones, and A.L. Haas. 2002. Achilles tendon disorders in athletes. *Am. J. Sports Med.* 30(2):287-305.

Schon, L.C. 1993. Foot and ankle problems in dancers. *Md. Med. J.* 42(3):267-269.

Touliopolous S. and E.B. Hershman. 1999. Lower leg pain. Diagnosis and treatment of compartment syndromes and other pain syndromes of the leg. *Sports Med.* 27(3):193-204.

van Dijk, C.N. 2002. Management of the sprained ankle. *Br. J. Sports Med.* 36(2):83-84.

Wilder, R.P. and S. Sethi. 2004. Overuse injuries: Tendinopathies, stress fractures, compartment syndrome, and shin splints. *Clin. Sports Med.* 23(1):55-81, vi.

第15章　脚和脚趾损伤

Berkowitz, M.J. and D.H. Kim. 2005. Process and tubercle fractures of the hindfoot. *J. Am. Acad. Orthop. Surg.* 13(8):492-502.

Buchbinder, R. 2004. Clinical practice. Plantar fasciitis. *N. Engl. J. Med.* 350(21):2159-2166.

Coughlin, M.J. 2000. Common causes of pain in the forefoot in adults. *J. Bone Joint Surg. Br.* 82(6):781-790.

Coughlin, M.J. and P.S. Shurnas. 2003. Hallux rigidus: Demographics, etiology, and radiographic assessment. *Foot Ankle Int.* 24(10):731-743.

Cole, C., Seto, C., and J. Gazewood. 2005. Plantar fasciitis: Evidence-based review of diagnosis and therapy. *Am. Fam. Physician.* 72(11):2237-2242.

Coris, E.E., C.C. Kaeding, and J.V. Marymont 2003.

Tarsal navicular stress injuries in athletes. *Orthopedics.* 26(7):733-737; quiz 738-789.

Fetzer, G.B. and R.W. Wright. 2006. Metatarsal shaft fractures and fractures of the proximal fifth metatarsal. *Clin. Sports Med.* 25(1):139-50, x.

Grace, D.L. 2000. Sesamoid problems. Foot Ankle Clin. 5(3):609-627.

Hamilton, W.G. 1985. Surgical anatomy of the foot and ankle. *Ciba. Clinical Symposia.* 37(3):1-32.

Hamilton, W.G. 1988. Foot and ankle injuries in dancers. *Clin Sports Med.* 7:143-173.

Jones, M.H. and A.S. Amendola. 2006. Navicular stress fractures. *Clin. Sports Med.* 25(1):151-158, x-xi.

Kay, D. and G.L. Bennett. 2003. Morton's neuroma. *Foot Ankle Clin.* 8(1):49-59.

Mann, R.A. and J.A. Mann. 2004. Keratotic disorders of the plantar skin. *Instr. Course Lect.* 53:287-302.

Mantas J.P. and R.T. Burks. 1994. Lisfranc injuries in the athlete. *Clin. Sports Med.* 13(4):719-730.

Mullen, J.E. and M.J. O'Malley. 2004. Sprains—residual instability of subtalar, Lisfranc joints, and turf toe. *Clin. Sports Med.* 23(1):97-121.

Nunley, J.A. 2001. Fractures of the base of the fifth metatarsal: The Jones fracture. *Orthop. Clin. North Am.* 32(1):171-180.

Pfeffer, G.B. 2001. Plantar heel pain. *Instr. Course Lect.* 50:521-531.

Rammelt, S., J. Heineck, and H. Zwipp. 2004. Metatarsal fractures. Injury. 35 Suppl.2:SB77-86.

Richardson, E.G. 1999. Hallucal sesamoid pain: Causes and surgical treatment. *J. Am. Acad. Orthop. Surg.* 7(4):270-278.

Robinson, A.H. and J.P Limbers. 2005. Modern concepts in the treatment of hallux valgus. *J. Bone Joint Surg. Br.* 87(8):1038-1045.

Ugolini, P.A. and S.M. Raikin 2004. The accessory navicular. *Foot Ankle Clin.* 9(1):165-180.

Vanore, J.V., J.C. Christensen, S.R. Kravitz, J.M. Schuberth, J.L. Thomas, L.S. Weil, H.J. Zlotoff, R.W. Mendicino, and S.D. Couture. 2003. Clinical Practice Guideline First Metatarasophalangeal Joint Disorders Panel of the American College of Foot and Ankle Surgeons. Diagnosis and treatment of first metatarsophalangeal joint disorders. Section 2: Hallux rigidus. *J. Foot Ankle Surg.* 42(3):124-136. (Erratum in *J. Foot Ankle Surg.* 42(6):394.)

Weinfeld, S.B., S.L. Haddad, and M.S. Myerson. 1997. Metatarsal stress fractures. *Clin. Sports Med.* 16(2):319-338.

Wu, K.K. 1996. Morton's interdigital neuroma: A clinical review of its etiology, treatment, and results. *J. Foot Ankle Surg.* 35(2):112-119; discussion 187-188.

第 16 章　中西医结合治疗

Assendelft, W.J., L.M. Bouter, and G.P. Knipschild. 1996. Complications of spinal manipulation: A comprehensive review of the literature. *J. Fam. Pract.* 42:475-480.

Barnes, P., E. Powell-Griner, K. McFann, and R. Nahin. 2004. Complementary and alternative medicine use among adults: United States. *Advance Data From Vital and Health Statistics* (343):1-19.

Chantre, P., A. Cappelaere, D. Lebilan, D. Guedon, J. Vandermander, and B. Fournie. 2000. Efficacy and tolerance of *Harpagophytum procumbens* vs. diacerhein in treatment of osteoarthritis. *Phytomedicine* 7:177-184.

Cho, Z.H., T.D. Oleson, D. Alimi, and R.C. Niemtzow. 2002. Acupuncture: the search for biologic evidence with functional magnetic resonance imaging and positron emission tomography techniques. *J. Altern. Complement Med.* 8:399-401.

Coulter, I.D., E.L. Hurwitz, A.H. Adams, W. Meeker, D.T. Hansen, R. Mootz, P. Aker, B. Genovese, and P.G. Shekelle. 1996. *The appropriateness of manipulation and mobilization of the cervical spine.* Santa Monica, CA: RAND, MR-781-CCR.

Eisenberg, D.M., R.C. Kessler, C. Foster, F.E. Norlock, D.R. Calkins, and T.L. Delbanco. 1993. Unconventional medicine in the United States: Prevalence, costs and patterns of use. *NEJM* 328:246-252.

Evans, S. 2004. Performance-enhancing supplements threaten sports.

Fahey, T.D., and M.S. Pearl. 1998. The hormonal and perceptive effects of phosphatidylserine administration during two weeks of resistive exercise induced overtraining. *Biol. Sport* 15:135-144.

Greenfield, R. 2002. Yoga. In *Complementary and Alternative Medicine Secrets.* Philadelphia: Hanley & Belfus: 54-58.

Greenman, P. 1996. *Principles of manual medicine.* Baltimore: Williams & Wilkins.

Grimshaw, D. 2002. Osteopathic medicine. In *Complementary and alternative medicine secrets.* Edited by W. Kohatsu. Philadelphia: Hanley & Belfus.

Helms, J. 1996. *Acupuncture energetics.* Berkeley, CA: Medical Acupuncture.

Helms, J. 1998. An overview of medical acupuncture. *Altern. Ther. Health Med.* 4:35-45.

Kaptchuk, T. 2002. Acupuncture: Theory, efficacy, and practice. Ann Intern Med 136:374-383.

Kelly, G. and P. Bongiorno 2006. Sports nutrition. In *Textbook of natural medicine* (3rd ed.). Edited by J. Pizzorno Jr. and M. Murray. Philadelphia: Churchill Livingstone.

McPartland, J. 2004. Travell trigger points—molecular and osteopathic perspectives. *JAOA.* 104(6):244-249.

Monteleone, P., M. Maj, L. Beinat, M. Natale, and D. Kemali. 1992. Blunting by chronic phosphatidylserine administration of the stress induced activation of the hypothalamic-pituitary–adrenal axis in healthy men. *Eur. J. Clin. Pharmacol.* 42:385-388.

Mootz, R. and I. Coulter. 2002. Chiropractic. In *Complementary and alternative medicine secrets.* Edited by W. Kohatsu. Philadelphia: Hanley & Belfus.

National Center for Complementary and Alternative Medicine. 2002. *Acupuncture.* Publication No. D003.

Pomeranz, B. and G. Stux. 1989. *Scientific bases of acupuncture.* Berlin: Springer-Verlag.

Randall, C., H. Randall, F. Dobbs, C. Hutton, and H. Sanders. 2000. Randomized controlled trial of nettle sting for treatment of base-of- thumb pain. J. R. Soc. Med. 93:305-309.

Roy, S. and R. Irvin. 1983. *Sports medicine: Prevention, evaluation, management, and rehabilitation.* Englewood Cliffs, NJ: Prentice-Hall.

Sierpina, V. and M. Frenkel. 2005. Acupuncture: A clinical review. *Southern Med. Journal* 98(3).

Srivastava, K.C. and T. Mustafa T. 1992. Ginger (Zingiber officinale) and rheumatism and musculoskeletal disorders. *Med. Hypotheses* 39:342-348.

Srivastava, K.C. and T. Mustafa. 1989. Ginger (Zingiber officinale) and rheumatic disorders. Med. *Hypotheses* 29:25-28.

Takahashi, T., E. Yamaguchi, K. Furuya, and Y. Kawakami. 2001. *Respir. Med.* 95(2):130-135.

Vincent, C. 2001. The safety of acupuncture. *BMJ* 323:467-468.

Weil, A. 2001. On integrative medicine and the nature of reality. *Alter. Ther. Health Med.* 7(4):96-104.

关于编辑

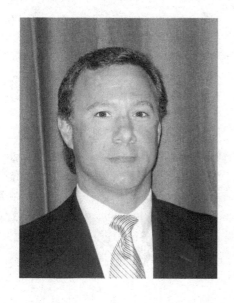

罗伯特·S.高特林，博士，骨科手术部的骨科和运动康复主任，贝斯以色列医学中心的肌肉骨骼和体育康复研究训练计划的协调员。他也是叶史瓦大学阿尔伯特爱因斯坦医学院的助理教授，所教专业为物理医学与康复。

高特林主持"罗伯特博士谈体育健康和健身"节目，每周六的上午7：00－8：00在1050 ESPN电台播出。他一直是"ABC健康生活"的嘉宾主持，这个每天播出的电视节目的特色是医疗新闻和实用健康建议。

作为一名顾问，他为纽约尼克斯队（NBA篮球）和纽约自由人队（WNBA篮球）队医诺曼·斯科特的医疗团队提供服务；是新泽西网队（NBA篮球）队医迈克尔·凯利医生的物理疗法顾问；是纽约洋基队（美国职业棒球大联盟）队医斯图尔特·贺维的顾问。此外，他还是美国国家女子橄榄球队队医，而且是JCC Maccabi Games的首席医疗官。

高特林获得了美国物理医学与康复委员会以及美国骨科物理医学与康复委员会的认证。他曾经是纽约州物理医学和康复协会的项目主席。高特林于1987年获得佛罗里达州迈阿密东南大学健康科学医学学位。

关于撰稿人

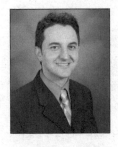

奥尔延·阿巴西，博士，纽约康马克 Long Island Spine Specialists 医疗机构的主治理疗师。他擅长颈部和背部疾病的非手术治疗和介入性疼痛治疗。他在新泽西医科与牙科大学／凯斯学院完全专业培训，而且参加介入性脊柱和体育康复专科培训。他在脊柱、体育运动和电诊法领域进行了广泛的研究。阿巴西博士获得了美国物理医学和康复委员会的认证。他撰写了许多出版物，而且受邀出席地方和国家会议。

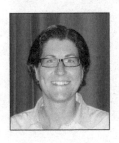

丽莎·M.巴托丽，博士，外科硕士，美国女子橄榄球队和纽约橄榄球队的队医。除了她的医学学位之外，巴托丽博士还参加过介入性脊椎护理和运动医学专科培训。她的专业范围包括针灸疗法、整骨疗法和肌肉骨骼医学，尤其侧重于妇女运动的损伤康复。她在物理医学与康复领域获得职业认证，是纽约医学院骨科系的临床副教授。巴托丽博士的讲课内容广泛涉及肌肉骨骼医学和运动医学以及她作为运动员医生的方法。

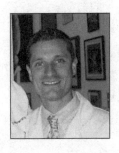

安德鲁·A.布里夫，医学博士，恩格尔伍德市和蒂内克市的 North Jersey Orthopaedic Specialists 医疗机构的外科医生。在纽约大学儿童医院作为关节病住院实习医生期间，布里夫博士在谢伊体育场工作，负责观众和专业运动员的伤害护理和治疗。在纽约特殊外科医院完成另一年的脚和踝关节重建专科培训之后，布里夫博士开始给精英运动员、纽约城市芭蕾舞团和美国芭蕾舞剧院的专业芭蕾舞演员提供医疗护理。

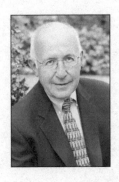

丹尼尔·A.波莱斯卡，博士，华盛顿州的贝尔维尤市的 Northwest Rehabilitation Associates 公司的医学部主任。他在物理医学与康复领域获得职业认证，而且是美国运动医学学会和美国电诊法医学协会的活跃成员。波莱斯卡博士曾在世界各地讲学，而且在国内和国际上的委员会工作。他是华盛顿大学的康复医学临床助理教授。

波莱斯卡博士毕业于费城骨科医学院，并在华盛顿大学医学院接受专业培训。

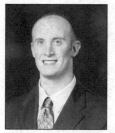

埃文·M. 蔡特，理疗专家，Elite Athletic Performance Institute（EAPI）的创始人和总裁。该公司是一家高端的纠正训练和适应性训练中心。他还是动力物理治疗法的创始人，这种综合康复方法将物理治疗法、整脊疗法、按摩疗法、运动机能学和综合手法治疗结合在一起。蔡特师从自己领域中的名师，包括主动释放技术的创始人迈克尔·莱希博士以及功能性生物力学之父加里·格雷博士。

蔡特是国际知名的物理治疗师，给在世界各地的教练和团队宣讲和传授他独特的手法治疗技术和适应性训练。他也频频出现在 ESPN 杂志和 ESPN 电台，而且曾经为超过 50 名的 NBA 球员提供服务，包括作为纽约尼克斯队和新泽西网队的康复和成绩顾问。

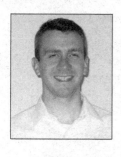

格兰特·库珀，医学博士，纽约市 Beth Israel Medical Center 的体育运动、脊椎和肌肉骨骼康复专家。他在肌肉骨骼疾病方面发表了大量文章，而且他的研究在国内和国际都获得了认可。库珀博士也是几本科学医学教科书的作者和编辑。2008 年，他的作品 *Arthritis Book*（DiaMed）发售。他还是肌肉骨骼医学系列图书（Humana Press）和科学杂志 *Current Reviews in Musculoskeletal Medicine* 的联合主编（Springer，2008 年夏天发售）。

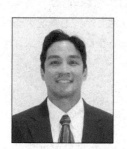

埃德蒙·S. 埃万杰利斯塔，外科硕士，获得物理医学与康复和疼痛医学领域职业认证。他在加利福尼亚州米申维耶霍的 Community Orthopedic Medical Group 私人诊所工作，从事的专业为非手术脊柱护理和运动医学。埃万杰利斯塔博士还是申维耶霍的特索罗高中的队医，而且是美国残疾人体育运动橙县分支机构的医疗顾问和滑雪志愿者教练。

埃万杰利斯塔博士 1992 年获得波士顿大学外科学士学位，1996 年获得塔夫茨大学医学院的医学博士学位。2000 年他在加州大学欧文分校医学中心完成了物理医学与康复住院医师培训。

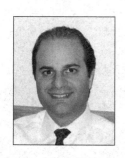

费迪南德·J. 福尔莫索，博士，佛罗里达州杰克逊维尔市私人诊所 Florida Spine，Sports and Pain Center 的主治医生。他在特拉华州的天普大学 /MidAtlantic Spine 完成了介入性脊柱和疼痛医学专科培训。他在天普大学完成了物理医学与康复临床医师培训。福尔莫索博士毕业于纽约骨科医学院，在此期间他也担任解剖系的本科研究员。

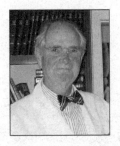

威廉·G.汉密尔顿，医学博士，哥伦比亚大学内科和矫形外科临床教授。他是圣卢克罗斯福医院（纽约州）的资深整形外科主治医生，是特种外科医院（纽约州）的副主治医生，而且是西点（纽约州）凯勒陆军医院的整形外科主治医生。汉密尔顿博士曾担任美国足踝骨科协会和纽约医疗与外科学会的主席。

他是纽约市芭蕾舞团（1972—2007年）、美国芭蕾舞剧院（1980—2007年）的骨科顾问，而且是纽约尼克斯篮球队和纽约洋基棒球队的兼职脚和脚踝顾问。

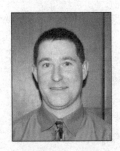

托德·D.赫希，外科硕士，获得新泽西州伯克利海茨市Governor Livingston高中认证的体育教练。他获得堪萨斯大学的运动科学和运动训练的学士学位（1997年），并获得马萨诸塞大学的运动科学外科硕士学位（1999年）。托德是纽约州运动员教练协会（2006—2008年）的主席，并荣获纽约州运动员教练协会约瑟夫·亚伯拉罕奖（2005年）和东部运动员教练协会微生物医学/亨利·沙恩奖（2006年）。

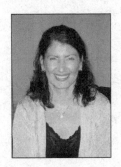

伊冯娜·约翰逊，理疗专家，Beth Israel Medical Center医疗机构的Continuum Center for Health and Healing部门的物理疗法主任。她从1992年开始从医，在肌肉骨骼系统的评估和治疗方面有丰富的专业知识，经常为业余和专业运动员提供治疗。她开发了一些治疗模式，用于几种复杂体育运动损伤。她一直是纽约尼克斯队、纽约自由队和美国国家女子橄榄球队的理疗师。

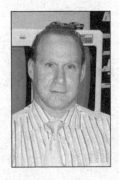

斯图尔特·卡恩，医学博士，Beth Israel Medical Center医疗机构的Spine Institute Pain Rehabilitation部门的主任。他是疼痛治疗专家，采取非手术方式诊断和治疗脊柱疼痛。通过多学科综合方法，卡恩博士帮助急性和慢性疼痛患者治疗疼痛。他于1992年作为一名医生加入Beth Israel，先是负责住院康复部门，后来流动负责物理医学与康复各部门。在成为疼痛治疗专家之后，卡恩博士于1999年被任命为Spine Institute部门的脊柱疼痛和康复主任。卡恩博士是物理医学与康复领域的执照医生，附属专业为疼痛管理。

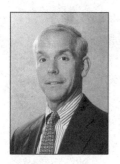

迈克尔·凯利，医学博士，Insall Scott Kelly Institute 的主任。该机构纽约市的一家综合性矫形中心。他的专长是各种膝关节手术。他还是美国新泽西州哈肯萨克大学医学中心骨科手术系主任。凯利在世界各地讲授与运动医学和膝关节重建相关的主题，活跃于膝关节疾病的临床研究中。他在膝关节手术的许多方面发表了大量专业文章，而且共同编辑了 *Surgery of the Knee* 教材的第二版。

凯利是许多专业组织的成员，包括美国骨科运动医学学会和美国整形外科协会。他目前是著名的美国膝关节协会的主席。

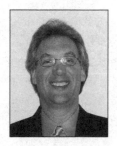

乔舒亚·S.科拉森，博士，宾夕法尼亚州的艾伦镇和伯利恒市的 Valley Sports & Arthritis Surgeons 医疗机构的理疗师（物理医学与康复），他在那里为非手术和术后肌肉骨骼和脊柱损伤者提供护理。科拉森获得物理医学与康复学会和美国骨科康复协会的医学认证。此外，他还获得脊髓损伤医学副职认证。

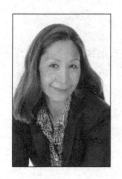

罗伯塔·李，医学博士，Center for Health and Healing 的医务主任，医学继续教育主任，以及 Beth Israel's Continuum Center for Health and Healing 的整合医学研究的联合主任。她是获得职业认证的内科医生，是治疗师艺术课的联合主任，这是艾伯特·爱因斯坦医学院的一门选修课。李博士是 *Explore: The Journal of Science and Healing* 杂志的特约编辑，是美国植物学委员会的顾问，而且是最近出版的教材 *Integrative Medicine: Principles for Practice* 的合著者。

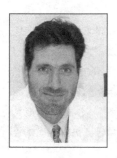

伊恩·B.迈廷，医学博士，MBA，天普大学医学院和天普医院的物理医学与康复系的主任。从罗格斯大学的生物化学系作为美国大学优等生毕业之后，伊恩获得了杰弗逊医学院医学博士学位，而且在新泽西医科齿科大学的罗伯特伍德约翰逊康复研究所完成了物理医学和康复住院医生实习期。他在 1993 年加入了天普大学的教师队伍，而且在 2002 年取得天普福克斯商业学校的卫生保健管理 MBA。

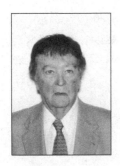

弗兰克·C. 麦丘，医学博士，整形外科和康复科教授，一直担任弗吉尼亚大学健康科学中心的运动医学和手外科系的主任，直到 2003 年退休。麦丘博士是美国运动医学骨科学会的创始成员，而且是美国手外科协会、美国外科医生协会、美国整形外科协会和美国矫形外科协会的会员。麦丘博士是弗兰克·麦丘医学博士的第一位获得者，该运动医学奖项每年由弗吉尼亚州高中教练协会颁发，是来自美国运动医学学会的优异奖。

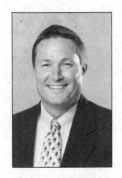

格雷戈里·A. 卢顿，普渡大学的主队医。他曾就读于堪萨斯大学的医学院，其后在印第安纳大学医学院内科完成住院医师培训，并成为印第安纳大学运动医学的研究员。卢顿在印第安纳波利斯的的卫理公会运动医学中心做私人医生长达 11 年，而且是印第安纳大学初级保健运动医学的主任。他一直服务于国家高中联合会运动医学顾问委员会、运动医学认证考试委员会和印第安纳州运动医学委员会。

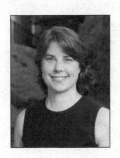

苏珊·福尔曼·萨利巴，高级副教练，弗吉尼亚大学在夏洛茨维尔的临床讲师，她在那里讲授治疗方法超过 12 年。作为获得认证的体育教练和获得执业许可的物理治疗师，萨利巴博士在弗吉尼亚州的哈里森堡詹姆斯麦迪逊大学教治疗方法。她是国家运动员教练协会临床教育专业委员会的主席，而且是其教育行政委员会的成员。她获得了体育运动训练硕士学位，并从弗吉尼亚大学获得运动医学博士学位。

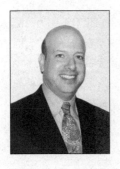

安德鲁·L. 谢尔曼，医学博士，外科硕士，佛罗里达州迈阿密米勒医学院的临床康复医学副教授和康复医学系副主任。他获得康奈尔大学的学士学位（1989 年）和纽约州立大学布法罗医学院的医学博士学位（1993 年）。谢尔曼博士于 1997 年在西雅图华盛顿大学完成物理医学与康复（理疗）临床医生实习期，在 1998 年成为纽约 Beth Israel Hospital 的体育运动和脊椎医学研究员。他在治疗体育运动和脊椎损伤方面经验丰富，超过九年。

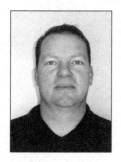

汉克·谢尔曼，医学博士，密苏里州圣路易斯市华盛顿大学的学生健康服务阿比夫健康及健身中心的主治医师。在完成家庭医生实习后，谢尔曼博士做了四年的私人家庭医生。然后，他进修初级保健运动医学。他一直是高中运动队的队医，并协助护理多个大学和专业运动队，包括普渡大学、印第安纳州立大学、巴特勒大学、印第安纳波利斯大学和印第安纳波利斯小马队。谢尔曼博士获得了家庭医学职业认证，也获得了运动医学额外资格认证。

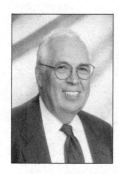

保罗·M.斯坦噶尔德，博士，运动医学领域的公认先驱。他曾经是菲尼克斯太阳队的首任队医，担任该职务长达23年。他继续担任名誉队医。斯坦噶尔德博士还担任亚利桑那大学、凤凰社区学院和凤凰城地区许多高中运动队的队医。在1984年奥运会期间，他是肯尼亚团队的医生。斯坦噶尔德博士是亚利桑那州赛事的副主席，也是Fiesta Bowl委员会的成员。他是TOPS团体（学生团队医生）的创始人和领导人，该团体致力于筛查出易发生猝死综合征的高中运动员。

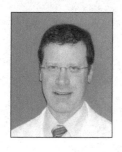

迈克尔·M.威尼克，博士，天普大学医院的物理医学与康复部门的副主任，同时也是该院肌肉骨骼和运动康复部门的主任。威尼克博士也是天普大学医学院物理医学与康复系的副教授。他一直是费城飞人队（NHL）、费城老鹰队（NFL）、费城幻影队（AHL）、费城Klxxs队（NISL）和美国赛艇队的队医。威尼克博士也一直是女足世界杯赛事的医生，而且是宾夕法尼亚州运动委员会的拳击运动医生。

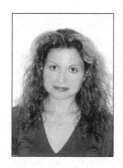

埃莉斯·韦斯，医学博士，其专业为肌肉骨骼医学、运动医学和电诊法。她目前在纽约做私人医生。维斯博士对营养和运动保健尤其感兴趣。她是许多关于运动损伤、营养、运动训练和关节炎方面的出版物的合著者，并使用肉毒杆菌毒素治疗偏头痛、神经性疼痛和痉挛。维斯博士荣获康奈尔大学的学士学位，并回到纽约的哥伦比亚大学内科和外科学院深造。